抗肿瘤药物超说明书用药参考手册

主　编　肖洪涛　李国辉

副主编　刘　韬　刘继勇　邱　悦
　　　　张　洁　何　霞

U0284327

人民卫生出版社
·北京·

图书在版编目（CIP）数据

抗肿瘤药物超说明书用药参考手册 / 肖洪涛，李国辉主编 . —北京：人民卫生出版社，2023.6
ISBN 978-7-117-34845-4

Ⅰ.①抗⋯　Ⅱ.①肖⋯　②李⋯　Ⅲ.①抗癌药 - 用药法 - 手册　Ⅳ.①R979.1-62

中国国家版本馆 CIP 数据核字（2023）第 097438 号

| 人卫智网 | www.ipmph.com | 医学教育、学术、考试、健康，购书智慧智能综合服务平台 |
| 人卫官网 | www.pmph.com | 人卫官方资讯发布平台 |

抗肿瘤药物超说明书用药参考手册
Kangzhongliu Yaowu Chaoshuomingshu
Yongyao Cankao Shouce

主　　编：肖洪涛　李国辉
出版发行：人民卫生出版社（中继线 010-59780011）
地　　址：北京市朝阳区潘家园南里 19 号
邮　　编：100021
E - mail：pmph @ pmph.com
购书热线：010-59787592　010-59787584　010-65264830
印　　刷：廊坊一二〇六印刷厂
经　　销：新华书店
开　　本：787×1092　1/32　印张：8.5　字数：228 千字
版　　次：2023 年 6 月第 1 版
印　　次：2023 年 8 月第 1 次印刷
标准书号：ISBN 978-7-117-34845-4
定　　价：49.00 元

打击盗版举报电话：010-59787491　E-mail：WQ @ pmph.com
质量问题联系电话：010-59787234　E-mail：zhiliang @ pmph.com
数字融合服务电话：4001118166　E-mail：zengzhi @ pmph.com

编委（按姓氏笔画排序）

马　雪（四川省肿瘤医院）

王　松（四川省肿瘤医院）

王　婷（四川省肿瘤医院）

毛　棉（四川省肿瘤医院）

叶永琴（成都市第二人民医院）

刘　韬（中山大学肿瘤防治中心）

刘　澍（中山大学肿瘤防治中心）

刘继勇（复旦大学附属肿瘤医院）

刘富越（仁寿县人民医院）

刘芷兮（四川省肿瘤医院）

孙言才（安徽省肿瘤医院）

孙雯娟（北京协和医院）

杜素雅（四川省肿瘤医院）

李国辉（中国医学科学院肿瘤医院）

李凯悦（四川省肿瘤医院）

李秦川（成都市第二人民医院）

李梦霞（四川省肿瘤医院）

杨　明（川北医学院附属医院）

肖洪涛（四川省肿瘤医院）

邱　悦（四川省肿瘤医院）

何　霞（四川省医学科学院·四川省人民医院）

前　言

近年来，抗肿瘤药物的超说明书用药是临床抗肿瘤治疗中面临的一个重要问题，由于肿瘤疾病的复杂性和药品说明书适应证相较于临床研究的滞后性，超说明书用药成为比较普遍的现象。抗肿瘤药物常常具有细胞毒性，且有些品种价格昂贵，规范其超说明书用药有利于提升患者临床药物治疗受益，并且在一定程度上避免用药不当导致的医患纠纷与法律责任。

针对以上背景，本书聚焦抗肿瘤药物超说明书使用问题，采用循证医学的方式，以国内外指南和临床试验为指导，归纳常见抗肿瘤药物超说明书使用的适应证和用法用量等，以参考手册的形式提供超说明书用药证据。该参考手册面向抗肿瘤专业相关的医务工作者，期望为临床医生在抗肿瘤药物超说明书用药时提供有效依据，从而实现规范、合理、有效的个体化治疗，推动抗肿瘤药物治疗理念的进步。

本书由总论和各论两部分组成，共 13 章。总论部分首先围绕"超说明书用药的定义"阐述了国内外超说明书用药的背景与用药现状；然后概述了超说明书用药面临的法律风险和规范手段，超说明书用药带有探索性质，因此存在潜在的法律风险，但是在某种程度上满足了患者的治疗需求，因此寻找适当的手段规范超说明书用药是十分必要的；最后列举了抗肿瘤药物超说明书用药的常见问题与应用举例，让读者能够更直观地了解目前规范超说明书用药这一紧迫的问题。

各论部分根据药物性质对肿瘤治疗中常被超说明书使用的药物进行分类，并对撰稿时已获批的适应证与超说明书用药的用法进行详细列举。本部分 10 个章节将药物分为以下类型：烷化剂类、抗代谢药、植物生物碱及其他天然药物、细胞毒类抗生素及相关药物、铂类、蛋白激酶抑制剂、PARP 抑制剂、单克隆抗体类、内分泌系统药物以及其他抗肿瘤药物。根据国内外指南、临床试验等高级别证据阐述以上类型药物的超说明书使用的适应证与用法。

由于编者的水平和时间有限,在内容上可能会有许多不足和缺陷,且所有循证证据检索时间截至 2023 年 6 月,真诚希望广大读者不吝赐教和指正,促使我们将来修订再版的内容撰写更加完善。

肖洪涛

2023 年 6 月

目　录

第一部分　总　　论

第二部分　各　　论

第一部分 总 论

第一章　超说明书用药概述

第一节　超说明书用药的定义

（一）国内外超说明书用药的定义和要求

超说明书用药（off-label drug use，OLDU）又称"药品说明书外用法""药品未注册用法"，是指药品使用的适应证、给药方法或剂量不在药品监督管理部门批准的说明书之内的用法。广东省药学会于 2010 年 3 月 18 日出台了我国首个《药品未注册用法专家共识》，首次对"药品未注册用法"作出了定义。中国药理学会治疗药物监测研究专业委员会药品风险管理学组于 2015 年出版了《超说明书用药专家共识》，共识中对超说明书用药的定义与此前广东省药学会的保持一致。

超说明书用药是新的研究结果在说明书获批之前在临床实际中的应用。正如《赫尔辛基宣言》中所说，医学的进步是以研究为基础的。超说明书用药也同样如此，用药的出发点必然是治疗的收益高于风险。对于用药，患者应当是充分知情同意的，且拥有拒绝的权利。

美国食品药品管理局（Food and Drug Administration，FDA）要求如果医生将一种药品用于未被批准的适应证，医生有责任充分了解该药品，超说明书用药务必建立在科学、合理、有效的医学证据基础上，并对该药的使用和副作用进行记录。FDA 也在要求中提到，由于超说明书使用的药物实际均为已经上市的药品，不需要按照新药标准对超说明书的用法进行管理。同时，FDA 还规定药品生产厂商不得主动宣传药品说明书之外的用法。

（二）国内超说明书用药现状

药品说明书是药品安全性信息最主要的载体，是指导安全、有效使用药品的重要法定文件。超说明书用药患者风险高于按照说明书用药的患者，医疗机构和医务人员也承担着高于常规治疗的风险。超说明书用药只能在无其他合理的可替代药物治疗方案时，为了患者的利益进行选择，而不能以临床试验或其他医师自身利益为目的。在影响患者生活质量或危及生命的情况下，无合理的可替代药品，谨慎考虑超说明书用药是可以接受的。如果有可替代药品，应该优先选择，而不能超说明书用药。在有效性方面，只有在缺乏其他符合说明书要求的药物治疗方案或者超说明书的方案明显优于现有的治疗方案时，才应考虑选择超说明书的药物治疗方案。在安全性方面，超说明书用药的不良反应需要在可控范围内，风险最好不超过现有治疗方案。总之，有效性和安全性两方面需综合权衡。

医学在不断向前发展，临床实际工作中，超说明书用药的情况普遍存在，尤其是在恶性肿瘤、儿科、妊娠期、罕见病等领域。一般而言，药品说明书是对过去实践的总结，但药品说明书修改的复杂性使其往往滞后于临床，不能反映医药发展的前沿状态，超说明书用药一定程度上满足了临床实际需求。药品说明书是否更新是制药企业权衡商业利益之后决定的，客观上使得药品说明书的局限性与临床使用实际产生了矛盾，规范管理超说明书用药就是解决这个矛盾的重要途径。此外，超说明书用药还可能存在医保拒付的风险，增加患者经济负担。

第二节 规范超说明书用药的法律风险

药品经国家药品监督管理局审核上市，其药品说明书是产生医疗损害责任纠纷时主要的执法依据。超说明书用药本质上带有探索性质，某种程度上超说明书用药满足了患者的治疗需求，但超说明书用药缺乏严格规范，用药依据未经严格评价，存在潜在的安全性和法律风险。

（一）超说明书用药国内外现行法律依据

我国此前无明确法律法规对"超说明书用药"进行规定，《中华人民共和国侵权责任法》《中华人民共和国执业医师法》和《中华人民共和国药品管理法》中涉及的相关条款原则上都不支持超说明书用药。原卫生部颁布的《处方管理办法》中提到，医生应当按照说明书中药品适应证、药理作用、用法、用量、禁忌、不良反应和注意事项等开具处方，特殊情况需要超剂量使用时，应当注明原因并再次签名。若患者在诊疗过程中受到伤害，按照既往的诉讼结果，大多为医方败诉，因此在临床实践中药品超说明书的使用应该相当谨慎。十三届全国人大常委会第三十次会议于 2021 年 8 月 20 日通过了《中华人民共和国医师法》，该法案于 2022 年 3 月 1 日起实施，填补了这一法律空白。《中华人民共和国医师法》第二十九条明确规定，医师应当坚持安全有效、经济合理的用药原则，遵循药品临床应用指导原则、临床诊疗指南和药品说明书等合理用药。在尚无有效或者更好治疗手段等特殊情况下，医师取得患者明确知情同意后，可以采用药品说明书中未明确但具有循证医学证据的药品用法实施治疗。医疗机构应当建立管理制度，对医师处方、用药医嘱的适宜性进行审核，严格规范医师用药行为。

张伶俐等对 15 个国家药品监督管理部门／学术组织官方网站检索关于超说明书用药的法律法规等文献，结果显示 7 个国家有与超说明书用药相关的立法，其中印度是禁止的，其余 6 国均允许合理的超说明书用药，只有英国和爱尔兰明确规定了超说明书处方权。例如，英国国家医疗服务系统（National Health Service，NHS）制定了《NHS 未批准及超标签用药指南》，药物治疗委员会批准后的药物可以直接处方给患者，并推荐在基金会内广泛使用。在开处方前，应尽可能签署知情同意书，并在患者信息手册中单独记录。然而一旦发生医疗损害，仍由处方医生或所属医疗机构承担相应的法律责任。

（二）超说明书用药法律风险及管理规范

超说明用药本身具有一定合理性，但即便有了《中华人民共和国医师法》，也并非要推荐这样的用法，而是给特定情况下的超说明书用药一个法律支撑，最终医疗机构仍然需为其医疗行为负责。《中华人民共和国侵权责任法》第五十四条规定,患者在诊疗活动中受到损害,医疗机构及其医务人员有过错的,由医疗机构承担赔偿责任。因此,如果出现医疗纠纷,医疗机构需要倒置举证证明其诊疗行为是合法合规的,这对医疗机构来说较为被动。医疗损害赔偿责任的承担,是以医疗行为有无过错以及过错与损害后果之间是否存在因果关系为基本条件。在诊疗过程中,医方的行为是否都符合相应的流程要求,在审判中十分重要。如未按照规定流程进行超说明书用药的,最终患者受到损害,医方需要承担一定比例的责任。

《中华人民共和国民法典》第六章医疗损害责任中明确规定,医疗机构或其医务人员有过错的,由医疗机构承担赔偿责任。医疗机构应主动组织药事管理与药物治疗学委员会、伦理委员会将超说明书用药行为纳入院内管理流程。而医疗机构内部对超说明书用药的管理流程,目前尚无全国统一标准。《超说明书用药专家共识》中提到,医疗机构药事管理部门应对本机构内超说明书用药采取"准入制度",组织医学、药学专家对超说明书用药进行准入审批、定期评估,以防控用药风险。在管理流程上,需要经过所在医疗机构药事管理与药物治疗学委员会和伦理委员会批准并备案后,方可实施超说明书用药。超说明用药申请需要包括用药后可能出现的风险及应急预案,以确保患者用药安全。

超说明书用药申请流程中最重要的环节是进行证据审核。超说明书用药的证据必须为公开的文献报道、循证医学研究结果等。高质量的证据有多种类型,证据强度依次为:有相同通用名药物的其他国家或地区药品说明书已注明的用法;国际权威学协会或组织发布的诊疗规范、指南;国家级学/协会发布的经国家卫生健康委员会认可的诊疗规范、指南等。不同证据的支撑强度不同,即便是国外药品说明书这样证据强度较高的依据,由于受试者与我国可能存在人种差异,也不能认为绝对适用。一个药品的申请中可以包含多个不同类型的证据,尽量全面地纳入高质量证据,有助于药事管理与药物治疗学委员会进行综合考虑。

　　诊疗过程中，如涉及超说明书用药，医务人员应尽到说明义务，保障患者的知情同意权。临床实际诊疗过程中，按照说明书内的用药也有可能出现治疗达不到预期目的的结果，或者带来一些已知，甚至未知的不良反应，更何况超说明书用药。即便有循证证据支持，也难以保证患者毫无风险。故在此情况下，患者的知情同意尤为重要。在既往与超说明书用药相关的医疗损害责任纠纷案例中，医方均能提供支持超说明书用药的证据，但在部分案例中，由于医方告知不完整，存在未能充分履行保护患者知情权的问题，也有未经医疗机构相关部门备案进行超说明书用药的问题，未在病历中记载超说明书用药的情况等，最终判罚医方需要承担相应比例的赔偿责任。因此临床诊疗中规范的超说明书用药不仅要求在诊疗行为中取得患者知情同意，在履行告知义务时，除应尽量详细地向患者说明治疗方案、治疗的必要性、不良反应的风险、替代方案等，还应明确告知此方案包括超说明书用药。

　　当然，这并不意味着签署知情同意书并做记录就能够在法律层面免责。由于医疗行为具有很强的专业性，不同专科之间差异巨大，法院很难直接作出判断，故通常会要求司法鉴定机构进行医疗事故技术鉴定。对于违反医疗诊疗原则的医疗行为，即便患者签署了知情同意书，若鉴定认为该行为与患者最终的不良结局存在因果关系，依然会认定为医方存在过错。但如果患者是在紧急状况下就诊，出于挽救患者生命的目的，可能选择超过常规剂量和适应证的用药方案，在取得患者同意后方可使用，此特殊情况不认定为违反医疗原则。

　　超说明书用药近年来一直是研究热点，医疗行政管理部门、专业学术组织等已经形成了一些诊疗规范、专家共识，法律层面也有了管理机制。《中华人民共和国医师法》对符合患者利益的超说明书用药是支持的，但全流程的合法性和规范性依然十分重要。通过建立合理的超说明书用药管理流程，规范超说明书用药行为，满足临床实际诊疗需求，既不冒进，也不过分保守，在医疗风险可控的情况下，尽可能使患者利益最大化。

参 考 文 献

[1] 广东省药学会 . 药品未注册用法专家共识 . 今日药学,2010,20(4):1-3.

[2] 张伶俐,李幼平 .15 国超说明书用药政策的循证评价 . 中国循证医学杂志,2012,12(4):426-435.

[3] 庞乐君,张克勤 . 英国 NHS 未批准及超标签用药指南 . 上海食品药品监管情报研究,2010,106(5):1-4.

[4] 中国药理学会治疗药物监测研究专业委员会药品风险管理学组 . 超说明书用药专家共识 . 药物不良反应杂志,2015,17(2):101-103.

[5] 国家卫生健康委员会 . 新型抗肿瘤药物临床应用指导原则(2019 年版). 肿瘤综合治疗电子杂志,2020,6(1):16-47.

[6] 邓斌,韦炳华,洪晓丹,等 . 超说明书用药与司法评判冲突的现状及对策 . 中国药房,2017,28(28):3892-3895.

[7] 祁骏升,计雅纯,李娟 . 超说明书用药相关医疗损害责任纠纷案例分析 . 药物流行病学杂志,2021,30(5):321-325.

第二章　抗肿瘤药物超说明书用药的特点及进行规范的意义

　　原国家卫生计生委在《2014年卫生计生工作要点》强化医疗质量安全管理中明确提出,建立超药品说明书用药管理制度,促进临床合理用药。由此可见,超说明书用药越来越受到医学界、法学界的关注,也得到了我国最高卫生行政部门的高度重视。尽管如此,迄今我国尚未对超说明书用药立法。

　　超说明书用药的合理性目前仍存在争议。有学者认为,医生应该为患者提供最安全有效的治疗,任何让患者承担风险的超说明书用药都要受到惩罚,药物的新用法或适应证应有严格的基础研究和充分的循证医学证据支持,并经相关部门审核与批准,方可列入说明书应用于临床。广东省药学会曾于2010年3月18日印发了《药品未注册用法专家专识》,明确了超说明书用药是医师、药师所享有的一种国际通行职业权利,也是一种合法的用药行为。同时认为超说明书用药应满足5个条件:①在影响患者生活质量或危及生命的情况下,无合理的可替代药品;②用药目的不是试验研究;③有合理的医学实践证据;④经药事管理与药物治疗学委员会(或药事管理委员会)及伦理委员会批准;⑤保护患者的知情权。

　　临床用药依据较多,包括药品说明书、指南/共识、临床路径、诊疗规范、文献、教科书、著作等,但如何界定法律地位仍处于探索阶段。刑沫等通过对常见规避超说明书用药风险方法的法律属性及效力进行分析,提出了超说明书用药法律评价标准。其提到理论依据支持和取得患者知情同意等是常见规避超说明书用药风险的方法,其中理论依据包括国内外指南、临床路径、诊疗规范、文献、著作、教科书、国外已批准的药品说明书等。一般来说,国内外权威指南、卫生部门出台的临床路径、国家药典等具有较高权威性;而文献因其样本量不足存在片面性,不被认为有较高权威性;著作、教科书观点较成熟,但具滞后性;国外已批准的药品说明书相对可靠、效力高,但是部分药品存在人种差异,也不是绝对安全。

为了更好地保障医疗质量和医疗安全,提高超说明书用药规范管理的可操作性,广东省药学会有关医院药学专家就超说明书用药管理流程达成以下共识:①超说明书申请;②药学部门初审;③药事会和伦理会审批;④超说明书种类和目录;⑤超说明书用药处方权限及管理;⑥原则上所有超说明书使用均需有详细的病程记录,在使用前与患者签署知情同意书,明确告知其使用风险与权益。

另外,出于循证的考虑,应当建立超说明书用药效果评价机制。医学是实践科学,应建立对于超说明书用药后的监测机制。针对一定数量的临床病例进行分析,如果该部分病例的不良反应发生率与治疗同领域疾病的药品说明书内用法的不良反应发生率持平或更低,则可以证明其安全性;反之,如果在一定数量的病例中,其不良反应发生率高于同领域药品说明书内用法的不良反应发生率,则需要结合患者的用药获益,慎重地思考继续超说明书用法的必要性与可行性,以期为临床决策提供有效的支持,更为共识/指南的形成提供必要的数据参考。

综上所述,抗肿瘤药物的超说明书使用是不可避免的,其存在具有必然性,在其临床实施的过程中,需要医师、药师、医院管理部门、各个协会、国家有关管理部门甚至法律部门及药品厂家的通力合作,规范抗肿瘤药物的超说明书使用,促进临床合理用药,平衡鼓励医学创新与保障患者安全的矛盾,最大限度地保证患者利益,同时有利于规避超说明书用药带来的执业风险及法律风险。

参 考 文 献

[1] 薛原.医生超说明书用药应受惩罚.中国社区医师,2007,9(9):113-114.

［2］石远凯，孙燕 . 临床肿瘤内科手册 . 6 版 . 北京：人民卫生出版社，
    2018：62-87.

［3］ARONSON J K，FERNER R E.Unlicensed and off-label uses of
    medicines：definitions and clarification of terminology.Britain Journal
    of Clinical Pharmacology，2017，83（12）：2615-2625.

［4］崔学艳，时银萍，时海燕，等 . 超说明书用药管理及药学服务模式探
    讨 . 中国医院药学杂志，2016，36（9）：751-754.

［5］张伶俐，李幼平，梁毅，等 . 全球住院儿童超说明书用药现状的系统
    评价 . 中国循证医学杂志，2012，12（2）：176-187.

［6］SAIYED M M，ONG P S，CHEW L.Off-label drug use in oncology：
    a systematic review of literature.Journal of Clinical Pharmacy and
    Therapeutics，2017，42（3）：251-258.

［7］广东省药学会.关于印发《药品未注册用法专家共识》的通知 . 今日
    药学，2010，20（4）：1-3.

［8］邢沫，郑秋实，张良辉，等 . 超说明书用药法律评价标准探讨 . 中国
    医院管理，2015，35（3）：47-48.

［9］WANG W，ZHU M，GUO D，et al.Off-label and off-NCCN guidelines
    uses of antineoplastic drugs in China.Iranian Journal of Public Health，
    2013，42（5）：472-479.

第三章　抗肿瘤药物超说明书用药的常见使用情况

　　2022年3月,新版《中华人民共和国医师法》正式颁布施行,超说明书用药首次写入法条,为临床用药提供了指导。《中华人民共和国医师法》第二十九条规定:在尚无有效或者更好治疗手段等特殊情况下,医师取得患者明确知情同意后,可以采用药品说明书中未明确但具有循证医学证据的药品用法实施治疗。

　　肿瘤治疗理念不断提升、药品临床试验快速推进,严格遵循药品说明书中的用药方法已无法充分满足肿瘤治疗实践的需求。随着肿瘤治疗临床实践的快速发展,已上市的抗肿瘤药物尚不能完全满足治疗需求,药品说明书滞后于临床实践,一些具有高级别循证医学证据的用法未能及时在药品说明书中体现。比如紫杉醇(白蛋白结合型)的说明书推荐的适应证和用法用量与美国国家综合癌症网络(NCCN)指南推荐的适应证和用法用量有较大差别。因此,根据临床的实际需求,以尽可能提高疗效、减少药物毒副反应为目标,在充分的理论和实践证据支持的基础上,总结抗肿瘤药物的超说明书用药,并对其进行合理评判,有利于帮助临床医生遵循循证医学规范用药。

　　在尚无更好治疗手段等特殊情况下,医疗机构应当制定相应管理制度、技术规范,对药品说明书中未明确、但具有循证医学证据的药品用法进行严格管理。特殊情况下抗肿瘤药物的使用权应当仅限于三级医院授权的具有高级专业技术职称的医师,充分遵循患者知情同意原则,并且应当做好用药监测和跟踪观察。

　　2022年6月广东省药学会发布了《超药品说明书用药目录(2022年

版)》，该版本是 2015 年以来更新的第 8 版。奥沙利铂、贝伐珠单抗、多西他赛等 269 个药品有循证医学证据支持超说明书使用，其中大部分药品与抗肿瘤有关。在本版中，新增 37 条用药信息，其中抗肿瘤药物新增 9 种。2022 年 8 月，山东省药学会也发布了《山东省超药品说明书用药专家共识（2022 年版）》，凝练形成 156 个品种，247 项推荐意见，供医疗机构医师用药、药师审方参考。其中，抗菌药 25 个，抗肿瘤药 15 个，心血管药 14 个，精神及神经类药 16 个，肾内及风湿免疫类药 11 个，儿科药 33 个，妇产生殖药 35 个，其他药物 11 个。各省级学会的相继发文，体现了业界对超说明书用药的高度重视。抗肿瘤药物的超说明书用药涉及超适应证、超用药方案、超给药途径、超治疗线数、超给药剂量等，但主要集中在超适应证方面，具体举例如下。

1. 烷化剂类环磷酰胺为前体药物，它通过肝药酶水解为醛磷酰胺再转运到组织中形成磷酰胺氮芥而发挥作用。在其药品说明书的适应证中，它对恶性淋巴瘤、白血病、多发性骨髓瘤均有效，对乳腺癌、睾丸肿瘤、卵巢癌、肺癌、鼻咽癌、神经母细胞瘤、横纹肌瘤、骨肉瘤也有一定疗效。根据中华医学会风湿病学会《韦格纳肉芽肿病诊断和治疗指南》，环磷酰胺也可用于肉芽性多血管炎的治疗，而这种用法是说明书中没有的。

2. 抗代谢药甲氨蝶呤通过抑制二氢叶酸还原酶抑制四氢叶酸的合成，使肿瘤细胞 DNA、RNA 及蛋白质的合成发生障碍，从而发挥作用。甲氨蝶呤的说明书适应证为急性白血病、绒毛膜癌、骨肉瘤、乳腺癌、睾丸肿瘤等。但在临床上，美国 FDA、欧洲抗风湿病联盟、中华医学会风湿学分会、广东省药学会推荐甲氨蝶呤来治疗自身免疫性疾病如类风湿性关节炎，具有较好疗效，也作为类风湿性关节炎的一线用药。除此之外，根据中华医学会妇产科学分会和中国优生科学协会肿瘤生殖学分会的相关指南和共识，甲氨蝶呤注射剂也可用于异位妊娠。

3. 多西他赛为紫杉烷类抗肿瘤药物，主要用于治疗乳腺癌、非小细胞肺癌、前列腺癌和胃癌。根据美国国立综合癌症网络（National

13

Comprehensive Cancer Network，NCCN）临床实践指南，多西他赛还可用于小细胞癌、食管癌的治疗以及宫颈癌的二线治疗。同时，美国 FDA 已批准多西他赛联合顺铂、氟尿嘧啶可用于头颈局部晚期鳞状细胞癌的诱导治疗、成人晚期胃腺癌包括胃食管连接部腺癌的治疗。另外，《卵巢恶性肿瘤诊断与治疗指南》（第四版）中推荐多西他赛联合卡铂作为上皮性卵巢癌的一线化疗方案。

4. 甲羟孕酮为作用于内分泌系统的药物，它通过负反馈抑制腺垂体，使黄体生成素（LH）、促肾上腺皮质激素（ACTH）及其他生长因子的产生受到抑制，高剂量下对敏感细胞具有直接细胞毒作用。主要用于治疗肾癌、乳腺癌、子宫内膜癌、前列腺癌，同时具有增强晚期癌症患者的食欲，改善一般状况和增加体重的作用。根据中华医学会《临床诊疗指南：内分泌及代谢性疾病分册》，可将甲羟孕酮用于治疗女孩性早熟。中华预防医学会妇女保健分会青春期学组制定的《女性性早熟的诊治共识》也有相关报道。

5. 抗肿瘤靶向药如厄洛替尼为表皮生长因子受体（FGFR）酪氨酸激酶抑制剂，主要用于治疗既往接受过至少一个化疗方案失败后的局部晚期或转移的非小细胞癌。在说明书用法之外，美国 FDA 已批准厄洛替尼联合吉西他滨用于局部晚期、不可切除或转移性胰腺癌的一线治疗；NCCN 临床实践指南也推荐厄洛替尼用于胰腺癌的治疗。

6. 抗肿瘤免疫检查点抑制剂如纳武利尤单抗，可与 T 细胞表达的 PD-1 受体结合，阻断其与 PD-L1 和 PD-L2 之间的相互作用，阻断 PD-1 通路介导的免疫抑制反应，从而达到抗肿瘤作用。说明书适应证为：①单药适用于治疗表皮生长因子受体（EGFR）基因突变阴性和间变性淋巴瘤激酶（ALK）阴性、既往接受过含铂方案化疗后疾病进展或不可耐受的局部晚期或转移性非小细胞肺癌（NSCLC）成人患者；②单药适用于治疗接受含铂类方案治疗期间或之后出现疾病进展且肿瘤 PD-L1 表达阳性（定义为表达 PD-L1 的肿瘤细胞≥1%）的复发性或转移性头颈部鳞状细胞癌（SCCHN）患者；③可用于治疗既往接受过两种或两种以上全身性治疗方案的晚期或复发性胃或胃食管连接部腺癌患者。随着近年来免疫检查点抑制剂临床研究的深入，其应用也越来越广泛，除了以上适应证外，美国 FDA、NCCN 临床实践指南、中国临床肿瘤学会也批准将纳武利尤单抗用于既往接受过索拉非尼治疗的肝癌患者；伴淋巴结转移的黑色素瘤患者或完全切除后伴转移的黑色素瘤患者的辅助治疗；不可切除或转移性黑色素瘤（合并伊匹木单抗），或单药治疗 BRAF V600 野生型不可切除或转移性黑色素瘤，或 BRAF V600 突变阳性患者的不能切除或转移黑色素瘤；错配修复基因缺陷型（dMMR）或高度微卫星不稳定型（MSI-H）的转移性结直肠癌；中高危晚期肾细胞癌（联合伊匹木单抗或单药用于曾接受过抗血管生成治疗的患者）；复发或进展的霍奇金淋巴瘤的治疗。

参 考 文 献

刘婧琳，宋晓坤，张洁. 临床视角下抗肿瘤药物特殊用法的合理性研究进展. 现代药物与临床，2021，36（5）：1076-1083.

第二部分　各　论

第四章 烷化剂类药物

环磷酰胺 Cyclophosphamide

【已批准的适应证】[1]

1. **用于治疗白血病** 急性或慢性淋巴细胞白血病和髓系白血病。

2. **用于治疗恶性淋巴瘤** 霍奇金淋巴瘤、非霍奇金淋巴瘤、浆细胞瘤。

3. **用于治疗转移性和非转移性的恶性实体瘤** 卵巢癌、乳腺癌、小细胞肺癌、成神经细胞瘤、尤文肉瘤。

4. **用于治疗进行性自身免疫性疾病** 类风湿性关节炎、Psoriatic 关节病、系统性红斑狼疮、硬皮病、全身性脉管炎(例如伴肾病综合征)、某些类型的肾小球肾炎(例如伴肾病综合征)、重症肌无力、自身免疫性溶血性贫血、冷凝集素病。

5. **用于器官移植时的免疫抑制治疗**

6. **用于治疗儿童横纹肌肉瘤及骨肉瘤**

【说明书之外的适应证及依据等级】

1. **用于治疗视网膜母细胞瘤(RB)** 美国 FDA 批准环磷酰胺用于视网膜母细胞瘤的治疗[2]。

Micromedex 推荐等级：Class Ⅰ，推荐使用。

摘要：全身化疗在 RB 治疗中的应用较广泛，目前全身化疗方法中使用的药物为长春新碱、依托泊苷或替尼泊苷、卡铂、环磷酰胺，通过静脉给药[2-3]。

2. **用于治疗晚期覃样肉芽肿病** 美国 FDA 批准环磷酰胺用于晚期覃样肉芽肿病的治疗[2]。

Micromedex 推荐等级：Class Ⅰ，推荐使用。

摘要：常用的联合方案包括 CHOP（环磷酰胺、长春新碱、泼尼松和多柔比星）、CVP（环磷酰胺、长春新碱和泼尼松）、CAVE（环磷酰胺、多柔比星、长春新碱和依托泊苷）和 COMP（CVP 联合甲氨蝶呤）方案[2-4]。

3. 用于特发性膜性肾病（IMN）的初始治疗

Micromedex 推荐等级：Class Ⅱ，大多数情况下推荐使用。

摘要：IMN 的初始治疗包括推荐口服 / 静脉激素联合口服烷化剂隔月交替治疗 6 个月（儿童同成年人）（1B）；与苯丁酸氮芥相比，建议治疗首选环磷酰胺（2B）；推荐应用初始方案进行 6 个月以上的持续治疗（除非肾功能恶化或存在肾病综合征相关的严重、致残或者威胁生命的临床症状），仍不缓解才考虑治疗无效（1C）；根据患者年龄和估算的肾小球滤过率（eGFR）调整环磷酰胺和苯丁酸氮芥的剂量（未分级）[5]。

4. 用于治疗 LgA 肾病

Micromedex 推荐等级：Class Ⅱ，大多数情况下推荐使用。

摘要：若患者无法耐受或不愿使用全身性糖皮质激素，可使用环磷酰胺作为初始免疫抑制剂治疗，建议使用环磷酰胺+糖皮质激素治疗 LgA 肾病伴急进性（新月体）肾小球肾炎（RPGN）（2C）。其中环磷酰胺给药如下：静脉给药①一次 15mg/kg，每 2 周 1 次，连用 3 次，随后每 3 周 1 次，持续 3~6 个月，老年患者和肾功能受损的患者酌情减量；②每 2 周 0.5g/m²，持续 3~6 个月。口服给药 1.5~2.0mg/（kg·d），老年患者和肾功能损伤的患者酌情减量，持续治疗直至获得稳定的缓解，通常在 3~6 个月内[6]。

伴新月体形成的原发性 LgA 肾病的治疗：专家认为当新月体肾炎或肾病中新月体形成累及肾小球数>25% 时，可以考虑首选大剂量甲泼尼龙冲击治疗，15~30mg/（kg·d）连续 3 天，继之口服泼尼松，并每月予以 0.5g/m² 环磷酰胺冲击共 6 个月（C/Ⅱa）；也可试用环磷酰胺（冲击治疗或每日口服 1.5mg/kg）联合小剂量泼尼松龙（0.8mg/kg）治疗（C/Ⅱa）[6-7]。

肾病综合征或伴肾病水平蛋白尿：指 24h 尿蛋白定量>50mg/kg 体

重，或肾脏病理显示中度以上系膜增生，在应用血管紧张素转化酶抑制剂（ACEI）和 / 或血管紧张素Ⅱ受体阻滞剂（ARB）的基础上，采用长程激素联合免疫抑制剂治疗。免疫抑制剂首选环磷酰胺（A/Ⅱa）[6-7]。

5. 用于治疗 Waldenstrom 巨球蛋白血症(WM)

Micromedex 推荐等级：Class Ⅱ，大多数情况下推荐使用。

摘要：烷化剂和抗 CD20 单克隆抗体利妥昔单抗是症状性 WM 患者的合理初始治疗选择，在 30%~50% 的患者中至少可诱导患者产生部分缓解。一项Ⅰ期临床试验纳入了既往未经治疗的症状性 WM 患者，72 例患者接受 DRC 方案（地塞米松+利妥昔单抗+环磷酰胺）：地塞米松 20mg 静脉给药，随后利妥昔单抗 375mg/m² 静脉给药，每周期第 1 日使用；环磷酰胺一次 100mg/m²，一日 2 次，口服给药，于每周期第 1~5 日使用（总剂量 1 000mg/m²），每 21 日为一周期，持续 6 个月。患者的中位年龄为 69 岁，多数患者有晚期疾病特征，如贫血（57%）、低白蛋白血症（40%）和血清 β_2- 微球蛋白升高（43%）。研究结果显示，在意向治疗基础上，83% 的患者（95%CI: 73%~91%）获得缓解，包括 7% 完全缓解、67% 部分缓解和 9% 轻微缓解。产生缓解的中位时间为 4.1 个月。所有患者中 2 年无进展生存率为 67%，对 DRC 方案治疗有反应的患者的 2 年无进展生存率为 80%。2 年疾病特异性生存率为 90%。DRC 治疗耐受性良好，9% 的患者发生 3 级或 4 级中性粒细胞减少，约 20% 的患者发生与利妥昔单抗相关的某些毒性。该研究表明，对于症状性 WM 患者，无干细胞毒性的 DRC 方案是一种有效、耐受性良好的治疗方案[8-9]。

6. 用于治疗伴进展性蛋白尿的混合性结缔组织病(MCTD)

Micromedex 推荐等级：Class Ⅱ，大多数情况下推荐使用。

摘要：对于肾脏病变者、膜性肾小球肾病，轻型不需要处理；进展性蛋白尿者使用 ACEI 或小剂量阿司匹林联合双嘧达莫；严重者酌情使用泼尼松 15~60mg/d，加环磷酰胺冲击治疗每个月 1 次或苯丁酸氮芥每日给药[10-11]。

7. 用于治疗伴肾病综合征的混合性结缔组织病(MCTD)

Micromedex 推荐等级: Class Ⅱ,大多数情况下推荐使用。

摘要: 对于伴肾病综合征的 MCTD,单独应用肾上腺皮质激素通常效果不佳;小剂量阿司匹林联合双嘧达莫预防血栓形成并发症;ACEI减少蛋白丢失;泼尼松 15~60mg/d,加环磷酰胺冲击治疗每个月 1 次或苯丁酸氮芥每日给药。必要时可进行透析[10-11]。

8. 用于治疗伴无症状性肺动脉高压的混合性结缔组织病(MCTD)

Micromedex 推荐等级: Class Ⅱ,大多数情况下推荐使用。

摘要: 肺动脉高压(PAH)是导致 MCTD 患者死亡的主要原因,因此推荐对所有患者采用常规超声心动图进行早期诊断。PAH 的及时诊断有望促使采用已在该病中显示出一些前景的疗法进行早期治疗。这些治疗方法包括钙通道阻滞剂(通常是长效硝苯地平)、抗凝治疗、静脉用前列环素、长期免疫抑制剂治疗(首先使用糖皮质激素,如有必要则联合环磷酰胺)和 ACEI[10-11]。

9. 用于治疗多灶性运动神经病(MMN)

Micromedex 推荐等级: Class Ⅱ,大多数情况下推荐使用。

摘要: 免疫抑制剂治疗 MMN 的效果还需要进一步评估。对于使用静脉注射免疫球蛋白(IVIG)效果不佳,或其他因素限制无法使用 IVIG,无禁忌证且耐受的患者,可使用环磷酰胺。环磷酰胺 2~3mg/(kg·d),在部分患者中可能有效,或可用于减少 IVIG 的用量。但需密切注意其不良反应,权衡利弊[12]。

10. 用于治疗儿童重症紫癜性肾炎

Micromedex 推荐等级: Class Ⅱ,大多数情况下推荐使用。

摘要: 肾病水平蛋白尿、肾病综合征、急性肾炎综合征或病理Ⅲb、Ⅳ级:KDIGO 指南建议对于表现为肾病综合征和 / 或肾功能持续恶化的新月体性紫癜性肾炎的患儿应用激素联合环磷酰胺治疗。该组患儿临床症状及病理损伤均较重,均常规使用糖皮质激素治疗,且多倾向于激素联合免疫抑制剂治疗,其中疗效相对肯定的是糖皮质激素联合环磷酰胺治疗（A/Ⅰ）。糖皮质激素联合环磷酰胺冲击治疗：泼尼松 1.5~2.0mg/（kg·d），口服 4 周改隔日口服 4 周后逐渐减量。在使用糖皮质激素基础上应用环磷酰胺静脉冲击治疗，常用方法为：①8~12mg/（kg·d），静脉滴注，连续应用 2 天、间隔 2 周为一疗程；②500~750mg/（m²·次），每月 1 次，共 6 次。环磷酰胺累计量≤168mg/kg[13]。

11. 用于治疗复发性多软骨炎

Micromedex 推荐等级：Class Ⅱ，大多数情况下推荐使用。

摘要：对于有危及生命的疾病或显著器官损害的复发性多软骨炎患者，建议使用泼尼松（通常为一日 1mg/kg）＋口服环磷酰胺（最初一日 2mg/kg），若一日 1 次给药方案不能抑制炎症，可以分 2 次给药，日总剂量不变。泼尼松在第 1 个月维持初始剂量，一旦疾病活动得到控制则逐渐减量，到 6 个月时减至≤7.5mg/d。若临床疗效良好，则将口服环磷酰胺的剂量维持在 2mg/kg 这一初始水平，并进行再次调整，以维持白细胞总计数>3 000/mm³，且将总的中性粒细胞绝对计数维持在 1 000~1 500/mm³。若治疗 2 周后无效，则可增加环磷酰胺的剂量，每 2 周增加 25mg/d（最高剂量为 200mg/d），直至产生疗效，或出现限制进一步增加剂量的药物毒性[14-15]。

12. 用于治疗慢性炎性脱髓鞘性多发性神经根神经病

Micromedex 推荐等级：Class Ⅱ，大多数情况下推荐使用。

摘要：对于一线治疗无效，或激素依赖，或激素无法耐受等情况，可选用或加用硫唑嘌呤、环磷酰胺、环孢素、吗替麦考酚酯等。环磷酰胺用法：可推注，500~750mg/m² 静脉推注，每月 1 次；或 200~400mg 静脉推注，每周 2 次，2~3g 为 1 个疗程。总量可达 20~30g[16]。

13. 用于治疗韦格纳肉芽肿病

Micromedex 推荐等级：Class Ⅱ，大多数情况下推荐使用。

摘要：一项研究表明环磷酰胺和泼尼松联用治疗肉芽肿病患者的缓解率较高、耐受性在可接受范围内。该研究纳入 85 例患者。环磷酰胺初始剂量为一日 2mg/kg，泼尼松初始剂量为一日 1mg/kg，均口服给药，少数暴发性和快速进展性疾病患者使用环磷酰胺的初始剂量可为一日 4~5mg/kg。随后调整环磷酰胺剂量以维持白细胞计数超过 3 000/mm³。1 年后，环磷酰胺剂量降低至最小有效剂量或停药。泼尼松逐渐转为隔日方案，随后逐渐减量至停药。79 例患者 (93%) 产生诱导并维持完全缓解状态，平均缓解持续时间为 48.1 个月。罕有感染发生，但易患皮肤带状疱疹感染 (见于 7 例患者)，常见出血性膀胱炎 (见于 27 例患者)，其中 9 例患者需停用环磷酰胺。任何患者均未发现膀胱炎的长期后遗症。10 例患者死亡，其中 6 例有活动性疾病，4 例为非疾病相关[17]。

间断性大剂量静脉使用环磷酰胺治疗韦格纳肉芽肿病未获得高度持续缓解的疗效。14 例韦格纳肉芽肿病患者接受环磷酰胺治疗，剂量为一次 1 000mg/m²，每月 1 次，连用 6 个月或直至出现病情缓解。治疗的初始反应率很高，14 例患者中有 13 例 (93%) 出现病情改善，14 例患者中有 7 例 (50%) 于 4 个月后获得病情缓解。由于出现毒性和疾病复发现象，仅 21% 的患者获得持续缓解疗效。研究结果表明，治疗韦格纳肉芽肿病时，大剂量环磷酰胺治疗的持续缓解率低于小剂量环磷酰胺每日治疗的持续缓解率[18]。

推荐剂量：一日 1~3mg/kg 口服；或一次 200mg，每 2 日 1 次，病情平稳者可给予一日 1mg/kg 维持治疗，疗程 1 年或数年。病情严重者静脉冲击治疗一次 500~1 000mg/m²，每 3~4 周 1 次，同时口服本药一日 100mg，疗程 1 年或数年[19]。

14. 用于治疗系统性硬化病 (SSc) 引起的间质性肺病和活动性肺泡炎

Micromedex 推荐等级： Class Ⅱ，大多数情况下推荐使用。

摘要： 环磷酰胺被推荐用于治疗 SSc 引起的间质性肺病，环磷酰胺冲击治疗对控制活动性肺泡炎有效。对于大多数 SSc 相关性间质性肺病患者，建议将环磷酰胺作为替代吗替麦考酚酯 (MMF) 的二线药物。对于临床医生认为更适合接受环磷酰胺而不是 MMF 治疗的患者，提倡静脉给药 (持续 6 个月，一月 1 次)，而不是口服给药 (持续 12 个月，一日 1 次)[20-21]。

24

15. 用于治疗显微镜下多血管炎(MPA)

Micromedex 推荐等级: Class Ⅱ,大多数情况下推荐使用。

摘要: 几乎所有活动性 MPA 患者都需要免疫抑制剂治疗。治疗主要包括两部分:通过免疫抑制剂治疗诱导缓解;通过持续时间不定的免疫抑制剂治疗维持缓解,从而防止复发。对于病情危及器官或生命的 MPA 患者,推荐诱导方案采用糖皮质激素联合利妥昔单抗或环磷酰胺,而非单用糖皮质激素。如果选择基于环磷酰胺的方案,口服方案与静脉给药方案都很有效。3~6 个月后,将环磷酰胺替换成毒性风险更低的药物。口服给药:通常一日 2~3mg/kg,持续 12 周。静脉给药:①静脉冲击疗法的剂量为一次 500~1 000mg/m², 每月 1 次,连用 6 个月,严重者用药间隔可缩短至每 2~3 周 1 次,以后每 3 个月 1 次,至病情稳定 1~2 年(或更长时间)可停药观察。②对暴发性显微镜下多血管炎,可与甲泼尼龙联合冲击治疗,并在支持对症治疗的同时采用血浆置换疗法[22]。

16. 作为降低视神经脊髓炎谱系疾病(NMOSD)复发风险的二线药物,减缓神经功能障碍进展

Micromedex 推荐等级: Class Ⅱ,大多数情况下推荐使用。

摘要: 可用于 NMOSD 的序贯治疗(预防复发治疗)。根据《中国视神经脊髓炎谱系疾病诊断与治疗指南》(2021 版),环磷酰胺为烷化剂,可用于其他治疗无效时的替代治疗,为二线药物。小样本临床试验表明环磷酰胺对减少 NMOSD 复发和减缓神经功能障碍进展有一定疗效(C 级推荐)。推荐用法:600mg 静脉滴注,每 2 周 1 次,持续 5 个月;或 600mg 静脉滴注,每个月 1 次,持续 12 个月。年总负荷剂量不超过 10~15g。主要副作用有恶心、呕吐、感染、脱发、性腺抑制、月经不调、停经和出血性膀胱炎。预防出血性膀胱炎可同时应用美司钠注射液,恶心和呕吐可适当应用止吐药预防。白细胞减少时应及时减量或停用[23]。

17. 与长春新碱和达卡巴嗪联用治疗恶性嗜铬细胞瘤和副神经节瘤

Micromedex 推荐等级: Class Ⅱ,大多数情况下推荐使用。

摘要: 一项系统评价和 Meta 分析旨在评估恶性嗜铬细胞瘤和副

神经节瘤患者使用环磷酰胺、长春新碱和达卡巴嗪（CVD）联合化疗方案对肿瘤体积的影响。该分析共收集到4项关于CVD联合化疗的研究、涉及50例恶性嗜铬细胞瘤和副神经节瘤患者。结果显示CVD治疗后完全缓解、部分缓解和疾病稳定的患者比例分别为4%（95%CI: 1%~15%）、37%（95%CI: 25%~51%）和14%（95%CI: 7%~27%）。仅两项研究（共涉及35例患者）评估了治疗对儿茶酚胺过量的影响，结果显示，产生完全、部分和稳定激素反应的患者比例分别为14%（95%CI: 6%~30%）、40%（95%CI: 25%~57%）和20%（95%CI: 10%~36%）。仅两项研究报道治疗反应的持续时间和反应的中位持续时间分别为20个月和40个月。有关CVD联合化疗方案治疗恶性嗜铬细胞瘤和副神经节瘤的疗效的数据表明，约37%的患者获得有关肿瘤体积的部分反应，约40%的患者获得有关儿茶酚胺过量的部分反应。但纳入的研究未明确描述何时开始该方案，故不可排除报道的化疗对肿瘤体积的影响（至少在一定程度上）反映出疾病的自然病程[24-25]。

18. 用于治疗系统性轻链（AL）型淀粉样变性

Micromedex 推荐等级：Class Ⅱ，大多数情况下推荐使用。

摘要：根据《系统性轻链型淀粉样变性诊断和治疗指南（2021年修订）》，初治 AL 型淀粉样变性的治疗首选硼替佐米/环磷酰胺/地塞米松（CyBorD），或达雷妥尤单抗/硼替佐米/环磷酰胺/地塞米松（D-CyBorD）。其他方案还包括：来那度胺/环磷酰胺/地塞米松（RCD）。D-CyBorD 方案的标准用法如下：达雷妥尤单抗皮下制剂固定使用剂量为 1 800mg（如使用静脉注射制剂剂量为 16mg/kg），硼替佐米 1.3mg/m²，环磷酰胺 300mg/m²，地塞米松 40mg，每周 1 次，对于 75 岁以上的老年患者地塞米松减量为 20mg，每周 1 次，28 天为 1 个疗程，前 2 个疗程每周 1 次治疗，第 3~6 个疗程改为每 2 周 1 次治疗，第 7 个疗程开始改为每 4 周 1 次治疗直至疾病进展或持续 24 个疗程[26]。

19. 用于治疗重度或难治性 Behçet 综合征

Micromedex 推荐等级：Class Ⅱ，大多数情况下推荐使用。

摘要：环磷酰胺仅推荐用于总体疾病活动性高而不得不承担治疗风险的难治性病例。通常每月给予 0.5~1.0g/m²，共治疗 6 个月。每日口服环磷酰胺 2~3mg/（kg·d）是一些患者的替代选择。有研究对 295 例患者进行了长达 10 年的随访，评估了环磷酰胺（每月 1g，持续 6 个月，之后根据需要每 2~3 个月给药 1 次）、泼尼松龙 0.5mg/（kg·d）和硫唑嘌呤 2~3mg/（kg·d）联合治疗的效果，联合治疗患者的视力得到显著改善，并且数种眼部疾病活动性指标也有所改善[27]。

然而，环磷酰胺治疗 Behçet 综合征眼部病变的疗效，相关数据普遍不一致。来自 Cochrane 数据库的一项系统评价显示，没有充分的证据支持使用环磷酰胺来治疗 Behçet 综合征，特别是其眼部病变。一项单盲试验在 23 例活动性和潜在可逆性葡萄膜炎患者中对比了环磷酰胺（1g，静脉快速给药，一月 1 次）与环孢素 5mg/（kg·d）的疗效，结果发现，6 个月时环孢素组的视力有所改善，但环磷酰胺组无改善。另一项报道显示，环磷酰胺对眼病没有获益。一项比较环磷酰胺静脉冲击治疗与甲泼尼龙冲击治疗对葡萄膜炎疗效的开放性试验发现，仅环磷酰胺对葡萄膜炎有效。一些观察性研究表明，环磷酰胺对眼部病变和中枢神经系统病变有效[27]。

20. 与糖皮质激素联用治疗伴重要脏器损害的干燥综合征

Micromedex 推荐等级：Class Ⅱ，大多数情况下推荐使用。

摘要：若出现由原发性干燥综合征导致的中枢神经系统病变，应采用大剂量糖皮质激素静脉冲击治疗，同时给予环磷酰胺，一日 1~2mg/kg；或一次 0.5~1.0g/m²，每 4 周 1 次[28-29]。

21. 与糖皮质激素联用治疗急性百草枯中毒

Micromedex 推荐等级：Class Ⅱ，大多数情况下推荐使用。

摘要：一项 Meta 分析旨在评估糖皮质激素联合环磷酰胺的免疫抑制冲击疗法用于急性百草枯中毒的疗效和安全性。分析包括 7 项研究、共 426 例患者，结果表明，与对照组相比，糖皮质激素联合环磷酰胺的免疫抑制冲击疗法用于急性百草枯中毒可以显著降低研究人群的病死率（134/226，59.3%；162/200，81.0%）。对照组和研究组的肝炎或肾衰竭发生率无显著差异，表明免疫抑制冲击疗法相对安全。据报道，数例患者出现白细胞减少，于 1~2 周后恢复正常，无任何异常。两例发生非致命性脓毒症，考虑为免疫抑制冲击疗法的副作用。分析结果表明，免疫抑制冲击疗法可有效降低百草枯中毒患者的病死率且相对安全[30]。

建议对非暴发型中重度百草枯中毒患者进行早期治疗。环磷酰胺一日 10~15mg/kg，与甲泼尼龙一日 15mg/kg 或等效剂量氢化可的松联用。研究中从环磷酰胺一日 200mg 的连续使用至 15mg/kg 反复间断冲击治疗至白细胞小于 $3×10^9$/L 时停止应用，总量均建议不超过 4g[31-32]。

22. 与糖皮质激素联用治疗结节性多动脉炎

Micromedex 推荐等级：Class Ⅱ，大多数情况下推荐使用。

摘要：通常首选环磷酰胺与糖皮质激素联合治疗。①口服给药一日 2~3mg/kg，根据病情连用 6~8 个月，以后每 2~3 个月 1 次直至病情稳定 1~2 年后停药。②静脉滴注一次 200mg，每 2 日 1 次；或静脉冲击治疗一次 500~1 000mg/m²，每 3~4 周 1 次，根据病情连用 6~8 个月，以后每 2~3 个月 1 次直至病情稳定 1~2 年后停药[33]。

23. 与西罗莫司联用治疗高度恶性软骨肉瘤（CS）的全身性复发

Micromedex 推荐等级：Class Ⅱ，大多数情况下推荐使用。

摘要：根据《软骨肉瘤临床循证诊疗指南》，传统软骨肉瘤（1~3 级）没有已知的标准化疗方案，环磷酰胺和西罗莫司用于高度恶性软骨肉瘤的全身性复发（2C 级）[34]。

一项回顾性研究纳入了 10 例不可切除软骨肉瘤（CS）患者，接受了西罗莫司（SIR）和环磷酰胺（CTX）治疗，中位患者年龄 49 岁（28~68 岁）。自首次诊断以来，无病间隔的中位时间为 22.5 个月。由于额外的局部手术治疗、转移灶切除或缓慢的无症状进展，从疾病复发到开始 SIR 和 CTX 治疗的中位时间为 21.7 个月。观察到 1 例（10%）患者病情客观缓解，6例（60%）患者病情稳定至少6个月，3例患者病情进展。中位无进展生存期为13.4个月（3.0~30.3个月）。未观察到明显的不良事件。结论表明，SIR与CTX联合治疗具有良好的耐受性和可能的临床意义，疾病控制率达70%[35]。

24. 用于治疗狼疮性肾炎

Micromedex 推荐等级：Class Ⅱ。

摘要：《中国狼疮肾炎诊断和治疗指南》推荐Ⅲ和Ⅳ型狼疮性肾炎使用吗替麦考酚酯方案、静脉注射环磷酰胺或多靶点方案作为初始诱导治疗。狼疮血栓性微血管病伴狼疮性肾炎中肾功能损伤较重者优先选择静脉用环磷酰胺方案作为初始诱导[36]。

根据队列研究的系统评价，欧洲抗风湿病联盟（EULAR）推荐低剂量环磷酰胺静脉给药（或吗替麦考酚酯）用于系统性红斑狼疮相关性肾病的诱导治疗。肾衰竭高风险患者（肾小球滤过率降低、组织学明确存在纤维新月体或纤维蛋白样坏死、肾小管萎缩/间质纤维化）可考虑使用大剂量环磷酰胺方案。根据随机对照研究的系统评价，推荐使用硫唑嘌呤或吗替麦考酚酯作为维持治疗[37]。

美国风湿病学会推荐使用吗替麦考酚酯或静脉用环磷酰胺，联合糖皮质激素用于Ⅲ型、Ⅳ型或Ⅳ/Ⅴ型合并细胞新月体狼疮性肾炎诱导治疗的一线治疗，但在单纯性Ⅴ型狼疮性肾炎的诱导治疗中，不推荐环磷酰胺作为一线诱导药物[38]。

25. 用于治疗儿童严重、难治性或对其他改变病情抗风湿药有禁忌的幼年型特发性关节炎（JIA）

Micromedex 推荐等级：Class Ⅲ，一些情况下推荐使用。

摘要：标准治疗（包括生物制剂）失败的患者可选用其他非生物类抗风湿药（例如环孢素和他克莫司）和细胞毒性药物（例如环磷酰胺）。口服和静脉用环磷酰胺、依托泊苷、苯丁酸氮芥和硫唑嘌呤治疗JIA的效果不定。只有环磷酰胺和依托泊苷是真正用到的细胞毒性药物。在生物制剂问世前，环磷酰胺已用于治疗少数重度难治性JIA患儿，一项小型研究显示该药可带来患者病情的持续改善。细胞毒性药物一般仅用于使用各种低毒性药物（例如，以 IL-1 和 IL-6 抑制剂为代表的生物制剂）后病情仍进展的儿童。细胞毒性药物也用于治疗 JIA 并发症，包括巨噬细胞活化综合征（MAS）、肺高压和间质性肺疾病。此类药物可能会造成白细胞减少、感染、不孕 / 不育和后续肿瘤性疾病，因此不常使用[39-40]。

26. 用于治疗高风险的妊娠滋养细胞肿瘤（GTN）

Micromedex 推荐等级：Class Ⅲ，一些情况下推荐使用。

摘要：高危 GTN 患者可能会对单一药物化疗产生耐药性。因此，对这类患者常常使用多药联合方案治疗。首选的方案是依托泊苷+甲氨蝶呤（MTX）+ 放线菌素 D（ACTD），与环磷酰胺+长春新碱交替使用（即 EMA-CO 方案），该方案对患者的完全缓解率为 71%~78%，长期生存率为 85%~94%。EMA-CO 方案的组成如下：依托泊苷（第 1 日和第 2 日，每日 100mg/m²，静脉给药，持续 30 分钟）、MTX（第 1 日，单次快速给药 100mg/m²，然后 200mg/m² 静脉给药，持续 12 小时）、ACTD（第 1 日和第 2 日，每日单次静脉快速给药，一次 0.5mg）、亚叶酸钙（在 MTX 开始给药 24 小时后开始给予，一次 15mg，口服，每 12 小时 1 次，共 4 次）、环磷酰胺（第 8 日，600mg/m²，静脉给药）、长春新碱（第 8 日，1mg/m²，静脉给药）[41]。

27. 用于治疗软组织肉瘤

Micromedex 推荐等级：Class Ⅲ，一些情况下推荐使用。

摘要：《中国临床肿瘤学会（CSCO）软组织肉瘤诊疗指南 2021》推荐环磷酰胺作为联合化疗方案的一部分用于软组织肉瘤的治疗。如 VAC 方案（长春新碱+放线菌素 D+环磷酰胺）用于可切除的非多形性横纹肌肉瘤的治疗（1A，Ⅱ级推荐），或不可切除的低危非多形性横纹肌肉瘤的术前治疗（1A，Ⅰ级推荐）[42]。

28. 用于治疗血小板减少症

Micromedex 推荐等级：Class Ⅲ，一些情况下推荐使用。

摘要： 对于一些单药治疗无效的重度和症状性血小板减少患者，联合用药可能有效。联合治疗的理论依据包括：在长效药物的更持久疗效出现之前需要速效药物更快发挥作用，以及不同药物之间可能会有协同作用，糖皮质激素+环磷酰胺+长春新碱和／或丙卡巴肼，或糖皮质激素+环磷酰胺+依托泊苷是经检验的联合治疗方案[43]。

29. 用于治疗寻常型天疱疮

Micromedex 推荐等级： Class Ⅲ，一些情况下推荐使用。

摘要： 包含环磷酰胺的治疗方案有助于诱导天疱疮缓解和减少患者对全身性糖皮质激素的依赖，常用作全身性糖皮质激素治疗的辅助药物。环磷酰胺能改善天疱疮很可能与该药对 B 淋巴细胞的抑制作用以及随后自身抗体生成减少有关。环磷酰胺有一系列不良反应，故使用受限，主要用于难治性天疱疮[44]。

环磷酰胺+地塞米松+环磷酰胺的冲击方案治疗天疱疮的成功率较高，具体方案为每月输注地塞米松（一日 100mg，连用 3 日）+ 环磷酰胺（一日 500mg，使用 1 日）+ 冲击治疗间期每日口服 50mg 环磷酰胺[44]。

30. 用于自身免疫性脑炎的二线治疗

Micromedex 推荐等级： Class Ⅲ，一些情况下推荐使用。

摘要： 如果初始治疗后未见临床改善证据，则继续进行二线治疗，包括利妥昔单抗（每周 375mg/m^2，持续 4 周；或者每次 1g，共 2 次，间隔 2 周），环磷酰胺（每月 750mg/m^2，根据疗效使用 4~6 个月），或两者联用。

目前发表的关于抗 N- 甲基 -D- 天冬氨酸（NMDA）受体脑炎治疗和结局的最大规模研究是一项回顾性研究，该研究纳入了 577 例患者，其中 501 例患者的治疗作用和结局可以评估。几乎所有患者（94%）都接受了肿瘤切除和一线免疫抑制治疗，包括类固醇、IVIG 和／或血浆置换。半数患者在启动一线治疗后 4 周内病情获得改善，其中 97% 的患者在 24 个月随访时结局良好。在启动一线治疗后 4 周内没有改善的

221 例患者中，有 125 例（57%）接受了利妥昔单抗、环磷酰胺或两者联合治疗。相比未接受二线治疗的患者，接受了二线治疗的患者更容易获得良好结局[改良 Rankin 量表（mRS）评分 0~2 分；OR 2.7，95%CI：1.2~5.8]。成人和儿童的缓解率相近[45]。

31. 与糖皮质激素联用治疗病情较重的原发性中枢神经系统血管炎（PACNS）

Micromedex 推荐等级：Class Ⅲ，一些情况下推荐使用。

摘要：对病理检查是肉芽肿性炎症特征（PACNS 的典型特征）的活检确诊病例，应采用糖皮质激素和环磷酰胺联合治疗。如果这些药物治疗无效，则应先评估是否为其他疾病，再考虑是否使用其他免疫抑制剂进一步治疗。不耐受环磷酰胺的患者可使用利妥昔单抗。在 PACNS 的诱导缓解方案中，可每日口服环磷酰胺或间断（通常是每月）静脉给予环磷酰胺。

口服环磷酰胺以 1.5~2.0mg/（kg·d）为起始剂量。在这种情况下，必须密切监测白细胞计数并调整环磷酰胺剂量，以避免出现严重的白细胞减少。白细胞计数应该维持在 $3.5×10^9$/L 以上。环磷酰胺的疗程一般是 3~6 个月[46]。

静脉用环磷酰胺的剂量通常是 600~750mg/m²，每月给药 1 次，一般治疗 3~6 个月。如果患者明显肾功能不全，则需减少环磷酰胺剂量。对于估计肾小球滤过率小于 20ml/min 的患者，环磷酰胺剂量不应超过 500mg/m²[46]。

32. 与糖皮质激素联用治疗获得性血友病 A

Micromedex 推荐等级：Class Ⅲ，一些情况下推荐使用。

摘要：根据《获得性血友病 A 诊断与治疗中国指南（2021 年版）》，糖皮质激素联合环磷酰胺可作为获得性血友病 A 免疫抑制剂治疗的一线方案，具体为泼尼松 1mg/（kg·d）口服或等效剂量其他类型糖皮质激素口服或静脉给药，疗程一般不超过 6 周，逐渐减量至停用；环磷酰胺 1.5~2.0mg/（kg·d），静脉或口服给药，疗程一般不超过 6 周。环磷酰胺除上述方案外，亦可 200mg 隔日 1 次静脉给药[47]。

对于糖皮质激素单药患者，二线治疗可以加用环磷酰胺或者利妥昔单抗。对于糖皮质激素联合环磷酰胺或者利妥昔单抗患者，二线治疗可换用没有使用过的药物（利妥昔单抗或环磷酰胺）（2B）[47]。

参 考 文 献

［1］NMPA. 注射用环磷酰胺说明书 .2018.

［2］FDA.Cyclophosphamide Label.2014.

［3］中华医学会眼科学分会眼底病学组，中华医学会儿科学分会眼科学组，中华医学会眼科学分会眼整形眼眶病学组 . 中国视网膜母细胞瘤诊断和治疗指南（2019 年）. 中华眼科杂志，2019（10）：726-738.

［4］UpToDate. 晚期（ⅡB~ Ⅳ期）蕈样肉芽肿的治疗 .［2022-04-11］. https：//www.uptodate.com/contents/zh-Hans/treatment-of-advanced-stage-iib-to-iv-mycosis-fungoides.

［5］吴滢，陈咏琦，黄文彦 . 特发性膜性肾病 KDIGO 临床实践指南解读 . 国际儿科学杂志，2013（2）：197-200.

［6］UpToDate.LgA 肾病的治疗与预后 .［2022-04-12］.https：//www.uptodate.com/contents/zh-Hans/iga-nephropathy-treatment-and-prognosis.

［7］王芳，丁洁 . 原发性 LgA 肾病诊治循证指南（2016）. 中华儿科杂志，2017，55（9）：643-646.

［8］CASTILLO J J, ADVANI R H, BRANAGAN A R, et al.Consensus treatment recommendations from the tenth International Workshop for Waldenström Macroglobulinaemia.The Lancet Haematology，2020，7（11）：e827-e837.

［9］DIMOPOULOS M A, ANAGNOSTOPOULOS A, KYRTSONIS M, et al.Primary treatment of Waldenström Macroglobulinemia with dexamethasone, rituximab and cyclophosphamide.Journal of Clinical Oncology, 2007, 25（22）: 3344-3349.

［10］中华医学会风湿病学分会.混合性结缔组织病诊断及治疗指南.中华风湿病学杂志, 2011（1）: 42-45.

［11］UpToDate.混合性结缔组织病的预后和治疗.［2022-04-10］.https://www.uptodate.com/contents/zh-Hans/prognosis-and-treatment-of-mixed-connective-tissue-disease.

［12］中华医学会神经病学分会, 中华医学会神经病学分会周围神经病协作组, 中华医学会神经病学分会肌电图与临床神经电生理学组, 等.中国多灶性运动神经病诊治指南 2019.中华神经科杂志, 2019, 52（11）: 889-892.

［13］中华医学会儿科学分会肾脏学组.紫癜性肾炎诊治循证指南（2016）.中华儿科杂志, 2017, 55（9）: 647-651.

［14］UpToDate.复发性多软骨炎.［2022-04-12］.https://www.uptodate.com/contents/zh-Hans/treatment-of-relapsing-polychondritis.

［15］中华医学会风湿病学分会.复发性多软骨炎诊断和治疗指南.中华风湿病学杂志, 2011（7）: 481-483.

［16］中华医学会神经病学分会, 中华医学会神经病学分会周围神经病协作组, 中华医学会神经病学分会肌电图与临床神经电生理学组, 等.中国慢性炎性脱髓鞘性多发性神经根神经病诊治指南 2019.中华神经科杂志, 2019（11）: 883-884.

［17］FAUCI A S, HAYNES B F, KATZ P, et al.Wegener's granulomatosis: prospective clinical and therapeutic experience with 85 patients for 21 years.Annals of Internal Medicine, 1983, 98（1）: 76-85.

［18］HOFFMAN G S, LEAVITT R Y, FLEISHER T A, et al.Treatment of Wegener's granulomatosis with intermittent high-dose intravenous cyclophosphamide.The American Journal of Medicine, 1990, 89（4）: 403-410.

［19］中华医学会风湿病学分会.韦格纳肉芽肿病诊断和治疗指南.中华风湿病学杂志,2011(3):194-196.

［20］中华医学会风湿病学分会.系统性硬化病诊断及治疗指南.中华风湿病学杂志,2011(4):256-259.

［21］UpToDate.系统性硬化症（硬皮病）相关间质性肺疾病的治疗和预后.[2022-04-10].https://www.uptodate.com/contents/zh-Hans/treatment-and-prognosis-of-interstitial-lung-disease-in-systemic-sclerosis-scleroderma.

［22］UpToDate.肉芽肿性多血管炎和显微镜下多血管炎的诱导治疗和维持治疗.[2022-04-10].https://www.uptodate.com/contents/zh-Hans/granulomatosis-with-polyangiitis-and-microscopic-polyangiitis-induction-and-maintenance-therapy.

［23］黄德晖,吴卫平,胡学强.中国视神经脊髓炎谱系疾病诊断与治疗指南(2021版).中国神经免疫学和神经病学杂志,2021,28(6):423-436.

［24］NIEMEIJER N D,ALBLAS G,VANHULSTEIJN L T,et al.Chemotherapy with cyclophosphamide,vincristine and dacarbazine for malignant paraganglioma and pheochromocytoma:systematic review and meta-analysis.Clinical Endocrinology,2014,81(5):642-651.

［25］中华医学会内分泌学分会.嗜铬细胞瘤和副神经节瘤诊断治疗专家共识(2020版).中华内分泌代谢杂志,2020,36(9):737-750.

［26］中国系统性轻链型淀粉样变性协作组,国家肾脏疾病临床医学研究中心,国家血液系统疾病临床医学研究中心.系统性轻链型淀粉样变性诊断和治疗指南(2021年修订).中华医学杂志,2021,101(22):1646-1656.

［27］UpToDate.Behçet综合征的治疗.[2022-04-11].https://www.uptodate.com/contents/zh-Hans/treatment-of-behcet-syndrome.

[28] 张文，厉小梅，徐东，等.原发性干燥综合征诊疗规范.中华内科杂志，2020（4）：269-270.

[29] 中华医学会风湿病学分会.干燥综合征诊断及治疗指南.中华风湿病学杂志，2010（11）：766-768.

[30] XU Y G，LU Y Q.Systematic review and meta-analysis of the efficacy and safety of immunosuppressive pulse therapy in the treatment of paraquat poisoning.Journal of Zhejiang University-SCIENCE B，2019，20（7）：588-597.

[31] 田英平，张新超，张锡刚，等.急性百草枯中毒诊治专家共识（2013）.第七次全国中毒与危重症救治学术年会、第二届宝安急危重症高峰论坛、国家级继续项目"心肺复苏与急危重症学习班"，2015.

[32] 宫玉，田英平.免疫抑制剂在急性百草枯中毒中的具体应用——《急性百草枯中毒诊治专家共识（2013）》解读.临床误诊误治，2014，27（12）：5-8.

[33] 中华医学会风湿病学分会.结节性多动脉炎诊断和治疗指南.中华风湿病学杂志，2011（3）：192-193.

[34] 郭卫，邵增务，张伟滨，等.软骨肉瘤临床循证诊疗指南.中华骨与关节外科杂志，2018，11（4）：302-311.

[35] BERNSTEIN-MOLHO R，KOLLENDER Y，ISSAKOV J，et al.Clinical activity of mTOR inhibition in combination with cyclophosphamide in the treatment of recurrent unresectable chondrosarcomas.Cancer Chemotherapy and Pharmacology，2012，70（6）：855-860.

[36] 中国狼疮肾炎诊断和治疗指南编写组.中国狼疮肾炎诊断和治疗指南.中华医学杂志，2019（44）：3441-3442.

[37] FANOURIAKIS A，KOSTOPOULOU M，ALUNNO A，et al.2019 update of the EULAR recommendations for the management of systemic lupus erythematosus.Annals of the Rheumatic Diseases，

2019，78（6）：736-745.

[38] HAHN B H，MCMAHON M A，WILKINSON A，et al.American College of Rheumatology guidelines for screening，treatment，and management of lupus nephritis.Arthritis Care Res（Hoboken），2012，64（6）：797-808.

[39] WALLACE C A，SHERRY D D.Trial of intravenous pulse cyclophosphamide and methylprednisolone in the treatment of severe systemic-onset juvenile rheumatoid arthritis.Arthritis Rheum，1997，40（10）：1852-1855.

[40] UpToDate. 全身型幼年特发性关节炎的治疗.[2022-04-10].https：// www.uptodate.com/contents/zh-Hans/systemic-juvenile-idiopathic-arthritis-treatment.

[41] UpToDate. 高危妊娠滋养细胞肿瘤的初始治疗.[2022-04-10]. https：//www.uptodate.com/contents/zh-Hans/initial-management-of-high-risk-gestational-trophoblastic-neoplasia.

[42] 中国临床肿瘤学会指南工作委员会. 中国临床肿瘤学会（CSCO）软组织肉瘤诊疗指南 2021. 北京：人民卫生出版社，2021.

[43] UpToDate. 成人免疫性血小板减少症：二线治疗和后续治疗.[2022-04-11].https：//www.uptodate.com/contents/zh-Hans/second-line-and-subsequent-therapies-for-immune-thrombocytopenia-itp-in-adults.

[44] UpToDate. 难治性寻常型天疱疮及落叶型天疱疮的治疗.[2022-04-11].https：//www.uptodate.com/contents/zh-Hans/management-of-refractory-pemphigus-vulgaris-and-pemphigus-foliaceus.

[45] UpToDate. 副肿瘤性和自身免疫性脑炎.[2022-04-11].https：//www.uptodate.com/contents/zh-Hans/paraneoplastic-and-autoimmune-encephalitis.

[46] UpToDate. 成人原发性中枢神经系统血管炎 .[2022-04-11].https：// www.uptodate.com/contents/zh-Hans/primary-angiitis-of-the-central-

nervous-system-in-adults.

[47]中华医学会血液学分会血栓与止血学组,中国血友病协作组.获得性血友病 A 诊断与治疗中国指南(2021 年版).中华血液学杂志, 2021,42(10):793-799.

异环磷酰胺 Ifosfamide

【已批准的适应证】

本品具有广谱抗肿瘤活性,可单独使用或与其他化疗药物联合使用。具体适应证如下:

1. 联合使用用于按照 TNM 分级(精原细胞瘤和非精原细胞瘤)属于Ⅱ~Ⅳ期的对初始治疗不应答或应答不足的晚期睾丸肿瘤。

2. 用于 FIGO 分期ⅣB 期宫颈癌(如果通过手术或放疗进行本病的根治疗法已不可能)的姑息性顺铂/异环磷酰胺联合化疗。

3. 用于晚期的难治性或复发性乳腺癌的姑息治疗。

4. 用于不能手术或转移性非小细胞肺癌患者的单独或联合化疗。

5. 联合化疗用于小细胞癌。

6. 用于横纹肌肉瘤或标准化疗失败后的骨肉瘤的单独或联合化疗或者用于手术或放疗失败后的其他软组织肉瘤的单独或联合化疗。

7. 用于细胞生长抑制剂的初始治疗失败后的尤文肉瘤联合化疗。

8. 用于对初始治疗不应答或应答不够的高度恶性非霍奇金淋巴瘤患者的联合化疗,用于复发肿瘤患者的联合治疗。

【说明书之外的适应证及依据等级】

1. 与依托泊苷和米托蒽醌联合使用,用于治疗复发或难治性急性淋巴细胞白血病 《NCCN 临床实践指南:急性淋巴细胞白血病(2021. v4)》推荐异环磷酰胺+依托泊苷+米托蒽醌用于治疗复发或难治性急性淋巴细胞白血病。Micromedex 推荐异环磷酰胺用于治疗急性淋巴细白血病(2B)。

Micromedex 有效性、推荐等级和证据强度：

有效性等级：治疗有效（成人）。

推荐等级：Class Ⅱa（成人）。

证据强度：Category B（成人）。

摘要：一项Ⅱ期临床试验研究了依托泊苷、异环磷酰胺和米托蒽醌联合治疗 11 例复发或难治性 ALL 的成年患者的疗效和毒性。所有患者完成治疗的中位随访时间为 208 天。11 例中有 8 例（73%）达到完全缓解，2 例患者未能进入缓解，1 例患者在接受治疗后不久死于多器官系统功能衰竭。中位无病生存期（DFS）为 96 天，缓解后中位生存为 234 天。5 例达到完全缓解（CR）的患者随后复发，平均复发时间为 80 天（50~151 天）。到中性粒细胞恢复至>0.5×109 的中位时间为 28 天，血小板恢复至>20×10^9 的中位时间为 24 天（21~39 天）。常见胃肠道毒性，没有患者出现严重的心脏、肝脏、肺部或神经系统并发症。这些结果表明依托泊苷、异环磷酰胺和米托蒽醌联合应用可作为耐药 ALL 患者的有效挽救疗法[1]。

2. 单药或者联合多柔比星、吉西他滨用于治疗晚期局部或者转移性膀胱癌　Micromedex 推荐异环磷酰胺作为可选的膀胱癌单一治疗药物或者联合给药方案的一部分。

Micromedex 有效性、推荐等级和证据强度：

有效性等级：治疗有效（成人）。

推荐等级：Class Ⅱa（成人）。

证据强度：Category B（成人）。

摘要：一项美国的Ⅱ期临床试验评价了异环磷酰胺单药治疗已接受过化疗的膀胱癌患者的疗效与安全性。共纳入 56 例患者，其中 30 例患者给予 1.5g/（m²·d），连续 5 天；26 例患者给予 3.75g/（m²·d），连续 2 天。两种剂量的总缓解率为 20%（5 例完全缓解和 6 例部分缓解）。主要的不良反应包括肾毒性和中枢神经系统毒性，其中 3.75g/（m²·d）的剂量毒性更加明显。一项Ⅱ期临床研究评估了 29 例既往未经治疗的患者，他们在每 28 天治疗周期的第 1 天接受紫杉醇 $200mg/m^2$ 和顺铂 70mg/m^2，并连续 3 天接受异环磷酰胺 $1.5g/(m^2·d)$，中位疾病进展时间为 11.3 个月，中位生存期为 18.3 个月。中性粒细胞减少是最常见的毒性反应。长春碱、异环磷酰胺和硝酸镓联合是治疗尿路上皮癌的一线化疗方案，总有效率为 44%，中位生存期为 10 个月。一项研究纳入了 27 例患者，其中有 18 例出现了客观缓解，5 例完全缓解。主要的不良反应包括粒细胞减少、贫血以及肾毒性[2-5]。

3. 联合利妥昔单抗、卡铂用于复发 / 难治的弥漫大 B 细胞淋巴瘤的治疗 R-ICE 方案[利妥昔单抗 $375mg/m^2$, d0；异环磷酰胺 $5g/m^2$, d2（100% 剂量美司钠解救）；卡铂（按照 AUC=5 计算，单次剂量≤800mg），d2；依托泊苷 $100mg/m^2$, d1~d3；每 21 天重复]作为复发 / 难治的弥漫大 B 细胞淋巴瘤患者的二线治疗方案。

Micromedex 有效性、推荐等级和证据强度：

有效性等级：治疗有效（成人）。

推荐等级：Class Ⅱa（成人）。

证据强度：Category B（成人）。

摘要：一项研究纳入了 36 例可以增加考虑行自体干细胞移植的复发 / 难治的弥漫大 B 细胞淋巴瘤患者，接受了 R-ICE 治疗，34 例接受了所有 3 个周期的计划。R-ICE 后接受移植的患者的无进展生存率略好于 ICE 后接受移植的 95 例连续历史对照患者（2 年，54% vs 43%；$P=0.25$）。

4. 联合顺铂或卡铂用于卵巢癌肉瘤的治疗 《中国临床肿瘤学会（CSCO）卵巢癌诊疗指南 2020》推荐顺铂联合异环磷酰胺或卡铂联合异环磷酰胺（Ⅱ级专家推荐 /2A 类证据）用于卵巢癌肉瘤的治疗。《NCCN 临床实践指南：卵巢癌（含输卵管癌 / 原发性腹膜癌）(2021.v4)》推荐顺铂联合异环磷酰胺或卡铂联合异环磷酰胺（2A）用于卵巢癌肉瘤（恶性混合 Müllerian 肿瘤）的辅助治疗。

Micromedex 有效性、推荐等级和证据强度：

有效性等级：治疗有效（成人）。

推荐等级：Class Ⅱa（成人）。

证据强度：Category B（成人）。

摘要：一项回顾性研究评估了卵巢癌肉瘤患者的治疗和结局。研究纳入了 22 例患者，其中 20 例为晚期。整个队列的中位生存期为 38 个月。18 例患者的中位生存期为 46 个月，4 例患者的中位生存期为 27 个月。顺铂和异环磷酰胺组的中位无进展间隔时间为 13 个月，中位生存期为 51 个月。卡铂和紫杉醇组中位无进展间隔时间为 6 个月，中位生存期为 38 个月。顺铂和异环磷酰胺组与卡铂和紫杉醇组的生存率差异无统计学意义（*P*=0.48）。总之，卵巢癌肉瘤患者通常表现为晚期状态。一线顺铂和异环磷酰胺或卡铂和紫杉醇可以达到上皮性卵巢癌中观察到的生存率[7]。

5. 联合卡铂或者顺铂、依托泊苷、紫杉醇以及培非格司亭用于治疗妊娠滋养细胞癌 《NCCN 临床实践指南：妊娠滋养细胞肿瘤（2021.v2）》推荐 VIP 方案[异环磷酰胺 1.2g/（m²·d），d1~d5（100% 剂量美司钠解救）；顺铂 20mg/（m²·d），d1~d5；依托泊苷 75mg/（m²·d），d1~d5；培非格司亭 6mg，d5；每 21 天重复]、ICE 方案[异环磷酰胺 1.2g/（m²·d），d1~d3（100% 剂量美司钠解救）；卡铂（按照 AUC=4 计算，d1）；依托泊苷 75mg/（m²·d），d1~d3；培非格司亭 6mg，d4；每 21 天重复]和 TIP 方案[紫杉醇 250mg/（m²·d），d1；异环磷酰胺 1.5g/（m²·d），d2~d5（100% 剂量美司钠解救）；顺铂 25mg/（m²·d），d2~d5；每 21 天重复]用于治疗甲氨蝶呤耐药的高危型妊娠滋养细胞癌（2A）；推荐 VIP 方案和 ICE 方案用于治疗中间滋养层细胞癌（2A）。Micromedex 推荐 ICE 方案作为妊娠滋养细胞癌脑转移肿瘤的治疗方案（2B）。

Micromedex 有效性、推荐等级和证据强度：

有效性等级：治疗有效（成人）。

推荐等级：Class Ⅱa（成人）。

证据强度: Category B（成人）。

摘要: 一项研究报告了一例化疗难治性妊娠滋养细胞癌并发脑转移的患者，这种患者一般认为预后较差，在经历了几个化疗方案后，患者 3 年内没有缓解，并出现了全身性疾病和复发性脑转移。经过四个周期的高剂量异环磷酰胺、卡铂和依托泊苷治疗，并给予血祖细胞支持后，患者耐受性良好并获得了持续 1 年的完全缓解[8]。

6. 联合顺铂、依托泊苷用于胸腺癌和胸腺瘤的一线治疗 《NCCN 临床实践指南: 胸腺癌和胸腺瘤（2021.v1）》推荐异环磷酰胺联合顺铂、依托泊苷作为胸腺癌和胸腺瘤的一线治疗方案（2A）。《NCCN 临床实践指南: 胸腺癌和胸腺瘤（2021.v1）》推荐单药异环磷酰胺作为胸腺癌和胸腺瘤的二线治疗方案（2A）。

Micromedex 有效性、推荐等级和证据强度:

有效性等级: 治疗有效（成人）。

推荐等级: Class IIa（成人）。

证据强度: Category B（成人）。

摘要: 一项回顾性研究纳入了 1995 年 7 月至 1997 年 2 月的 34 例接受了 VIP 方案的晚期胸腺瘤或胸腺癌患者，其中 28 例可评价患者（病理复查排除 6 例）中，9 例部分缓解，中位随访时间为 43 个月（12.8~52.3 个月），中位缓解时间为 11.9 个月（1~26 个月），中位总生存期为 31.6 个月。根据 Kaplan-Meier 评估，1 年和 2 年生存率分别为 89% 和 70%[9]。

一项临床研究评价了 15 例经组织学证实的侵袭性胸腺瘤患者，中位年龄为 48 岁（23~76 岁）。4 例患者为 III 期疾病，7 例患者为 IVA 期疾病，4 例患者为 IVB 期疾病。7 例患者此前接受过治疗，其中 1 例患者接受过化疗。经过单药异环磷酰胺治疗后，5 例完全缓解和 1 例部分缓解。完全缓解的中位持续时间超过 66 个月（25~87 个月），异环磷酰胺治疗后 5 年的估计生存率为 57%。最常见的毒性是恶心、呕吐和白细胞减少，但耐受性良好[10]。

参 考 文 献

［1］SCHILLER G，LEE M，TERRITO M，et al.Phase Ⅱ study of etoposide，ifosfamide，and mitoxantrone for the treatment of resistant adult acute lymphoblastic leukemia.American Journal of Hematology，1993，43（3）：195-199.

［2］ROTH B J.Ifosfamide in the treatment of bladder cancer.Seminars in Oncology，1996，23（3）：50-55.

［3］WITTE R S，ELSON P，BONO B，et al.Eastern Cooperative Oncology Group phase Ⅱ trial of ifosfamide in the treatment of previously treated advanced urothelial carcinoma.Journal of Clinical Oncology，1997，15（2）：589-593.

［4］BAJORIN D F，MCCAFFREY J A，HILTON S，et al.Treatment of patients with transitional-cell carcinoma of the urothelial tract with ifosfamide，paclitaxel，and cisplatin：a phase Ⅱ trial.Journal of Clinical Oncology，1998，16（8）：2722-2727.

［5］DREICER R，PROPERT K J，ROTH B J，et al.Vinblastine，ifosfamide，and gallium nitratean active new regimen in patients with advanced carcinoma of the urothelium.Cancer，1997，79（1）：110-114.

［6］KEWALRAMANI T，ZELENETZ A D，NIMER S D，et al.Rituximab and ICE as second-line therapy before autologous stem cell transplantation for relapsed or primary refractory diffuse large B-cell lymphoma.Blood，2004，103（10）：3684-3688.

［7］SILASI D A，ILLUZZI J L，KELLY M G，et al.Carcinosarcoma of the ovary.International Journal of Gynecological Cancer，2008，18（1）：22-29.

［8］VAN BESIEN K，VERACHRAEGEN C，MEHR R，et al.Complete remission of refractory gestational trophoblastic disease with brain metastases treated with multicycle ifosfamide，carboplatin，and etoposide（ICE）and stem cell rescue.Gynecol Oncol，1997，65：366-369.

[9] LOEHRER P S，JIROUTEK M，AISNER S，et al.Combined etoposide，ifosfamide，and cisplatin in the treatment of patients with advanced thymoma and thymic carcinoma：an intergroup trial.Cancer，2001，91（11）：2010-2015.

[10] HIGHLEY M S，UNDERHILL C R，PARNIS F X，et al.Treatment of invasive thymoma with single-agent ifosfamide.Journal of Clinical Oncology，1999，17（9）：2737-2744.

白消安 Busulfan

【已批准的适应证】

1. **口服给药**　适用于慢性粒细胞白血病的慢性期，对缺乏费城（Ph1）染色体的患者效果不佳。也可用于治疗原发性血小板增多症、真性红细胞增多症等慢性骨髓增殖性疾病。

2. **注射给药**　作为慢性髓性白血病同种异体的造血祖细胞移植前的预处理方案（与环磷酰胺联用）。

【说明书之外的适应证及依据等级】

1. **用于慢性骨髓性白血病的姑息治疗（限口服给药）**　FDA 批准白消安与环磷酰胺联合使用，作为同种异体造血干细胞移植治疗慢性骨髓性白血病前的预处理方案。但对慢性淋巴细胞白血病、急性白血病或慢性粒细胞白血病（CML）进入暴发危机时的治疗没有获益[1]。

Micromedex 有效性、推荐等级和证据强度：

有效性等级：证据支持有效（成人、儿童）。

推荐等级：Class Ⅱa（成人），Class Ⅱb（儿童）。

证据强度：Category B（成人、儿童）。

摘要：对于成人，单药口服白消安虽然不能治愈，但可用于慢性骨髓性白血病的姑息治疗。白消安可有效减少粒细胞数量，缓解症状，改善临床状况。该药物已在约 90% 的既往未经治疗的慢性骨髓性白血病成年患者中获得缓解或稳定，与脾脏照射相比，白消安提高了存活率，在控制脾脏肿大方面与照射相当。对于儿童，口服白消安对缺乏费城（Ph1）染色体的慢性骨髓性白血病患者疗效较差，幼年型慢性髓性白血病（发生在幼儿中，与费城染色体缺失相关）对白消安反应不佳[2]。

2. 用于急性骨髓性白血病 - 骨髓移植　《塞替派在血液淋巴系统肿瘤和造血干细胞移植中临床应用的中国专家共识（2020 年版）》推荐在接受骨髓移植的急性髓系白血病患者中使用白消安作为预处理方案，通常与环磷酰胺联合使用[3]。

Micromedex 有效性、推荐等级和证据强度：

有效性等级： 证据支持有效（成人，儿童）。

推荐等级： Class Ⅱb（成人，儿童）。

证据强度： Category B（成人，儿童）。

摘要：《塞替派在血液淋巴系统肿瘤和造血干细胞移植中临床应用的中国专家共识（2020 年版）》推荐白消安联合塞替派、氟达拉滨是急性白血病患者异基因造血干细胞移植常用的预处理方案。2020 年，一项研究长期随访了 253 例进行异基因造血干细胞移植的急性髓系白血病患者，相对于白消安联合氟达拉滨（BF）预处理方案，采用塞替派、白消安、氟达拉滨（TBF）方案预处理可显著降低 5 年累积复发率（15% vs 30%，P=0.004），并提高 5 年生存率（68% vs 51%，P=0.002）。此外，2019 年，一项全球多中心回顾性研究显示，100 例接受单倍体造血干细胞移植治疗的急性髓系白血病患者均采用 TBF 方案预处理，2 年无进展生存率和总生存率分别为 67% 和 71%[3-5]。

3. 用于治疗多发性骨髓瘤　《中国多发性骨髓瘤自体干细胞移植指南（2021 年版）》推荐白消安在多发性骨髓瘤的自体骨髓或干细胞移植的制备或预处理方案中作为佐剂有效。

Micromedex 有效性、推荐等级和证据强度：

有效性等级：证据支持有效（成人）。

推荐等级：Class Ⅱb（成人）。

证据强度：Category B（成人）。

摘要：《中国多发性骨髓瘤自体干细胞移植指南（2021 年版）》指出在多发性骨髓瘤患者自体造血干细胞移植预处理中，CVB 方案（环磷酰胺 50mg/kg，每日 1 次，d−3~d−2；依托泊苷 10mg/kg，每日 1 次，d−5~d−4；白消安 0.8mg/kg，每 6 小时 1 次，d−8~d−6）、BUCY 方案（白消安 0.8mg/kg，每 6 小时 1 次，d−7~d−4；环磷酰胺 60mg/kg，每日 1 次，d−3~d−2）等其他方案可供临床选用[6]。

参 考 文 献

[1] Product Information: BUSULFEX (R) intravenous injection, busulfan intravenous injection.Otsuka America Pharmaceutical Inc (per DailyMed), Rockville, MD, 2020.

[2] Product Information: Myleran (R), busulfan (tablets). GlaxoSmithKline, Research Triangle Park, NC, 2003.

[3] 中国临床肿瘤学会（CSCO）抗白血病联盟，中国临床肿瘤学会（CSCO）抗淋巴瘤联盟．塞替派在血液淋巴系统肿瘤和造血干细胞移植中临床应用的中国专家共识（2020 年版）．白血病·淋巴瘤，2020, 29（9）: 513-518.

[4] SORA F, GRAZIA C D, CHIUSOLO P, et al.Allogeneic hemopoietic stem cell transplants in patients with acute myeloid leukemia（AML）prepared with busulfan and fludarabine（BUFLU）or thiotepa, busulfan, and fludarabine（TBF）: a retrospectivestudy.Biol Blood Marrow Transplant, 2020, 26（4）: 698-703.

[5] PAGLIARDINI T, CASTAGNA L, HARBI S, et al.Thiotepa, fludarabine, and busulfan conditioning regimen before T cell-replete haploidentical

transplantation with post-transplant cyclophosphamide for acute myeloid leukemia: a bicentric experience of 100 patients.Biol Blood Marrow Transplant, 2019, 25（9）: 1803-1809.

[6]中华医学会血液学分会浆细胞疾病学组,中国医师协会多发性骨髓瘤专业委员会.中国多发性骨髓瘤自体造血干细胞移植指南（2021年版）.中华血液学杂志,2021,42（5）: 5.

司莫司汀 Semustine

【已批准的适应证】

用于脑原发肿瘤及转移瘤；与其他药物联合用于恶性淋巴瘤、胃癌、大肠癌、黑色素瘤。

用法用量： 口服 100~200mg/m^2（2~4 粒 /m^2），顿服，每 6~8 周一次。

【说明书之外的适应证与证据等级】

作为急性淋巴细胞白血病患儿脐带血移植的清髓预处理方案

Micromedex 有效性、推荐等级和证据强度：

该数据库暂未收录该超说明书用药适应证。

摘要： 中华医学会儿科学分会血液学组发布的《儿童恶性血液病脐带血移植专家共识》推荐司莫司汀与药物联合用于急性淋巴细胞白血病患儿脐带血移植的清髓预处理。

参 考 文 献

中华医学会儿科学分会血液学组.儿童恶性血液病脐带血移植专家共识.中华儿科杂志,2016,54（11）: 804-807.

卡莫司汀 Carmustine

【已批准的适应证】

1. 用于脑瘤（恶性胶质细胞瘤、脑干胶质瘤、成神经管细胞瘤、星形胶质细胞瘤、室管膜瘤）、脑转移瘤和脑膜白血病。

2.用于恶性淋巴瘤、多发性骨髓瘤、恶性黑色素瘤（与其他药物联用）。

【说明书之外的适应证与依据等级】

1.用于复发性多形性胶质母细胞瘤患者手术的辅助治疗 美国FDA批准卡莫司汀晶片植入物作为成人复发性多形性胶质母细胞瘤患者手术的辅助手段[1-2]。

Micromedex有效性、推荐等级和证据强度：

有效性等级：治疗有效（成人），仅限晶片植入。

推荐等级：Class Ⅱb（成人）。

证据强度：Category B（成人）。

摘要：在222例复发性恶性胶质瘤和多形性胶质母细胞瘤患者中观察到，与安慰剂（分别为47%和36%）相比，当将卡莫司汀晶片植入切除的脑腔时，患者存活率增加（分别为60%和56%）。植入后新发癫痫发作、脑水肿、愈合异常和颅内感染是最常见的不良反应[1-2]。

2.与其他批准的药物联合用于治疗复发性或难治性霍奇金淋巴瘤 美国FDA批准卡莫司汀单药或与其他批准的药物联合用于复发性或难治性霍奇金淋巴瘤的姑息治疗（限成人静脉给药）[3]。

Micromedex有效性、推荐等级和证据强度：

有效性等级：治疗有效（成人）。

推荐等级：Class Ⅱb（成人）。

证据强度：Category B（成人）。

摘要：卡莫司汀联合/不联合骨髓移植在霍奇金淋巴瘤患者中产生了大约75%的缓解率。成人：①在一项对293例晚期霍奇金淋巴瘤患者进行的随机前瞻性研究中，BCVPP方案（卡莫司汀、环磷酰胺、长春碱、丙卡巴肼和泼尼松）的完全缓解率为76%，而MOPP方案（甲氯乙胺、长春新碱、丙卡巴肼和泼尼松）的完全缓解率则为73%。在既往未治疗的患者中，BCVPP方案的完全缓解持续时间更长。与获得完全缓解的MOPP方案治疗患者相比，使用BCVPP方案的完全缓解与更长的生存期相关。与 MOPP 方案相比,BCVPP 方案的胃肠道和神经毒性发生率较低。有人认为 BCVPP 方案是 MOPP 方案的有效替代方案,可能具有更高的治疗效果和更低的毒性[4]。② 20 例复发性霍奇金淋巴瘤患者中的 15 例(75%)使用环磷酰胺、卡莫司汀和依托泊苷的大剂量方案可有效诱导完全缓解,其中大多数患者已接受过多种补救化疗方案和放疗的大量预处理。本研究中的治疗方案包括第 1~4 天 1.5g/m² 环磷酰胺、第 1 天 300mg/m² 卡莫司汀和第 1 天每 12 小时 100mg/m² 依托泊苷 1~3 天,均为静脉注射,第 7 天进行自体骨髓移植(停 2 天后)。在其他 10 例患者中观察到部分反应。这项研究表明,该方案对经过大量预处理的复发性霍奇金淋巴瘤患者的解救治疗有益[5]。

3. 用于治疗颅内恶性肿瘤 美国 FDA 批准卡莫司汀作为单一药物或联合治疗用于治疗颅内恶性肿瘤,包括胶质母细胞瘤、脑干胶质瘤、髓母细胞瘤、星形细胞瘤、室管膜瘤和转移性脑肿瘤,可作为姑息疗法(限成人静脉给药)[3]。

Micromedex 有效性、推荐等级和证据强度:

有效性等级:治疗有效(成人),证据支持有效(儿童)。

推荐等级: Class Ⅱb(成人),Class Ⅱb(儿童)。

证据强度: Category B(成人),Category B(儿童)。

摘要:

成人:①在一项针对复发性高级别胶质瘤患者(n=40,其中 38 例多形性胶质母细胞瘤)患者的研究中,与历史数据相比,卡莫司汀联合沙利度胺与显著延长无进展生存期相关(100 天 vs 63 天)。影像学肿瘤评估显示 1 例完全缓解,8 例部分缓解,9 例疾病稳定。严重的不良事件包括肺栓塞、深静脉血栓形成、癫痫发作和 4 级中性粒细胞减少症[6]。②在一项研究中,对患有高级星形细胞瘤的成年人(n=43,其中包括多形性胶质母细胞瘤或间变性星形细胞瘤)连续输注卡莫司汀和顺铂[均以 40mg/(m²·d),每 21 天持续 72 小时],结果为 40% 的患者部分缓解、53% 疾病稳定和 4.7% 肿瘤进展。1 年生存率为 62%,

5 年生存率为 5%。33% 的患者发生静脉血栓栓塞（VTE）或肺栓塞，32% 的患者发生白细胞减少[7]。③在一系列 31 例转移性脑肿瘤患者中，常规化疗后无反应或复发，将 $100mg/m^2$ 卡莫司汀动脉内输注到椎动脉或颈动脉中，5 例患者获得了部分反应。患者的中位生存期为 17 周[8]。

儿童：在高级别胶质瘤或弥漫性内源性脑干肿瘤（$n=13$）的儿科患者（1.5~16 岁）中，大剂量卡莫司汀和自体骨髓移植仅获得 1 例客观缓解。毒性反应包括中性粒细胞减少症、血小板减少症和恶心/呕吐，以及 1 例患儿治疗后 50 天因呼吸窘迫而死亡[9]。

4. 用于新诊断的高级别恶性胶质瘤患者手术和放射治疗的辅助治疗 美国 FDA 批准卡莫司汀晶片植入物作为新诊断的高级别恶性胶质瘤患者的手术和放射治疗的辅助手段（限成人，卡莫司汀晶片）[1]。

Micromedex 有效性、推荐等级和证据强度：

有效性等级：治疗有效（成人）。

推荐等级：Class Ⅱb（成人）。

证据强度：Category B（成人）。

摘要：卡莫司汀晶片植入物是间变性星形细胞瘤或胶质母细胞瘤的首选药物之一。在一项随机试验中，卡莫司汀晶片加手术和放疗在 240 例患者中被发现是安全有效的（多形性胶质母细胞瘤，$n=207$；间变性少突星形细胞瘤，$n=10$；间变性少突胶质细胞瘤，$n=9$；间变性星形细胞瘤，$n=2$）。中位生存期从 11.6 个月显著增加至 13.9 个月。在最大程度的手术切除后，将 6~8 个含有卡莫司汀（$n=120$）或安慰剂（$n=120$）的晶片植入切除的腔中。手术后 2 周开始对所有患者进行标准放射治疗。卡莫司汀晶片组 29% 的患者和安慰剂组 25% 的患者因肿瘤进展而再次手术。对间变性少突神经胶质瘤患者以及卡莫司汀晶片组 36 例患者中的 35 例和安慰剂组 30 例患者中的 28 例再次进行了化疗。报道的毒性反应包括癫痫发作、脑出血、脑囊肿、脑脓肿和伤口感染等，可能是外科手术或晶片的植入导致。经过 56 个月的随访，接受卡莫司汀晶片治疗的患者的中位生存期仍然显著改善（13.8 个月 vs 11.6 个月）。与接受安慰剂的 2 例患者（$n=120$, 1.7%）相比，接受卡莫司汀片的 11 例患者（$n=120$, 9.2%）仍然存活。在有多形性胶质母细胞瘤的患者亚组（$n=207$）中，卡莫司汀晶片组的中位生存期为 13.1 个月（$n=101$），安慰剂组为 11.4 个月（$n=106$），可能由于治疗不足而未达到显著性效果[10-11]。

5. 与泼尼松或其他疗法联合用于治疗多发性骨髓瘤　美国 FDA 批准卡莫司汀可作为单药姑息治疗或与泼尼松或其他疗法联合用于治疗多发性骨髓瘤（限成人静脉给药）[3]。

Micromedex 有效性、推荐等级和证据强度：

有效性等级：治疗有效（成人）。

推荐等级：Class Ⅱb（成人）。

证据强度：Category B（成人）。

摘要：在接受 VBAD 方案（长春新碱、卡莫司汀、多柔比星、地塞米松）的 60 例可评估的多发性骨髓瘤患者中，生存期延长的趋势很明显。这些患者对美法仑+泼尼松主要或次要耐药。总体反应率为 36.6%，中位反应持续时间为 17.5 个月[12]。

6. 用于骨髓移植的准备方案　证据支持卡莫司汀与依托泊苷、阿糖胞苷和美法仑（BEAM 方案）联合可作为淋巴瘤患者异基因移植的预处理方案，有效且耐受性良好。

Micromedex 有效性、推荐等级和证据强度：

有效性等级：证据支持有效（成人）。

推荐等级：Class Ⅱb（成人）。

证据强度：Category B（成人）。

摘要：

成人：BEAM 方案（卡莫司汀、依托泊苷、阿糖胞苷、美法仑）剂量见表 4-1。

表4-1 BEAM方案剂量

天数 *	药物	用法用量
−6	卡莫司汀	300mg/m², 每天1次
−5~−2	依托泊苷	200mg/m², 每天2次
−5~−2	阿糖胞苷	200mg/m², 每天2次
−1	美法仑	140mg/m², 每天1次

注: * 第0天是移植当天。

在27例可评估的患者中，4例未能达到完全缓解。2年复发率为23%、生存率为48%，2年无病生存率为42%。4例患者出现3/4级方案相关毒性（肝、心脏、肾、肺、神经），有2例患者发生与方案相关的死亡。3/4级移植物抗宿主病（GVHD）发生率为16%；在1年时，慢性GVHD的发生率为54%。BEAM方案已经是一种广泛使用的淋巴瘤自体移植的准备方案。由于该方案的耐受性，应将其视为人类白细胞抗原（human leucocyte antigen, HLA）相同供体且自体移植治疗失败的高风险患者的一线治疗[13]。

8. 用于治疗黑色素瘤 证据支持卡莫司汀可联合用于治疗转移性恶性黑色素瘤。

Micromedex有效性、推荐等级和证据强度：

有效性等级： 治疗有效（成人）。

推荐等级： Class Ⅱb（成人）。

证据强度： Category B（成人）。

摘要： 一项Ⅱ期临床研究共纳入79例晚期转移性黑色素瘤患者，接受卡莫司汀、达卡巴嗪、顺铂和他莫昔芬联合治疗，方案如下：卡莫司汀150mg/m²，每6周给药1次；达卡巴嗪220mg/m²和顺铂25mg/(m²·d)，每3周第1~3天给药；口服他莫昔芬全程20mg/d。达到12例客观缓解（缓解率15%，95%*CI*: 8%~25%）。5例完全缓解（CR），7例部分缓解（PR）。中位缓解持续时间为8+(4~19+)个月，中位总生存期为9个月。不良反应主要为中性粒细胞减少和血小板减少。4例患者发生血栓栓塞事件。2例患者在方案治疗期间死亡,1例患者发生中性粒细胞减少症,另1例患者发生疾病进展[14]。

参 考 文 献

[1] FDA.GLIADEL® wafer,carmustine implant.2018.

[2] FDA.GLIADEL® wafer,carmustine and polifeprosan implant.2003.

[3] FDA.BiCNU® intravenous injection,carmustine intravenous injection. 2017.

[4] BAKEMEIER R F,ANDERSON J R,COSTELLO W,et al.BCVPP chemotherapy for advanced Hodgkin's disease:evidence for greater duration of complete remission,greater survival,and less toxicity than with a MOPP regimen.Annals of Intern Medicine,1984,101(4):447-456.

[5] JAGANNATH S,DICKE K A,ARMITAGE J O,et al.High-dose cyclophosphamide,carmustine,and etoposide and autologous bone marrow transplantation for relapsed Hodgkin's disease.Annals of Intern Medicine,1986,104(2):163-168.

[6] FINE H A,WEN P Y,MAHER E A,et al.Phase Ⅱ trial of thalidomide and carmustine for patients with recurrent high-grade gliomas.Journal of Clinical Oncology,2003,21(12):2299-2304.

[7] GROSSMAN S A,WHARAM M,SHEIDLER V,et al.Phase Ⅱ study of continuous infusion carmustine and cisplatin followed by cranial irradiation in adults with newly diagnosed high-grade astrocytoma. Journal of Clinical Oncology,1997,15(7):2596-2603.

[8] CASCINO T L,BYRNE T N,DECK M D,et al.Intra-arterial BCNU in the treatment of metastatic brain tumors.Journal of Neuro-oncology, 1983,1(3):211-218.

[9] BOUFFET E,KHELFAOUI F,PHILIP I,et al.High-dose carmustine

for high-grade gliomas in childhood.Cancer Chemotherapy and Pharmacology, 1997, 39(4): 376-379.

[10] WESTPHAL M, HILT D C, BORTEY E, et al.A phase 3 trial of local chemotherapy with biodegradable carmustine(BCNU)wafers (Gliadel wafers)in patients with primary malignant glioma.Neuro-oncology, 2003, 5(2): 79-88.

[11] WESTPHAL M, RAM Z, RIDDLE V, et al.Gliadel wafer in initial surgery for malignant glioma: long-term follow-up of a multicenter controlled trial.Acta Neurochirurgica(Wien), 2006, 148(3): 269-275.

[12] BLADE J, MIGUEL J S, SANZ-SANZ M A, et al.Treatment of melphalan-resistant multiple myeloma with vincristine, BCNU, doxorubicin, and high-dose dexamethasone(VBAD).European Journal Cancer, 1992, 29A(1): 57-60.

[13] PRZEPIORKA D, BESIEN K V, KHOURI I, et al.Carmustine, etoposide, cytarabine and melphalan as a preparative regimen for allogeneic transplantation for high-risk malignant lymphoma.Annals of Oncology, 1999, 10(5): 527-532.

[14] MARGOLIN K A, LIU P Y, FLAHERTY L E, et al.Phase II study of carmustine dacarbazine, cisplatin, and tamoxifen in advanced melanoma: a Southwest Oncology Group study.Journal of Clinical Oncology, 1998, 16(2): 664-669.

达卡巴嗪 Dacarbazine

【已批准的适应证】

用于治疗恶性黑素瘤、软组织肿瘤、恶性淋巴瘤[1]。

【说明书之外的适应证及依据等级】

用于治疗恶性嗜铬细胞瘤 环磷酰胺、长春新碱和达卡巴嗪联合治疗恶性嗜铬细胞瘤,限成人。

Micromedex 有效性、推荐等级和证据强度:

有效性等级:治疗有效(成人)。

推荐等级: Class Ⅱa(成人)。

证据强度: Category B(成人)。

摘要:在一项涉及 14 名患者的非随机单臂试验中,环磷酰胺、长春新碱和达卡巴嗪(CVD 方案)的联合治疗对晚期恶性嗜铬细胞瘤的治疗有效。所有患者最初都接受口服苯氧苄胺,通常与β受体拮抗剂一起控制血压;对于难治性高血压,根据需要加入麦考酚丁和其他药物(普拉唑嗪、氯尼丁或硝苯地平)。化疗包括第 1 天使用环磷酰胺 $750mg/m^2$ 和长春新碱 $1.4mg/m^2$,第 1 天和第 2 天使用达卡巴嗪 $600mg/m^2$;所有药物均为静脉注射,每 21 天重复 1 次。总反应率为 57%,中位反应时间为 21 个月。79% 的患者观察到完全和部分缓解反应,中位持续时间超过 22 个月(范围是 6~35 个月以上)。所有反应者的血压和表现状况都有客观的改善。不良反应(骨髓抑制、神经系统症状、胃肠道影响)一般比较温和,没有严重的后遗症。观察到四次轻微的低血压发作,通过括充血容量和减少剂量很容易得到纠正;一名患者出现短暂的高血压[2]。

参 考 文 献

[1]NMPA.注射用达卡巴嗪药品说明书.2021.

[2]AVERBUCH SD,STEAKLEY CS,YOUNG RC,et al.Malignant pheochromocytoma:effective treatment with a combination of cyclophosphamide,vincristine,and dacarbazine.Ann Intern Med,1988,109:267-273.

替莫唑胺 Temozolomide

【已批准的适应证】

1.用于治疗新诊断的多形性胶质母细胞瘤。

2. 用于常规治疗后复发或进展的多形性胶质母细胞瘤或间变性星形细胞瘤

【说明书之外的适应证及依据等级】

1. 单药用于治疗转移性恶性黑色素瘤 《NCCN临床实践指南：皮肤黑色素瘤（2022.v2)》和《中国临床肿瘤学会（CSCO）黑色素瘤诊疗指南2020》推荐替莫唑胺用于成人转移性恶性黑色素瘤的治疗[1-2]。

Micromedex有效性、推荐等级和证据强度：

有效性等级：Class Ⅱa（成人），证据支持有效。

推荐等级：Class Ⅱb（成人）。

证据强度：Category B（成人）。

摘要：替莫唑胺的疗效与达卡巴嗪相当，是晚期转移性恶性黑色素瘤患者的口服替代药物。

替莫唑胺在晚期转移性恶性黑色素瘤患者中与达卡巴嗪一样有效。其中156例患者每日口服替莫唑胺200mg/m²，连续5天，每28天1次；另外149例患者接受达卡巴嗪治疗，250mg/m²静脉注射，连续5天，每21天重复1次，最多12个循环。最终2种药物的缓解率相似，替莫唑胺缓解率为13.5%，达卡巴嗪为12.1%。接受替莫唑胺治疗的患者中位总生存期为7.7个月，而达卡巴嗪治疗为6.4个月（无统计学意义）。与达卡巴嗪（1.5个月，$P=0.012$）相比，替莫唑胺治疗（1.9个月）的中位无进展生存期显著改善。两治疗组的3~4级不良事件的百分比相似。达卡巴嗪组（13%）比替莫唑胺组（7%）更常报告疼痛。替莫唑胺可能是治疗转移性恶性黑色素瘤的良好口服替代药品[3]。

2. 单药用于治疗复发性、难治性或进行性恶性神经胶质瘤 一项多中心Ⅱ期临床试验显示替莫唑胺可用于复发性、难治性或进行性恶性神经胶质瘤患者的单药治疗。

Micromedex有效性、推荐等级和证据强度：

有效性等级：Class Ⅱa证据支持有效（成人）。

推荐等级：Class Ⅱb（成人）、Class Ⅱb（儿童）。

证据强度：Category B（成人）、Category B（儿童）。

摘要：成人 5 天口服方案或连续 7 周每日一次方案给予时有效。在儿童患者中进行的小型Ⅱ期临床试验表明最终缓解率为 0%~12%，轻度缓解或疾病无进展率为 14%~43%。一项大规模研究将每 4 周 150~200mg/m^2、一周期连续用药 5 天的方案在 15%~25% 的手术和放疗后的复发 / 进展患者以及 30% 的新诊断患者（放疗前治疗）中进行，其总体缓解率为 35%~50%，但预先接受治疗（或手术和放疗）的患者缓解率较差（3%）。然而，总体缓解的持续时间相对较短（复发性疾病患者为 5~6 个月），与疾病的自然进展相比，总生存期未明显延长[4]。一项纳入 30 名复发或进展的低级别胶质瘤患儿单臂Ⅱ期临床研究，治疗方法为每日口服替莫唑胺 200mg/m^2，连续用药 5 天，28 天为一个周期。结果表明，替莫唑胺对低级别胶质瘤患儿仅有微弱疗效。骨髓抑制是最常见的不良反应，5 例患者发生 4 级血小板减少症[4-7]。

3. 用于治疗非小细胞肺癌 一项Ⅱ期临床试验显示替莫唑胺可用于非小细胞肺癌的治疗。

Micromedex 有效性、推荐等级和证据强度：

有效性等级：Class Ⅱb 有效性具有争议（成人）。

推荐等级：Class Ⅱb（成人）。

证据强度：Category B（成人）。

摘要：替莫唑胺在晚期非小细胞肺癌的治疗中具有一定疗效。

成人：替莫唑胺在既往治疗过的晚期、无法治愈的非小细胞肺癌（NSCLC；n=15）患者中的Ⅱ期临床试验初步结果中，患者每日口服剂量为 75mg/m^2，每 8~10 周一次，持续 6 周。结果患者中 2 例部分缓解，3 例病情稳定，7 例发生进展，1 例死于合并症，2 例评估过早。不良反应包括轻度恶心和呕吐以及罕见的血小板减少症。3 级不良反应包括血小板减少症（n=1）和中性粒细胞减少症（n=1）[8]。

4.用于治疗非小细胞肺癌 - 继发性脑恶性肿瘤　一项Ⅱ期临床试验显示替莫唑胺可用于非小细胞肺癌 - 继发性脑恶性肿瘤的治疗。

Micromedex 有效性、推荐等级和证据强度：

有效性等级：Class Ⅱb 有效性具有争议（成人）。

推荐等级：Class Ⅱb（成人）。

证据强度：Category B（成人）。

摘要：在几项替莫唑胺治疗非小细胞肺癌（NSCLC）相关的脑转移瘤的Ⅱ期临床试验中，脑转移缓解率（完全+部分缓解）范围为0%~40%，中位总生存期为 5~6 个月，3~4 级不良事件包括血液学毒性、肝毒性、中性粒细胞减少性发热、呕吐和恶心[9-11]。

成人：（1）在一项开放标签的Ⅱ期临床试验中，患者口服替莫唑胺联合全脑放疗，然后进行长期疗程的替莫唑胺治疗，15 例以前未经治疗、无法手术的脑转移非小细胞肺癌患者的脑转移客观缓解率为 40%。在总体研究人群中，进展时间为 6 个月，中位总生存期为 8.8 个月，1 年生存率为 18.5%。该研究报告的 1~2 级不良反应包括贫血（37%），中性粒细胞减少症（33%），恶心（33%），头痛（29%），血小板减少症（26%）和呕吐（22%）。严重不良反应包括 3 级中性粒细胞减少症和 3 级贫血（各 1 例）[9]。

（2）另一项开放标签Ⅱ期临床试验（$n=50$）表明，全脑放疗前采用替莫唑胺+顺铂治疗的方案在既往未经治疗、无法手术的脑转移的非小细胞肺癌患者中脑转移缓解率为 12%。治疗方案为每日口服替莫唑胺 $200mg/m^2$，连续 5 天，外加顺铂 $75mg/m^2$，第 1 天静脉注射 1 小时，每 28 天一次，脑缓解率为 12%。此外，9 例（18%）患者总体缓解率最佳，21 例（42%）患者血清病脑部缓解。在接受全脑放疗治疗的 34 例患者（68%）中，1 例患者达到完全缓解，3 例患者发生部分缓解。进展时间为 2.3 个月，中位总生存期为 5 个月，1 年生存率为 16%。患者发生 3~4 级不良事件包括血小板减少症（22%），中性粒细胞减少症（20%），贫血（10%）和发烧（8%）。本研究中报告的其他严重毒性是导致死亡的肺栓塞、发热性发育不全、大肠埃希菌败血症及曲霉菌肺炎（各 1 例）[10]。

（3）在一项开放标签的Ⅱ期临床试验（*n*=30）中，口服替莫唑胺治疗导致非小细胞肺癌患者的脑转移客观缓解率为 10%，这些患者在先前接受全脑放疗和化疗后产生复发性或进行性脑转移。治疗方案为每日口服替莫唑胺 150mg/m²，连续 5 天，每 28 天一次。在从未发生过 3~4 级血液学毒性的患者中，从第二个周期开始，替莫唑胺每 28 天连续 5 天增加至 200mg/（m²·d），直到治疗周期持续到疾病进展或发生不可接受的毒性（中位周期为 6）。脑转移客观缓解率为 10%，其中包括 2 例患者完全缓解（6.7%），1 例患者部分缓解（3.3%），3 例患者（10%）病情稳定。本研究报告的 1~2 级不良反应包括骨髓抑制、恶心、头痛、疲劳和便秘，未报告 3 级或 4 级不良反应[11]。

参 考 文 献

［1］NCCN guidelines version 2.2022.melanoma：cutaneous.［2022-02-27］.https：//www.nccn.org/guidelines/guidelines-detail?category=1&id=1492.

［2］中国临床肿瘤学会指南工作委员会.中国临床肿瘤学会（CSCO）黑色素瘤诊疗指南 2020.北京：人民卫生出版社，2020.

［3］MIDDLETON M R，GROB J J，AARONSON N，et al.Randomized phase Ⅲ study of temozolomide versus dacarbazine in the treatment of patients with advanced metastatic malignant melanoma.Journal of Clinical Oncology，2000，18（1）：158-166.

［4］BOWER M，NEWLANDS E S，BLEEHEN N M，et al.Multicentre CRC phase Ⅱ trial of temozolomide in recurrent or progressive high-grade glioma.Cancer Chemotherapy and Pharmacology，1997，40（6）：484-488.

［5］GURURANGAN S，FISHER M J，ALLEN J C，et al.Temozolomide in children with progressive low-grade glioma.Neuro-oncology，2007，9

（2）：161-168.

［6］LASHFORD L S, THIESSE P, JOUVET A, et al.Temozolomide in malignant gliomas of childhood: a United Kingdom Children's Cancer Study Group and French Society for Pediatric Oncology Intergroup Study.Journal of Clinical Oncology, 2002, 20（24）: 4684-4691.

［7］NEWLANDS E S, O'REILLY S M, GLASER M G, et al.The Charing Cross Hospital experience with temozolomide in patients with gliomas. European Journal of Cancer, 1996, 32A（13）: 2236-2241.

［8］ADONIZIO C, LANGER C, HUANG C, et al.Temozolomide in the treatment of advanced NSCLC: phase II evaluation in previously treated patients.Proc Am Soc Clin Oncol, 2001, 20: 345a.

［9］CORTOT A B, GERINIERE L, ROBINET G, et al.Phase II trial of temozolomide and cisplatin followed by whole brain radiotherapy in non-small-cell lung cancer patients with brain metastases: a GLOT-GFPC study.Annals of Oncology, 2006, 17（9）: 1412-1417.

［10］ADDEO R, DE ROSA C, FAIOLA V, et al.Phase 2 trial of temozolomide using protracted low-dose and whole-brain radiotherapy for non-small cell lung cancer and breast cancer patients with brain metastases.Cancer, 2008, 113（9）: 2524-2531.

［11］GIORGIO C G, GIUFFRIDA D, PAPPALARDO A, et al.Oral temozolomide in heavily pre-treated brain metastases from non-small cell lung cancer: phase II study.Lung Cancer, 2005, 50（2）: 247-254.

第五章　抗代谢药

甲氨蝶呤 Methotrexate

【已批准的适应证】

本品具有广谱抗肿瘤活性，可单独使用或与其他化疗药物联合使用。具体适应证如下：

1. 单独使用用于乳腺癌、妊娠性绒毛膜癌、恶性葡萄胎或葡萄胎。

2. 联合使用用于急性白血病（特别是急性淋巴细胞白血病）、伯基特淋巴瘤、晚期淋巴肉瘤（Ⅲ和Ⅳ期，据 Peter 分期法）和晚期蕈样肉芽肿病。

3. 鞘内注射用于治疗脑膜转移癌。

4. 大剂量甲氨蝶呤单独应用或与其他化疗药物联合应用治疗成骨肉瘤、急性白血病、支气管肺癌或头颈部表皮癌。

【说明书之外的适应证及依据等级】

1. 与长春碱、多柔比星和顺铂联合使用（G-CSF 支持），用于治疗可耐受顺铂的晚期转移性膀胱尿路上皮癌和转移性尿路上皮癌

《中国临床肿瘤学会（CSCO）尿路上皮癌诊疗指南 2020》推荐 DD-MVAC（G-CSF 支持）方案（甲氨蝶呤 $30mg/m^2$ d1+长春碱 $3mg/m^2$ d1+多柔比星 $30mg/m^2$ d1+顺铂 $70mg/m^2$ d1）作为可耐受顺铂的晚期转移性膀胱尿路上皮癌和转移性尿路上皮癌患者的一线治疗方案（Ⅰ级专家推荐，1A 类证据）。

Micromedex 有效性、推荐等级和证据强度：

有效性等级： 治疗有效（成人）。

推荐等级： Class Ⅱa（成人）。

证据强度: Category B(成人)。

摘要: 一项 G-CSF 支持下的 DD-MVAC 方案与传统 MVAC 方案对照用于晚期尿路上皮癌一线治疗的随机Ⅲ期临床研究(EORTC3024)显示两组的客观有效率分别为 62% 与 50%,中位无进展生存时间为 9.1 个月与 8.2 个月,中位总生存期为 15.1 个月与 14.9 个月,虽然疗效差异无统计学意义,但 DD-MVAC 方案更有利,且患者对不良反应耐受性更好[1-2]。

2. 大剂量甲氨蝶呤、多柔比星、顺铂、异环磷酰胺可作为骨肉瘤新辅助化疗药物 推荐甲氨蝶呤 $8~12g/m^2$,多柔比星 $75~90mg/m^2$,顺铂 $120~140mg/m^2$,异环磷酰胺 $12~15g/m^2$ 作为原发或转移性骨肉瘤辅助或新辅助治疗的一线治疗方案(1 类)。对于复发、难治或转移性的二线治疗,大剂量甲氨蝶呤为可选择的方案(2A 类)。推荐大剂量甲氨蝶呤、多柔比星、顺铂、异环磷酰胺(证据级别:1A/Ⅰ级专家推荐)作为骨肉瘤新辅助化疗药物,给药方式可考虑序贯用药或联合用药。

Micromedex 有效性、推荐等级和证据强度:

有效性等级: 治疗有效(成人)。

推荐等级: Class Ⅱa(成人)。

证据强度: Category B(成人)。

摘要: 一项 Meta 分析统计了 50 项单药治疗骨肉瘤的Ⅱ期临床研究,结果显示单药有效率大于 20% 的四种药物分别是多柔比星、顺铂、异环磷酰胺和大剂量甲氨蝶呤,因此这些药物被列入骨肉瘤的一线化疗药物。在其中选择三药联合方案(8 种不同联合方式)较两药联合方案(4 种不同联合方式)在无事件生存期(event-free survival, EFS)率及总生存期(overall survival, OS)率上更有优势,5 年 EFS 率分别为 58% 及 48%,5 年 OS 率分别为 70% 及 62%;而四药联合(6 种不同联合方式)与三药联合方案在 EFS 率及 OS 率上并没有明显差异。INT-0133 研究也间接比较了 MAP 方案(顺铂、多柔比星和甲氨蝶呤)

和 MAPI 方案（顺铂、多柔比星、甲氨蝶呤和异环磷酰胺）治疗非转移性可切除骨肉瘤患者的疗效，显示两组的 6 年 EFS 率（63% vs 64%）和 OS 率（73% vs 75%）没有统计学差异。鉴于 MAP 方案和 AP 方案（多柔比星，顺铂）具有高级别循证医学证据且共识度高，因此 MAP 方案为 1A/Ⅰ级推荐，对于不能进行 MTX 血药浓度监测的单位可将 AP 方案作为首选[3-6]。

3. 与长春新碱、多柔比星和地塞米松联合使用，用于治疗复发或转移性母细胞性浆细胞样树突状细胞肿瘤（BPDCN） 推荐 hyper-CVAD 方案[A 方案在第 1、3、5、7 周期给药（环磷酰胺 300mg/m² + 长春新碱 2mg/m² + 多柔比星 50mg/m² + 地塞米松 10~30mg）。B 方案在第 2、4、6、8 周期给药（甲氨蝶呤 1g/m² d1 + 阿糖胞苷 3g/m² d2~d3）]作为复发或转移性母细胞性浆细胞样树突状细胞肿瘤患者的一线治疗方案。

Micromedex 有效性、推荐等级和证据强度：

有效性等级：治疗有效（成人）。

推荐等级：Class Ⅱa（成人）。

证据强度：Category B（成人）。

摘要：在一项单中心回顾性研究中发现，在 42 例接受治疗的患者中，hyper-CVAD 方案与以 CHOP 方案（环磷酰胺、多柔比星、长春新碱和泼尼松）为基础的方案或 SL-401（Tagraxofusp）相比具有更高的完全缓解率（91% vs 50% vs 50%），但差异没有达到统计学意义。该研究证实了异基因干细胞移植（allo-SCT）的生存益处，并表明常规和强化化疗（如 CHOP、hyper-CVAD 以及 SL-401）将是 BPDCN 患者的一线选择[7]。

4. 与利妥昔单抗和阿糖胞苷联合使用，用于治疗套细胞淋巴瘤 《NCCN 临床实践指南：B 细胞淋巴瘤（2021.v4）》推荐 R-HyperCAVD 方案[A 方案利妥昔单抗 375mg/m²，d1；环磷酰胺 300mg/m²，每 12 小时一次，静脉注射（持续 2 小时以上），d2~d4；美司钠 600mg/(m²·d)，环磷酰胺用药前 1 小时至最后 1 次环磷酰胺后 12 小时；多柔比星 16.6mg/(m²·d)，连续输注 72 小时，d5~d7；地塞米松 40mg/d，d2~d5、d12~d15；

长春新碱 1.4mg/m²，最大 2mg，d5，d12。B 方案利妥昔单抗 375mg/m²，d1；甲氨蝶呤 1g/m²，d2（亚叶酸钙解救）；阿糖胞苷 3g/m²，每 12 小时一次，d3~d4] 作为套细胞淋巴瘤患者的诱导治疗方案（2A 类证据）。《中国临床肿瘤学会（CSCO）淋巴瘤诊疗指南 2020》推荐 R-HyperCAVD 方案作为适合移植的套细胞淋巴瘤患者的诱导治疗方案（Ⅰ级专家推荐 /1B 类证据）。

Micromedex 有效性、推荐等级和证据强度：

有效性等级：治疗有效（成人）。

推荐等级：Class Ⅱa（成人）。

证据强度：Category B（成人）。

摘要：一项前瞻性的Ⅱ期临床试验评估了 97 例接受 R-HyperCAVD 联合化疗方案的套细胞淋巴瘤患者，结果显示 97% 有应答，87% 达到完全缓解（CR）或未证实 CR。在中位随访时间为 40 个月的情况下，3 年无失败生存率（FFS）和总生存率分别为 64% 和 82%。对于 ≤65 岁的亚组患者，3 年 FFS 为 73%[8]。

5. 眼内注射用于治疗眼内恶性淋巴瘤　Micromedex 推荐甲氨蝶呤眼内注射用于治疗眼内恶性淋巴瘤（2B）。

Micromedex 有效性、推荐等级和证据强度：

有效性等级：治疗有效（成人）。

推荐等级：Class Ⅱa（成人）。

证据强度：Category B（成人）。

摘要：在一项为期 10 年的单中心回顾性研究中，玻璃体腔内注射甲氨蝶呤清除了 40/44（91%）经活检证实的玻璃体视网膜淋巴瘤（n=26）的恶性细胞。

在一项多中心、回顾性、介入性队列研究中，经活检证实的玻璃体视网膜淋巴瘤患者经 4~12 次玻璃体内甲氨蝶呤注射后，100% 的患者临床恶性细胞被清除（n=16）[9-10]。

6. 与氟尿嘧啶和多柔比星联合用于胃癌的一线治疗　Micromedex

推荐甲氨蝶呤与氟尿嘧啶和多柔比星联合用于胃癌的一线治疗(2B)。

Micromedex 有效性、推荐等级和证据强度：

有效性等级：治疗有效(成人)。

推荐等级：Class Ⅱa(成人)。

证据强度：Category B(成人)。

摘要：在一项对未经治疗的晚期/转移性胃癌患者开展的随机Ⅲ期临床试验中，序贯大剂量甲氨蝶呤、氟尿嘧啶和多柔比星(FAMTX方案)产生了较高的缓解率，延长了生存期，并且不良反应与历史上的标准治疗相当(FAM方案：氟尿嘧啶、多柔比星、丝裂霉素)[11]。

参 考 文 献

[1] STERNBERG C N, MULDER P H, SCHORNAGEL J H, et al.Randomized phase Ⅲ trial of high-dose-intensity methotrexate, vinblastine, doxorubicin, and cisplatin(MVAC)chemotherapy and recombinant human granulocyte colony-stimulating factor versus classic MVAC in advanced urothelial tract tumors: European Organization for Research and Treatment of Cancer Protocol no.30924. Journal of Clinical Oncology, 2001, 19(10): 2638-2646.

[2] STERNBERG C N, MULDER P, SCHORNAGEL J H, et al.Seven-year update of an EORTC phase Ⅲ trial of high-dose intensity M-VAC chemotherapy and G-CSF versus classic M-VAC in advanced urothelial tract tumours.European Journal of Cancer, 2006, 42(1): 50-54.

[3] BRAMWELL V H, BUEGERS M, SNEATH R, et al.A comparison of two short intensive adjuvant chemotherapy regimens in operable osteosarcoma of limbs in children and young adults: the first study of the European Osteosarcoma Intergroup.Journal of Clinical Oncology, 1992, 10(10): 1579-1591.

[4] SOUHAMI R, CRAFT A W, EIJKEN J W, et al.Randomised trial of

two regimens of chemotherapy in operable osteosarcoma: a study of the European Osteosarcoma Intergroup.Lancet, 1997, 350(9082): 911-917.

[5] BACCI G, FERRARI S, BERTONI F, et al.Long-term outcome for patients with nonmetastatic osteosarcoma of the extremity treated at the istituto ortopedico rizzoli according to the istituto ortopedico rizzoli/osteosarcoma-2 protocol: an updated report.Journal of Clinical Oncology, 2000, 18(24): 4016-4027.

[6] MARINA N M, SMELAND S, BIELACK S S, et al.Comparison of MAPIE versus MAP in patients with a poor response to preoperative chemotherapy for newly diagnosed high-grade osteosarcoma (EURAMOS-1): an open-label, international, randomised controlled trial.The Lancet Oncology, 2016, 17(10): 1396-1408.

[7] YUN S, CHAN O, KERR D, et al.Survival outcomes in blastic plasmacytoid dendritic cell neoplasm by first-line treatment and stem cell transplant.Blood Advances, 2020, 4(14): 3435-3442.

[8] ROMAGUERA J E, FAYAD L, RODRIGUEZ M A, et al.High rate of durable remissions after treatment of newly diagnosed aggressive mantle-cell lymphoma with rituximab plus hyper-CVAD alternating with rituximab plus high-dose methotrexate and cytarabine.Journal of Clinical Oncology, 2005, 23(28): 7013-7023.

[9] FRENKEL S, HENDLER K, SIEGAL T, et al.Intravitreal methotrexate for treating vitreoretinal lymphoma: 10 years of experience.The British Journal of Ophthalmology, 2008, 92(3): 383-388.

[10] SMITH J R, ROSENBAUM J T, MILSON D J, et al.Role of intravitreal methotrexate in the management of primary central nervous system lymphoma with ocular involvement.Ophthalmology, 2002, 109(9): 1709-1716.

[11] KLEIN H O，BUYSE M，WILS J A.Prospective randomized trial using 5-fluorouracil，adriamycin and methotrexate（FAMTX）versus FAM for treatment of advanced gastric-cancer.Onkologie，1992，15（N5）：364-367.

培美曲塞 Pemetrexed

【已批准的适应证】

1. **用于治疗非小细胞肺癌** 与顺铂联合，适用于局部晚期或者转移性非鳞状细胞型非小细胞肺癌患者的一线化疗；单药适用于经 4 个周期以铂类为基础的一线化疗后未出现进展的局部晚期或转移性非鳞状细胞型非小细胞肺癌患者的维持治疗；单药适用于既往接受一线化疗后出现进展的局部晚期或转移性非鳞状细胞型非小细胞肺癌患者的治疗。

2. **用于治疗恶性胸膜间皮瘤** 联合顺铂用于治疗无法手术的恶性胸膜间皮瘤。

【说明书之外的适应证及依据等级】

用于治疗铂耐药的复发性卵巢癌 NCCN 推荐培美曲塞作为铂敏感 / 耐药的复发性卵巢癌患者的次选方案（2A 类推荐），限成人。

Micromedex 有效性、推荐等级和证据强度：

有效性等级：治疗有效（成人）。

推荐等级：Class Ⅱb（成人）。

证据强度：Category B（成人）。

摘要：一项Ⅱ期临床试验评价了培美曲塞治疗铂耐药的复发性卵巢癌的疗效与安全性。纳入的 51 例患者接受培美曲塞 $900mg/m^2$，每 3 周给药一次，通常给予 6 个及以上周期。最终 48 例患者可进行疗效评价，其中 1 例（2%）患者完全缓解，9 例（19%）患者部分缓解，中位持续时间 8.4 个月。17 例（35%）患者疾病稳定，中位时间 4.1 个月。18 例（38%）患者疾病进展。中位无进展生存时间为 2.9 个月，中位总生存期为 11.4 个月。最常见的不良反应是中性粒细胞减少、白细胞减少和贫血[1-2]。

参 考 文 献

[1] National comprehensive cancer network.Clinical Practice Guidelines: Ovarian cancer including fallopian tube cancer and primary peritoneal cancer（Version 1.2023）.[2022-12-22].https：//www.nccn.org/ professionals/physician_gls/pdf/ovarian.pdf.

[2] MILLER D S, BLESSING J A, KRASNER C N,et al.Phase Ⅱ evaluation of pemetrexed in the treatment of recurrent or persistent platinum-resistant ovarian or primary peritoneal carcinoma: a study of the Gynecologic Oncology Group.Journal of Clinical Oncology，2009，27（16）：2686-2691.

氟达拉滨 Fludarabine

【已批准的适应证】

用于治疗 B 细胞慢性淋巴细胞白血病　适用于接受过至少一个标准的含烷化剂方案的治疗，并且在治疗期间或治疗后，病情没有改善或持续进展[1]。

【说明书之外的适应证及依据等级】

1. **用于治疗复发或难治性 Ph 阴性淋巴细胞白血病**　氟达拉滨 $30mg/m^2$，静脉滴注时间大于 30 分钟，连续 5 天，氟达拉滨+阿糖胞苷 $2g/m^2$+粒细胞集落刺激因子 +/− 依达比星 $10mg/m^2$ 静脉注射 2天；氟达拉滨 $30mg/m^2$+阿糖胞苷 $2g/m^2$+米托蒽醌 $8\sim10mg/（m^2\cdot d）$ 第 1~3 天。

摘要：《NCCN 临床实践指南：急性淋巴细胞白血病（2020.v2）》将氟达拉滨联合阿糖胞苷、粒细胞聚落刺激因子加或不加依达比星；氟达拉滨联合阿糖胞苷和米托蒽醌推荐为复发或难治性 Ph 阴性淋巴细胞白血病的其他推荐方案（除非另有说明，否则所有建议均为2A 类）。

共纳入 50 例患者，包括原发性（$n=13$）或继发性（$n=5$）；早期（<12 个月）首次复发（$n=15$）；造血细胞移植（HCT）后首次复发，无论 CR 持续时间如何（$n=13$）；第二次或随后复发（$n=4$）。接受米托蒽醌（FLAM）作为二线治疗的患者的 CR 率明显更高（66% vs 13% $P=0.02$）。17 例患者在初次细胞减少后白血病复发（再生），而 8 例患者死于再生障碍性贫血。年龄大于或等于 40 岁的患者的早期死亡发生率高于较年轻的亚组（33% vs 8%，$P=0.03$）。脓毒性感染是最常见的严重并发症[2-3]。

2. 用于治疗边缘区淋巴瘤（MZL）

用法用量：氟达拉滨 25mg/m² 连续使用 3 天，联合利妥昔单抗 375mg/m²，每周 1 次，连用 4 周。

摘要：《中国临床肿瘤学会（CSCO）淋巴瘤指南 2020》Ⅱ级推荐利妥昔单抗+氟达拉滨用于治疗边缘区淋巴瘤。

共纳入 14 例结节 MZL 患者，8 例黏膜相关淋巴瘤（MALT）患者，4 例脾脏 MZL 患者，81% 的患者接受初步的全身治疗。由于严重的血液学、传染性和过敏性，只有 58%（95%CI: 37%~77%）的患者完成了计划中的 6 个周期。4 例晚期中毒死亡发生与感染有关[15%（95%CI: 4.3%~5%）]，2 例与骨髓增生延迟有关，2 例与骨髓增生综合征有关。尽管如此，总体响应率为 85%（95%CI: 65%~96%），完整响应率为 54%。3.1 年随访无进展存活率为 79.5%（95%CI: 63%~96%）[4]。

3. 用于治疗慢性淋巴细胞白血病/小淋巴细胞淋巴瘤 用于治疗初治有治疗指征，无 del（17p）/TP33 基因突变，<65 岁，无严重伴随疾病（CIRS 评分>6 分），IGHV 有突变的慢性淋巴细胞白血病/小淋巴细胞淋巴瘤患者。

用法用量：氟达拉滨 25mg/m² 联合环磷酰胺 250mg/m² 连续使用 3

天，加利妥昔单抗 375mg/m^2，每周 1 次，连用 4 周。

摘要：纳入 561 例患者：氟达拉滨、环磷酰胺和利妥昔单抗组 282 例，苯达莫司汀和利妥昔单抗组 279 例，在中位观察时间为 37.1 个月后，苯达莫司汀和利妥昔单抗的中位无进展生存期为 41.7 个月（95%CI：34.9~45.3 个月），氟达拉滨、环磷酰胺和利妥昔单抗的中位无进展生存期为 55.2 个月（95%CI 不可评估）（HR=1.643，90.4%CI：1.308~2.064）。在研究期间，氟达拉滨、环磷酰胺和利妥昔单抗更常观察到严重的中性粒细胞减少和感染，抗感染性并发症发生频率的增加在 65 岁以上患者中更为明显[5]。

4. 用于治疗华氏巨球蛋白血症 《NCCN 临床实践指南：巨球蛋白血症 / 淋巴浆细胞性淋巴瘤（2020.v2）》推荐氟达拉滨用于治疗华氏巨球蛋白血症。

用法用量：氟达拉滨 25mg/m^2，d1~d3，联合环磷酰胺 250mg/m^2，d1~d3 和利妥昔单抗 375mg/m^2，d0，第一周期，此后 500mg/m^2，d0；每 28 天为 1 个周期。或氟达拉滨 25mg/m^2 连续使用 3 天，联合利妥昔单抗 375mg/m^2，每周 1 次，连用 4 周。

摘要：共纳入 43 例（其中 2 例死于非卡氏肺孢子虫肺炎）接受 FCR 方案（氟达拉滨 + 环磷酰胺 + 利妥昔单抗）的华氏巨球蛋白血症患者，包含完全响应（n=2）、良好的部分响应（n=14）、部分响应（n=21）和次要响应（n=4），总体和主要响应率分别为 95.3% 和 86.0%。所有患者的进展时间中位数为 51.2 个月，未治疗患者（P=0.17）和至少获得良好局部反应（P=0.049）的中位时间更长。3 级或 3 级以上毒性包括中性粒细胞减少症（n=27）、血小板减少症（n=7）和肺炎（n=6）[6]。

参 考 文 献

［1］NMPA. 注射用氟达拉滨注射液 .2018.

［2］NCCN Clinical Practice Guidelines in Oncology（NCCN Guidelines®），Acute Lymphoblastic Leukemia V.2.2019.［2021-08-20］.https：//www.

nccn.org/guidelines/guidelines-detail?category=1&id=1410.

[3] BIEBEL S，KRAWCZYK-KULIS M，ADAMCZUK-CIOCH M，et al.Fludarabine，cytarabine，and mitoxantrone（FLAM）for the treatment of relapsed and refractory adult acute lymphoblastic leukemia.A phase study by the Polish Adult Leukemia Group（PALG）. Annals of Hematology，2006，85（10）：717-722.

[4] BROWN J R，FRIEDBERG J W，FENG Y，et al.A phase 2 study of concurrent fludarabine and rituximab for the treatment of marginal zone lymphomas.British Journal of Haematology，2009，145（6）：741-748.

[5] EICHHORST B，FINK A M，BAHLO J，et al.First-line chemoimmunotherapy with bendamustine and rituximab versus fludarabine，cyclophosphamide，and rituximab in patients with advanced chronic lymphocytic leukaemia（CLL10）：an international，open-label，randomised，phase 3，non-inferiority trial.The Lancet Oncology，2016，17（7）：928-942.

[6] TREON S P，BRANAGAN A R，LOAKIMIDIS L，et al.Long-term outcomes to fludarabine and rituximab in Waldenström macroglobulinemia.Blood，2009，113（16）：3673-3678.

阿糖胞苷 Cytarabine

【已批准的适应证】[1]

阿糖胞苷既往被批准与其他细胞抑制剂联合用于白血病和淋巴瘤的治疗。

1. **用于急性白血病诱导缓解治疗** 诱导缓解治疗的常规剂量是每天 100~200mg/m²。多数病例采用连续静脉滴注或快速输液 5~10 天。

2. **用于维持治疗** 维持治疗的剂量通常是每天 70~200mg/m²。采用快速静脉注射或皮下注射 5 天，每间隔 4 周进行一次。

3. **用于非霍奇金淋巴瘤** 成人的治疗：多采用联合化疗方案（多种

肿瘤抑制剂联用），如 PROMACE-CYTABOM 方案。剂量是 $300mg/m^2$，在每个治疗周期的第 8 天给药。

【说明书之外的适应证及依据等级】

1. 用于弥漫大 B 细胞淋巴瘤的二线治疗

Micromedex 推荐等级：Class Ⅱ，大多数情况下推荐使用。

摘要：推荐含阿糖胞苷的 DHAP 方案（地塞米松+顺铂+阿糖胞苷）±利妥昔单抗或 ESHAP 方案（依托泊苷、甲泼尼龙、顺铂、阿糖胞苷）±利妥昔单抗用于弥漫大 B 细胞淋巴瘤的二线治疗（考虑大剂量化疗+自体干细胞移植）[2]。

2. 用于较高危的骨髓增生异常综合征（MDS）

Micromedex 推荐等级：Class Ⅱ，大多数情况下推荐使用。

摘要：推荐阿糖胞苷用于较高危的 MDS 的治疗。较高危组尤其是原始细胞比例增高的患者预后较差，化疗是选择非造血干细胞移植（HSCT）患者的治疗方式之一。可采取急性髓系白血病（AML）标准 3+7 诱导方案或预激方案。预激方案在国内广泛应用于较高危 MDS 患者，为小剂量阿糖胞苷（$10mg/m^2$，每 12 小时 1 次，皮下注射，×14d）基础上加用 G-CSF，并联合阿柔比星或高三尖杉酯碱。预激方案治疗对高危 MDS 患者的完全缓解率可达 40%~60%，且老年或身体机能较差的患者对预激方案的耐受性优于常规 AML 化疗方案。预激方案也可与去甲基化药物联用[3]。

3. 用于治疗 T 淋巴母细胞淋巴瘤

Micromedex 推荐等级：Class Ⅲ，一些情况下推荐使用。

摘要：《培门冬酶治疗急性淋巴细胞白血病和恶性淋巴瘤中国专家共识》推荐改良 BFM90 方案（泼尼松、长春新碱、柔红霉素、左旋门冬酰胺酶、阿糖胞苷、地塞米松、环磷酰胺、巯嘌呤）用于 T 淋巴母细胞淋巴瘤的治疗[4]。

4. 用于儿童恶性血液病脐带血移植前的清髓加强预处理

Micromedex 推荐等级：Class Ⅲ，一些情况下推荐使用。

摘要:《儿童恶性血液病脐带血移植专家共识》推荐含阿糖胞苷的方案用于儿童恶性血液病脐带血移植前的清髓加强预处理。加强预处理方案包括:①环磷酰胺/全身辐照+阿糖胞苷+G-CSF;其中阿糖胞苷在移植前5天和移植前4天使用,$8g/m^2$,对于难治、复发患儿可根据移植条件及经验增加用量至总量$12g/m^2$。②氟达拉滨+白消安/环磷酰胺+阿糖胞苷+G-CSF;其中阿糖胞苷在移植前5天和移植前4天使用,$8g/m^{2[5]}$。

5. 用于儿童慢性活动性EB病毒感染造血干细胞移植前的联合化疗

Micromedex推荐等级: Class Ⅲ,一些情况下推荐使用。

摘要:《儿童主要非肿瘤性EB病毒感染相关疾病的诊断和治疗原则建议》推荐含阿糖胞苷的方案用于儿童慢性活动性EB病毒感染造血干细胞移植前的联合化疗。包括:① Capizzi方案(阿糖胞苷$3g/m^2$,每12小时1次,共4次;L-门冬酰胺酶$10\,000U/m^2$,阿糖胞苷输注4小时后静脉注射;泼尼松龙$30mg/m^2$,第1、2天);②高剂量阿糖胞苷方案(阿糖胞苷$1.5g/m^2$,每12小时1次,共12次;泼尼松龙$30mg/m^2$,第1~6天)[6]。

6. 用于肺癌脑转移

Micromedex推荐等级: Class Ⅲ,一些情况下推荐使用。

摘要:鞘内化疗是NSCLC脑膜转移的重要治疗手段。鞘内注射化疗是将药物直接注入蛛网膜下腔,提高脑脊液内药物浓度,从而杀伤肿瘤细胞。阿糖胞苷是常用的鞘内注射化疗药物。鞘内注射化疗药物同时给予糖皮质激素可减轻化疗药物的神经毒性,缓解症状[7]。

7. 用于难治复发性霍奇金淋巴瘤

Micromedex推荐等级: Class Ⅲ,一些情况下推荐使用。

摘要:《中国恶性淋巴瘤诊疗规范(2015年版)》推荐难治复发性的霍奇金淋巴瘤的可用解救治疗方案中包括一些含阿糖胞苷的方案,如DHAP方案(地塞米松+高剂量阿糖胞苷+顺铂)、ESHAP方案(依托泊苷+甲强龙+高剂量阿糖胞苷+顺铂)、miniBEAM方案(卡莫司汀+依托泊苷+阿糖胞苷+美法仑)[8]。

8. 用于套细胞淋巴瘤

Micromedex推荐等级: Class Ⅲ,一些情况下推荐使用。

摘要:《套细胞淋巴瘤诊断与治疗中国专家共识(2016年版)》推荐Ann Arbor Ⅲ~Ⅳ期套细胞淋巴瘤患者的治疗需要根据患者的年龄、一般状况或并发症情况进行分层治疗。对于年龄≤65岁或一般状况较好、适合自体造血干细胞移植(ASCT)的患者,应选择含中大剂量阿糖胞苷的方案诱导治疗,缓解后进行ASCT巩固。推荐方案包括:hyper-CVAD/MA、R-CHOP/R-DHAP等方案[8]。

9. 用于对激素原发耐药、继发耐药或激素依赖的溶血不易控制、反复发作的骨髓增生良好的阵发性睡眠性血红蛋白尿症(PNH)

Micromedex推荐等级: Class Ⅲ,一些情况下推荐使用。

摘要:对于激素原发耐药、继发耐药或激素依赖的溶血不易控制、反复发作的骨髓增生良好的PNH患者为有效地减少PNH异常克隆,最大限度地控制溶血,可采用化疗,利用正常克隆较PNH克隆耐受补体能力强、对造血生长因子反应好、正常造血恢复快的优势,使正常克隆逐步取代PNH克隆而达到治疗目的。可采用减低剂量的DA(柔红霉素+阿糖胞苷)或HA(高三尖杉酯碱+阿糖胞苷)方案之后,加造血刺激因子(G-CSF和EPO),实践证明化疗能够有效地减少PNH克隆负荷,控制溶血,改善贫血,而且大大减少了激素的用量,是一种较有应用前景的治疗手段。但为避免出现化疗后骨髓抑制期的严重并发症(贫血、出血和严重感染),化疗采用的剂量应偏小,疗程亦应缩短;应加强隔离和保护,预防感染;应重用造血因子促进正常克隆恢复[9-10]。

参 考 文 献

[1] NMPA.阿糖胞苷说明书.2020.

[2] FENAUX P, HAASE D, SANYINI V, et al.Myelodysplastic syndromes: ESMO Clinical Practice Guidelines for diagnosis, treatment and follow-up.Annals of Oncology, 2021, 32(2): 142-156.

[3] 中华医学会血液学分会.骨髓增生异常综合征中国诊断与治疗指南（2019 年版）.中华血液学杂志, 2019(2): 89-97.

[4] 马军, 沈志祥, 朱军, 等.培门冬酶治疗急性淋巴细胞白血病和恶性淋巴瘤中国专家共识.中国肿瘤临床, 2015, 42(24): 1149-1158.

[5] 中华医学会儿科学分会血液学组.儿童恶性血液病脐带血移植专家共识.中华儿科杂志, 2016, 54(11): 804-807.

[6] 中华医学会儿科学分会感染学组, 全国儿童 EB 病毒感染协作组.儿童主要非肿瘤性 EB 病毒感染相关疾病的诊断和治疗原则建议[J].中华儿科杂志, 2016, 54(8): 563-568.

[7] 石远凯, 孙燕, 于金明, 等.中国肺癌脑转移诊治专家共识（2017 年版）.中国肺癌杂志, 2017, 20(1): 1-12.

[8] 石远凯, 孙燕, 刘彤华.中国恶性淋巴瘤诊疗规范（2015 年版）.中华肿瘤杂志, 2015, 37(2): 148-158.

[9] 中国抗癌协会血液肿瘤专业委员会, 中华医学会血液学分会白血病淋巴瘤学组, 中国抗淋巴瘤联盟.套细胞淋巴瘤诊断与治疗中国专家共识（2016 年版）.中华血液学杂志, 2016, 37(9): 735-741.

[10] 中华医学会血液学分会红细胞疾病（贫血）学组.阵发性睡眠性血红蛋白尿症诊断与治疗中国专家共识.中华血液学杂志, 2013(3): 276-279.

氟尿嘧啶 Fluorouracil

【已批准的适应证】

1. 用于乳腺癌、消化道肿瘤（包括原发性和转移性肝癌、胆道系统肿瘤和胰腺癌）、宫颈癌、卵巢癌和原发性支气管肺腺癌的辅助治疗和姑息治疗。

2.用于治疗恶性葡萄胎和绒毛膜上皮癌。

3.用于浆膜腔癌性积液和膀胱癌的腔内化疗。

4.用于头颈部恶性肿瘤和肝癌的动脉内插管化疗。

【说明书之外的适应证及依据等级】

1.用于鼻咽癌诱导化疗或晚期一线治疗 《NCCN 临床实践指南：头颈部肿瘤（2023.v1）》《中国临床肿瘤学会（CSCO）鼻咽癌诊疗指南2022》推荐氟尿嘧啶联合化疗方案用于成人鼻咽癌诱导化疗或晚期一线治疗[1-2]。

Micromedex 有效性、推荐等级和证据强度：

有效性等级：Class IIa（成人），证据支持有效。

推荐等级：Class IIb（成人）。

证据强度：Category B（成人）。

摘要：在同步放化疗的基础上增加 TPF 方案（多西他赛 $60mg/m^2$，d1；顺铂 $60mg/m^2$，d1；氟尿嘧啶 $600mg/m^2$，d1~d5，每 3 周重复，连续 3 个周期）诱导化疗显著提高了局部晚期鼻咽癌的无瘤生存率，使其毒性可接受，但需要长期随访以确定长期疗效和毒性。

一项开放式、多中心、Ⅲ期随机临床试验中，Ⅲ~ⅣB 期（$T_{3~4}N_0$除外）鼻咽癌患者中有 241 例接受改良的 TPF 方案诱导化疗加同步放化疗，结果显示，与单独接受同步放化疗组相比，诱导化疗加同步放化疗组 3 年无失败生存率（FFS）为 80%（95%CI：75%~85%），同期放化疗组为 72%（66%~78%）（HR=0.68，95%CI：0.48~0.97；P=0.034）。诱导化疗加同期放化疗组患者在治疗过程中最常见的 3~4 级不良事件为中性粒细胞减少（42%），白细胞减少症（41%），口腔炎（35%）。同时加用 TPF 方案诱导化疗显著提高了晚期鼻咽癌的无失败生存率，毒性是可以接受的[3]。

2.用于头颈部鳞癌的治疗 《中国临床肿瘤学会（CSCO）头颈部肿瘤诊疗指南2022》推荐氟尿嘧啶联合化疗方案用于成人复发/转移性头

颈部鳞癌的治疗[4]。

Micromedex 有效性、推荐等级和证据强度：

有效性等级：Class Ⅱa（成人），证据支持有效。

推荐等级：Class Ⅱb（成人）。

证据强度：Category B（成人）。

摘要：顺铂联合氟尿嘧啶治疗的有效率优于顺铂单药治疗，但生存率并没有提高。

一项比较顺铂或氟尿嘧啶单药与联合治疗晚期头颈部鳞癌的Ⅲ期随机临床研究中纳入 249 例复发性头颈部鳞癌患者，随机接受以下三种治疗中的一种：顺铂（100mg/m²）联合氟尿嘧啶（1g/m²×4），顺铂或氟尿嘧啶单药每 3 周重复。结果显示联合组总体反应率（32%）优于顺铂（17%）或氟尿嘧啶单药组（13%）（$P=0.035$），中位无进展生存期（mPFS）小于 2.5 个月，各组之间的中位总生存期（mOS）（5.7 个月）没有显著差异，联合组的血液学毒性和脱发更严重[5]。

参 考 文 献

[1] NCCN.NCCN guidelines version 1.[2023-01-20].Head and Neck Cancers.https://www.nccn.org/guidelines/guidelines-detail?category=1&id=1437.

[2] 中国临床肿瘤学会指南工作委员会.中国临床肿瘤学会（CSCO）鼻咽癌诊疗指南 2022.北京：人民卫生出版社，2022.

[3] SUN Y，LI W F，CHEN N Y，et al.Induction chemotherapy plus concurrent chemoradiotherapy versus concurrent chemoradiotherapy alone in locoregionally advanced nasopharyngeal carcinoma：a phase 3，multicenter，randomized controlled trial.The Lancet Oncology，2016，17（11）：1509-1520.

[4] 中国临床肿瘤学会指南工作委员会.中国临床肿瘤学会（CSCO）头颈部肿瘤诊疗指南 2022.北京：人民卫生出版社，2022.

[5] JACOBS C, LYMAN G, VELEZ-GARCIA E, et al.A phase Ⅲ randomized study comparing cisplatin and fluorouracil as single agents and in combination for advanced squamous cell carcinoma of the head and neck.Journal of Clinical Oncology, 1992, 10（2）: 257-263.

曲氟尿苷／替匹嘧啶 Trifluridine/Tipiracil

【已批准的适应证】

适用于既往接受过氟嘧啶类、奥沙利铂和伊立替康为基础的化疗，以及既往接受过或不适合接受抗血管内皮生长因子（VEGF）治疗、抗表皮生长因子受体（EGFR）治疗（RAS 野生型）的转移性结直肠癌（mCRC）患者。

【说明书之外的适应证及依据等级】

用于转移性胃癌的三线及以上治疗

Micromedex 有效性、推荐等级和证据强度：

有效性等级：治疗有效（成人）。

推荐等级：Class Ⅱa（成人）。

证据强度：Category B（成人）。

摘要：在一项随机、双盲、安慰剂对照的Ⅲ期临床试验评估了曲氟尿苷／替匹嘧啶在转移性胃癌中的有效性和安全性。该研究纳入了 507 例既往至少接受过两次化疗以及放射治疗进展的转移性胃癌患者，其中 337 例为曲氟尿苷／替匹嘧啶组，170 例为安慰剂组。研究结果显示曲氟尿苷／替匹嘧啶组中位总生存期为 5.7 个月，而安慰剂组则为 3.6 个月（单边 $P=0.000\,29$，双边 $P=0.000\,58$）。曲氟尿苷／替匹嘧啶组的 3 级及以上不良事件发生率为 80%，安慰剂组为 58%。曲氟尿苷／替匹嘧啶组最常见的 3 级及以上不良事件为中性粒细胞减少（34%）和贫血（19%），安慰剂组为腹痛（9%）和一般情况恶化（9%）。

参 考 文 献

SHITARA K，DOI T，DVORKIN M，et al.Trifluridine/tipiracil versus placebo in patients with heavily pretreated metastatic gastric cancer （TAGS）：a randomised，double-blind，placebo-controlled，phase 3 trial.The Lancet Oncology，2018，19（11）：1437-1448.

地西他滨 Decitabine

【已批准的适应证】

用于治疗 IPSS 评分系统为中危 -1、中危 -2 和高危的初治、复治的原发性和继发性骨髓增生异常综合征（MDS）（包括按 FAB 分型的所有亚型：难治性贫血、难治性贫血伴环形铁粒幼细胞增多、难治性贫血伴原始细胞增多，难治性贫血伴原始细胞增多 - 转变型、慢性粒 - 单核细胞白血病）。

【说明书之外的适应证及依据等级】

1. 用于治疗急性髓系白血病 多项指南推荐地西他滨可用于急性髓系白血病患者的治疗。

Micromedex 有效性、推荐等级和证据强度：

有效性等级：证据支持有效（成人）。

推荐等级：Class Ⅱb（成人）。

证据强度：Category B（成人）。

摘要：《NCCN 临床实践指南：急性髓系白血病（2022.v3）》推荐地西他滨可用于老年急性髓系白血病患者的缓解治疗疗法[1]。《中国复发难治性急性髓系白血病诊疗指南（2021 年版）》推荐：对于体能状况差、耐受较差的患者，可选择非强烈化疗方案，如单药地西他滨 20mg/m²，第 1~5 天，28 天为 1 个疗程，直至患者出现疾病恶化或严重不良反应，或维奈克拉（第 1 天 100mg，第 2 天 200mg，第 3 天开始每天 400mg 直至第 28 天）联合地西他滨（25mg/m²，第 1~5 天）[2]。《威廉姆斯血液学》(第8版)关于复发难治性急性髓系白血病患者的其他治疗方式中指出,可以采用地西他滨治疗,可使急性髓系白血病细胞的分化和生长停滞[3]。

2. 用于治疗慢性髓系白血病 《NCCN临床实践指南:慢性髓系白血病(2022.v2)》有证据支持地西他滨用于治疗慢性髓系白血病。

Micromedex有效性、推荐等级和证据强度:

有效性等级:证据尚无定论(成人)。

推荐等级: Class Ⅱb(成人)。

证据强度: Category B(成人)。

摘要:《NCCN临床实践指南:慢性髓系白血病(2022.v2)》基于一项Ⅱ期临床研究,提示在没有BCR-ABL激酶突变的晚期慢性髓系白血病中,地西他滨和伊马替尼联合治疗具有良好的耐受性和活性[4]。31例接受地西他滨作为急性期慢性粒细胞白血病(CML-BP)的首次挽救治疗的患者报告了26%的有效率和29周的中位生存时间。在11年的时间里,162名CML-BP患者接受了强化多药化疗(n=90)、地西他滨(n=31)或其他单药治疗(n=41)。地西他滨的有效率(26%)与强化化疗的有效率相当(28%),地西他滨的中位生存时间略长(29周 vs 21周),毒性较小。在慢性粒细胞白血病加速或暴发期患者中,静脉注射地西他滨已显示出活性;观察到加速阶段的响应率约为50%,暴发阶段为25%[4-7]。

参 考 文 献

[1] NCCN.NCCN Guidelines: Acute Myeloid Leukemia.[2021-11-10] https://www.nccn.org/professionals/physician_gls/pdf/aml.pdf.

[2] 中华医学会血液学分会白血病淋巴瘤学组.中国复发难治性急性髓系白血病诊疗指南(2021年版).中华血液学杂志,2021,42(8):7.

[3] KAUSHANSKY K, LICHTMAN M A, PRCHAL J T, et al. 威廉姆斯血液学.8版.宋善俊,陈燕,郭涛,等译.北京:人民卫生出版社,

2011.

[4] NCCN.NCCN Guidelines: Chronic Myeloid Leukemia.[2021-11-10] https://www.nccn.org/professionals/physician_gls/pdf/cml.pdf.

[5] SACCHI S, KANTARJIAN H, O'BRIEN S, et al.Chronic myelogenous leukemia in nonlymphoid blastic phase.Cancer, 1999, 86: 2632-2641.

[6] KANTARJIAN H M, KEATING M, BERAN M, et al.Results of decitabine therapy in the accelerated and blastic phases of chronic myelogenous leukemia.Leukemia, 1997, 11: 1617-1620.

[7] KANTARJIAN H M, O'BRIEN S M, ESTEY E, et al.Decitabine studies in chronic and acute myelogenous leukemia.Leukemia, 1997, 11(suppl 1): S35-S36.

吉西他滨 Gemcitabine

【已批准的适应证】

1. **用于治疗非小细胞肺癌** 用于治疗局部晚期或已转移的非小细胞肺癌。

2. **用于治疗胰腺癌** 用于治疗局部晚期或已转移的胰腺癌。

3. **用于治疗乳腺癌** 吉西他滨与紫杉醇联合,可用于治疗经辅助/新辅助化疗后复发,不能切除的、局部复发或转移性乳腺癌。

【说明书之外的适应证及依据等级】

1. **用于治疗卵巢癌** 美国 FDA 已批准吉西他滨联合卡铂用于既往铂类治疗后至少 6 个月复发的晚期卵巢癌患者。吉西他滨推荐剂量为 1 000mg/m²,静脉滴注时间超过 30 分钟,每 21 天 1 个周期,第 1 天和第 8 天联合卡铂(AUC=4)[1]。

Micromedex 有效性、推荐等级和证据强度:

有效性等级:治疗有效(成人)。

推荐等级: Class IIa(成人)。

证据强度：Category B（成人）。

摘要：一项随机、开放Ⅲ期国际多中心关于吉西他滨联合卡铂与卡铂在铂敏感复发性卵巢癌患者的有效性和安全性研究，纳入了356例完成一线铂类治疗后至少6个月复发性卵巢癌患者，随机分配到试验组和对照组。试验组给予吉西他滨1 000mg/m^2，d1（d8）+卡铂AUC 4mg/（ml·min），d1，每3周一次；对照组178例给予卡铂AUC 5mg/（ml·min），d1，每3周一次。两组患者的治疗中位数为6个周期，中位随访时间为17个月。研究结果示：吉西他滨联合卡铂组的中位PFS为8.6个月（95%CI，7.9~9.7个月），卡铂组的中位PFS为5.8个月（95%CI，5.2~7.1个月）。PFS的HR为0.72（95%CI，0.58~0.90；P=0.003 1）。吉西他滨联合卡铂组的缓解率为47.2%，卡铂组的缓解率为30.9%。与卡铂组相比，吉西他滨组和卡铂组的生存风险比为0.96（95%CI，0.75~1.23；P=0.734 9）。虽然骨髓抑制在吉西他滨联合卡铂组治疗中明显更常见，但发热性中性粒细胞减少或感染并不常见。两组间生活质量评分无显著统计学差异。因此，吉西他滨加卡铂显著改善了铂敏感复发性卵巢癌患者的PFS和缓解率，但并不恶化生活质量[2]。

2. 用于治疗胆道恶性肿瘤 《中国临床肿瘤学会（CSCO）胆道恶性肿瘤诊疗指南2020》推荐吉西他滨用于胆道恶性肿瘤的新辅助治疗、术后辅助治疗和晚期一线治疗[3]。①新辅助治疗。吉西他滨1 000mg/m^2，每21天1个周期，第1天和第8天联合顺铂和白蛋白结合紫杉醇。②术后辅助。1 000mg/m^2，每21天1个周期，第1、8、15天给药。③晚期一线治疗。联合治疗1 000mg/m^2，每21天1个周期，第1天、第8天给药，共6个周期；单药治疗1 000mg/m^2，每28天1个周期，第1、8、15天给药，共6个周期[4-7]。

Micromedex有效性、推荐等级和证据强度：

有效性等级：治疗有效（成人）。

推荐等级：Class Ⅱb（成人）。

证据强度：Category B（成人）。

摘要：①多中心 ABC-02 试验显示，吉西他滨 + 顺铂优于吉西他滨单药治疗。该试验将 410 例局部晚期或转移性胆管癌、胆囊癌或壶腹癌患者随机分为两组，一组先用顺铂（25mg/m²）再用吉西他滨（1 000mg/m²），第 1、8 天给药，21 天为 1 个周期，共治疗 24 周；另一组单用吉西他滨（1 000mg/m²），第 1、8 和 15 天给药，28 天为 1 个周期，共治疗 24 周。中位随访 8.2 个月，联合治疗组有显著更长的中位 OS（11.7 个月 vs 8.1 个月）和中位 PFS（8 个月 vs 5 个月）。吉西他滨 + 顺铂组 3 或 4 级中性粒细胞减少的发生率显著更高（25% vs 17%），吉西他滨单药治疗组 3 或 4 级肝功能异常的发生率显著更高（27% vs 17%）[4]。②一项关于胆管癌术后吉西他滨辅助和术后观察的 II 期临床试验。实验组术后给予吉西他滨 1 000mg/m²，i.v.gtt.，第 1、8 和 15 天给药，每 4 周一次，共 6 个周期化疗。观察组患者术后未接受任何抗肿瘤治疗，直至病情确认复发。主要终点为总生存期，次要终点为无复发生存期、亚组分析和毒性。该研究共纳入 225 例患者（吉西他滨组 117 例，观察组 108 例）。研究结果显示，吉西他滨组 3 年总生存率为 68.3%，5 年总生存率为 51.7%，中位生存时间为 62.3 个月；而观察组 3 年总生存率为 65.7%，5 年总生存率为 51.6%，中位生存时间为 63.6 个月。吉西他滨组与观察组相比，死亡 *HR* 为 1.01（95% *CI*：0.70~1.45，*P*=0.964），两组的总体生存率无显著差异，在吉西他滨组和观察组中位无复发中位生存时间为 36.0 个月 vs 39.9 个月（*HR*：0.93，0.66~1.32，*P*=0.693）。虽然吉西他滨组血液学毒性经常发生，但大多数毒性是短暂的，3/4 级非血液学毒性很少。吉西他滨辅助化疗组与观察组切除胆管癌患者的生存概率无明显差异[5]。

3. 用于治疗鼻咽癌 《中国临床肿瘤学会（CSCO）头颈部肿瘤诊疗指南 2021》推荐吉西他滨用于复发性 / 转移性鼻咽癌的一线、二线或解救治疗。联合治疗 1 000mg/m²，每 21 天 1 个周期，d1、d8 给药，4~6 个周期；单药治疗 1 000mg/m^2，每 28 天 1 个周期，d1、d8、d15 给药，4~6 个周期[8]。

Micromedex 有效性、推荐等级和证据强度：

有效性等级：治疗有效（成人）。

推荐等级：Class IIa（成人）。

证据强度：Category B（成人）。

摘要：在一项关于吉西他滨联合顺铂与氟尿嘧啶联合顺铂治疗复发或转移性鼻咽癌有效性和安全性的多中心、随机、开放标签的III期临床试验中，纳入 362 例患者，以 1：1 比例随机分配接受吉西他滨（1 000mg/m^2，d1，d8）+ 顺铂（80mg/m^2，d1）组和氟尿嘧啶（4g/m^2，持续滴注，96 小时）+ 顺铂（80mg/m^2，d1）组，每 3 周一次，最多给予 6 个周期的治疗。无进展生存期的中位随访时间为 19.4 个月（IQR 为 12.1~35.6）。吉西他滨组中位无进展生存期为 7.0 个月（4.4~10.9），氟尿嘧啶组中位无进展生存期为 5.6 个月（3.0~7.0），*HR*：0.55（95%*CI*：0.44~0.68，*P*<0.001）。在吉西他滨和氟尿嘧啶组之间，与治疗相关的 3 级或 4 级不良事件有显著差异的是白细胞减少（29% vs 9%，*P*<0.001），中性粒细胞减少症（23% vs 13%，*P*=0.025 1），血小板减少症 13% vs 2%，*P*=0.000 7），黏膜炎（0% vs 14%，*P*<0.001）。吉西他滨组发生了 7 例严重的治疗相关不良事件，氟尿嘧啶组发生了 10 例。吉西他滨组 6 例患者和氟尿嘧啶组 14 例患者因药物相关不良事件停止治疗。两组均未发生治疗相关死亡[9]。

4. 用于治疗恶性胸膜间皮瘤 《NCCN 临床实践指南：恶性胸膜间皮瘤（2020 年版）》推荐吉西他滨用于恶性胸膜间皮瘤的一线治疗。吉西他滨 1 000~1 250mg/m^2，第 1 天、第 8 天、第 15 天给药，3~4 周为一个周期[10]。

Micromedex 有效性、推荐等级和证据强度：无。

摘要：在一项吉西他滨和顺铂联合治疗恶性胸膜间皮瘤患者的有效性和安全性的II期单臂的临床研究结果表明，在 25 例可评估患者中，观察到 4 例 PR（ORR 16%，95%CI 1%~31%），7 例患者的反应无法评估，未发生意外毒性。进展时间为 6 个月（5~7 个月），中位生存期为 9.6 个月（95%CI 8~12 个月）[11]。

5. 用于治疗宫颈癌　《NCCN 临床实践指南：宫颈癌（2020 年版）》推荐吉西他滨用于晚期宫颈癌的二线治疗。推荐吉西他滨联合顺铂，吉西他滨推荐剂量为 800mg/m^2，每 28 天为 1 个周期，第 1 天和第 8 天给药[12]。

Micromedex 有效性、推荐等级和证据强度：无。

摘要：一项随机、开放性的 III 期临床试验，比较了吉西他滨+顺铂同步放疗，随后比吉西他滨+顺铂化疗与顺铂同步放疗在 IIB 至 IVA 期宫颈癌患者中的有效性、安全性。纳入 515 例符合条件的受试者，A 组 259 例患者接受顺铂 40mg/m^2+吉西他滨 125mg/m^2，每周 1 次，化疗 6 周期，同时给予放疗 50.4Gy，28 次，随后给予 2 周期顺铂 50mg/m^2，d1+吉西他滨 1 000mg/m^2，d1（d8）。B 组 256 例患者仅接受顺铂 40mg/m^2，同时给予放疗 50.4Gy，28 次。研究结果示：A 组与 B 组的 3 年 PFS 明显改善（74.4% vs 65%，P=0.029），总体 PFS（Log-rank P=0.022 7；HR: 0.68，95%CI 0.49~0.95），总体生存率（Log-rank P=0.022 4；HR: 0.68，95%CI 0.49~0.95），疾病进展时间（Log-rank P=0.001 2；HR: 0.54，95%CI 0.37~0.79）。3 级和 4 级毒性在 A 组比 B 组的发生率高（分别为 86.5% vs 46.3%；P<0.001），两例患者死亡可能与 A 组治疗毒性有关[13]。

参 考 文 献

[1] FDA.GEMZAR（gemcitabine）Label.2019.

[2] PFISTERER J, PLANTE M, VERGOTE I, et al.Gemcitabine plus carboplatin compared with carboplatin in patients with platinum-sensitive recurrent ovarian cancer: an intergroup trial of the AGO-OVAR, the NCIC CTG, and the EORTC GCG.J Clin Oncol, 2006, 24

（29）：4699-4707.

［3］中国临床肿瘤学会指南工作委员会 . 中国临床肿瘤学会（CSCO）胆道恶性肿瘤诊疗指南 2020. 北京：人民卫生出版社，2020.

［4］SHROFF R T，JAVLE M M，XIAO L，et al.Gemcitabine，cisplatin，and nab-paclitaxel for the treatment of advanced biliary tract cancers：a phase 2 clinical trial.JAMA Oncology，2019，5（6）：824-830.

［5］EBATA T，HIRANO S，KONISHI M，et al.Randomized clinical trial of adjuvant gemcitabine chemotherapy versus observation in resected bile duct cancer.The British Journal of Surgery，2018，105（3）：192-202.

［6］VALLE J，WASAN H，PALMER D H，et al.Cisplatin plus gemcitabine versus gemcitabine for biliary tract cancer.N Engl J Med，2010，362（14）：1273-1281.

［7］VALLE J W，WASAN H S，PALMER D H，et al.Cisplatin plus gemcitabine versus gemcitabine for biliary tract cancer.The New Englang Journal of Medicine，2010，362（14）：1273-1281.

［8］中国临床肿瘤学会指南工作委员会 . 中国临床肿瘤学会（CSCO）头颈部肿瘤诊疗指南 2021. 北京：人民卫生出版社，2021.

［9］ZHANG L，HUANG Y，HONG S，et al.Gemcitabine plus cisplatin versus fluorouracil plus cisplatin in recurrent or metastatic nasopharyngeal carcinoma：a multicentre，randomised，open-label，phase 3 trial.Lancet，2016，388（10054）：1883-1892.

［10］NCCN.NCCN Guidelines：malignant mesothelioma.［2023-01-10］. https：//www.nccn.org/professionals/physician_gls/pdf/meso_pleural.pdf.

［11］VAN HAARST J M，BAAS P，MANEGOLD C H，et al.Multicentre phase Ⅱ study of gemcitabine and cisplatin in malignant pleural mesothelioma.Br J Cancer，2002，86（3）：342-345.

［12］NCCN.NCCN Guidelines：Cervical Cancer.［2023-01-10］.https：// www.nccn.org/professionals/physician_gls/pdf/cervical.pdf.

[13] DUEÑAS-GONZÁLEZ A, ZARBÁ J J, PATEL F, et al.Phase Ⅲ, open-label, randomized study comparing concurrent gemcitabine plus cisplatin and radiation followed by adjuvant gemcitabine and cisplatin versus concurrent cisplatin and radiation in patients with stage ⅡB to ⅣA carcinoma of the cervix.J Clin Oncol, 2011, 29(13): 1678-1685.

替吉奥 Tegafur, Gimeracil and Oteracil Potassium

【已批准的适应证】

用于治疗不能切除的局部晚期或转移性胃癌。

【说明书之外的适应证及依据等级】

1. 用于治疗胆管癌 《中国临床肿瘤学会（CSCO）胆道恶性肿瘤诊疗指南 2022》推荐替吉奥联合或单药用于晚期胆道恶性肿瘤的治疗。国际肝胆胰学会中国分会，中华医学会外科学分会肝脏外科学组在《胆管癌诊断与治疗 - 外科专家共识 2015》中推荐替吉奥用于不能手术切除或伴有转移的进展期胆管癌[1-2]。

Micromedex 有效性、推荐等级和证据强度：

该数据库暂未收录该超说明书用药适应证。

摘要： 对晚期胆管癌（BTC）患者，吉西他滨加 S-1（GS 方案）在总生存期（OS）方面不劣于吉西他滨加顺铂（GC 方案），并具有良好的耐受性。

日本的一项 Ⅲ 期随机对照研究纳入 354 例晚期胆管癌患者，其中 179 例接受 GS 方案：吉西他滨 1 000mg/m²，d1、d8，S-1 剂量根据人体表面积（BSA）确定（BSA<1.25m²，60mg/d；1.25m²≤BSA<1.5m²，80mg/d；BSA≥1.5m²，100mg/d），每日 2 次，口服，d1~d14，每 3 周重复一次；另有 175 人分配到 GC 方案组接受吉西他滨（1 000mg/m²）和顺铂（25mg/m²），d1、d8，每 3 周重复一次。结果显示 GS 组的中位 OS 为 15.1 个月，GC 组的中位 OS 为 13.4 个月（$HR=0.945$；$95\%CI$：$0.78~1.15$；$P=0.046$），两种方案均耐受良好。GC 组和 GS 组分别有 35.1% 和

29.9%的患者出现了具有临床意义的不良事件（AE）[3]。

2.用于治疗食管癌 推荐替吉奥联合伊立替康治疗作为远处转移性食管鳞癌的二线及以上治疗[4]。

Micromedex 有效性、推荐等级和证据强度：

该数据库暂未收录该超说明书用药适应证。

摘要：替吉奥可作为食管鳞状细胞癌的二线或三线化疗药物。

一项前瞻性研究纳入 20 例晚期食管鳞状细胞癌患者，单用 S-1 作为二线或三线化疗。结果显示，完全缓解 1 例（5%），部分缓解 4 例（20.0%），稳定 7 例（35.0%），疾病进展 8 例（40.0%）；1 年无进展生存期（PFS）为 10.0%，中位无进展生存期（mPFS）为 100 天。1 年总生存期（OS）为 30.5%，中位生存期（mOS）为 330 天。使用 S-1 后贫血 2 例（10%），白细胞减少 1 例（5%），疲劳 3 例（15%），腹泻 3 例（15%）[5]。

参 考 文 献

[1] 中国临床肿瘤学会指南工作委员会.中国临床肿瘤学会（CSCO）胆道恶性肿瘤诊疗指南 2022.北京：人民卫生出版社，2022.

[2] 国际肝胆胰学会中国分会，中华医学会外科学分会肝脏外科学组，Hepatic Surgery Group，等.胆管癌诊断与治疗——外科专家共识.临床肝胆病杂志，2015，(1)：12-16.

[3] MORIZANE C，OKUSAKA T，MIZUSAWA J，et al.Combination gemcitabine plus S-1 versus gemcitabine plus cisplatin for advanced/recurrent biliary tract cancer：the FUGA-BT（JCOG1113）randomized phase Ⅲ clinical trial.Annals of oncology，2019，30（12）：1950-1958.

[4] 中国临床肿瘤学会指南工作委员会.中国临床肿瘤学会（CSCO）食管癌诊疗指南.2022.北京：人民卫生出版社，2022.

[5] AKUTSU Y，KONO T，UESATO M，et al.S-1 monotherapy as second- or third-line chemotherapy for unresectable and recurrent esophageal squamous cell carcinoma.Oncology，2013，84（5）：305-310.

第六章　植物生物碱及其他天然药物

长春新碱　Vincristine

【已批准的适应证】

本品为微管抑制剂，用于治疗多种血液及实体肿瘤。

1. 适用于儿童急性白血病的诱导期治疗及延迟强化治疗、维持治疗。

2. 适用于成人急性淋巴细胞白血病的诱导治疗和维持治疗。

3. 适用于伴 del(17p)/TP53 基因突变慢性淋巴细胞白血病患者的治疗。

4. 适用于早期及晚期霍奇金淋巴瘤的治疗。

5. 适用于弥漫大 B 细胞淋巴瘤的治疗。

6. 适用于复发或难治性滤泡性淋巴瘤患者的治疗。

7. 适用于套细胞淋巴瘤患者的治疗。

8. 适用于伯基特淋巴瘤患者的治疗。

9. 适用于淋巴母细胞淋巴瘤患者的治疗。

10. 适用于外周 T 细胞淋巴瘤，非特指型患者的治疗。

11. 适用于多发性骨髓瘤患者的治疗。

12. 作为复发卵巢恶性生殖细胞肿瘤的二线化疗方案。

13. 适用于支气管肺癌、小细胞肺癌的治疗。

14. 适用于乳腺癌的治疗。

15. 适用于非多型性横纹肌肉瘤、尤文肉瘤的治疗。

16. 适用于肾母细胞瘤的治疗。

17. 适用于神经母细胞瘤的治疗。

18.适用于消化道癌的治疗。

19.适用于黑色素瘤的治疗。

【说明书之外的适应证及依据等级】

1. 用于星型胶质瘤和少突胶质细胞成分的胶质瘤的辅助化疗　日本注射用长春新碱说明书批准该药物用于治疗星型胶质瘤和少突胶质细胞成分的胶质瘤[1];用于成人低级别胶质瘤辅助治疗时,高风险人群推荐放疗联合 PCV 方案(丙卡巴肼+洛莫司汀+长春新碱)辅助化疗。

Micromedex 有效性、推荐等级和证据强度:

有效性等级: 治疗有效(成人)。

推荐等级: Class Ⅱa(成人)。

证据强度: Category B(成人)。

摘要: 一项随机试验中(n=251)对 2 级星形细胞瘤、少突星形细胞瘤或少突神经胶质瘤患者单独接受放疗与放疗联合 PCV 方案化疗的疗效进行比较,结果显示,放化疗联合组中位总生存期更长(13.3年 vs7.8 年;死亡风险比为 0.59;P=0.003)。放化疗联合组的患者 10年无进展生存率为 51%,而单独放疗组为 21%;相应的 10 年总生存率分别为 60% 和 40%。Cox 模型确定接受放射治疗加化疗和少突胶质细胞瘤的组织学发现是无进展生存期和总生存期的有利预后变量。具体方案:放射剂量为 54Gy,在 6 周的时间内分 30 次给药,每次 1.8Gy;放疗完成后开始化疗,丙卡巴肼(60mg/m², d8~d21,口服,每 8 周一次)、洛莫司汀(110mg/m², d1,口服,每 8 周一次)和长春新碱[1.4mg/m²(最大剂量 2.0mg), d8、d29,静脉注射,每 8 周一次],共计 6 周期[2]。

2. 用于治疗儿童肝母细胞瘤　长春新碱联合其他药物用于肝母细胞瘤儿童的化疗[3]。

Micromedex 有效性、推荐等级和证据强度:

有效性等级: 治疗有效(儿童)。

推荐等级：ClassⅡB（儿童）。

证据强度：Category B（儿童）。

摘要：化疗时，低危组化疗方案推荐 C5V 方案（顺铂 90mg/m² d1+氟尿嘧啶 600mg/m² d2+长春新碱 1.5mg/m² d2，单次最大剂量≤2mg），每 21 天 1 个化疗周期，总疗程为 4~6 个周期；中危组化疗方案 C5VD 方案（顺铂 90mg/m² d1+氟尿嘧啶 600mg/m² d2+长春新碱 1.5mg/m² d2，单次最大剂量≤2mg+多柔比星 25mg/m² d2~d3），每 21 天 1 个化疗周期，化疗 2~4 个周期后择期手术，总疗程为 6~8 个周期[3]。

3. 用于治疗儿童髓母细胞瘤　长春新碱联合其他药物用于髓母细胞瘤儿童的化疗[4-5]。

Micromedex 有效性、推荐等级和证据强度：

该数据库暂未收录该超说明书用药适应证。

摘要：3 岁以上患儿放疗结束 4 周后开始辅助化疗，方案可选择洛莫司汀+顺铂+长春新碱方案，或者环磷酰胺+顺铂+长春新碱方案，共 8 个疗程。3 岁以下患儿，手术后 2~4 周开始辅助化疗，方案可选择环磷酰胺+长春新碱/大剂量甲氨蝶呤/卡铂+依托泊苷交替化疗，共 12 个疗程。挽救化疗可选择伊立替康+替莫唑胺+长春新碱。长春新碱单次剂量不得超过 2mg[4-5]。

4. 用于宫颈癌新辅助治疗及初始治疗　长春新碱联合其他药物用于宫颈癌患者的化疗。

Micromedex 有效性、推荐等级和证据强度：

该数据库暂未收录该超说明书用药适应证。

摘要：宫颈癌新辅助治疗化疗方案常以铂类为基础的联合方案，如 PVB 方案（顺铂 50mg/m² d1+长春新碱 1mg/m² d1+博来霉素 15mg d1~d3），每 10 天重复，共 3 次。《宫颈癌诊断与治疗指南》（第四版）：宫颈癌初治病例可选用博来霉素+长春新碱+顺铂（BVP 方案）[6-7]。

5. 用于治疗转移或不可切除嗜铬细胞瘤和副神经节瘤 CVD 方案（环磷酰胺+长春新碱+达卡巴嗪）在治疗 2~4 个疗程后起效，完全有效率、部分有效率及病情稳定率分别为 4%、37% 和 14%。

Micromedex 有效性、推荐等级和证据强度：

有效性等级：治疗有效（成人）。

推荐等级：Class IIa（成人）。

证据强度：Category B（成人）。

摘要：一项回顾性研究分析了 23 例转移性和不可切除的嗜铬细胞瘤和副神经节瘤患者接受 CVD 方案的有效性，结果显示：CVD 方案治疗在 1 例患者（4%）中实现肿瘤完全缓解（CR），在 5 例患者（22%）中实现部分缓解（PR），在 5 例患者（22%）中实现疾病稳定（SD），在 13 例患者（52%）中为疾病进展（PD）。有反应者的无进展生存期明显长于无反应者（$P<0.01$）。具体方案：环磷酰胺 750mg/m^2 d1，长春新碱 1.4mg/m^2 d1，达卡巴嗪 600mg/m^2 d1~d2，每 3~4 周一次[8-9]。

6. 用于胸腺瘤和胸腺癌的一线治疗 顺铂+多柔比星+长春新碱+环磷酰胺（ADOC 方案），每 3 周一次。

Micromedex 有效性、推荐等级和证据强度：

有效性等级：治疗有效（成人）。

推荐等级：Class IIa（成人）。

证据强度：Category B（成人）。

摘要：一项临床试验评估了 ADOC 方案化疗对具有远处转移或不可切除病变的晚期胸腺癌的临床反应性，其中 6 例患者在 ADOC 化疗后获得部分缓解，总体临床缓解率为 75%，没有发现危及生命的毒副反应。具体方案：顺铂 50mg/m^2 d1+多柔比星 40mg/m^2 d1 + 长春新碱 0.6mg/m^2 d3+ 环磷酰胺 700mg/m^2 d4，每 3~4 周重复一次[10-11]。

7. 用于儿童血管瘤的一线治疗 长春新碱联合其他药物用于儿童血管瘤的化疗。

Micromedex 有效性、推荐等级和证据强度：

该数据库暂未收录该超说明书用药适应证。

摘要：全身用药是目前卡波西型血管内皮瘤／丛状血管瘤（KHE/TA）治疗的首选，近期的大样本临床试验表明，西罗莫司的有效性和安全性足以作为一线药物；尽管西罗莫司与常用一线药物长春新碱的临床对照试验尚未结束，但两者共同作为一线方案，互为备选，是目前较为合理的治疗策略。长春新碱推荐剂量为 0.05mg/kg，每周 1 次静脉滴注，伴发卡梅现象（KasabachMerit phenomenon，KMP）时联合泼尼松龙 2mg/（kg·d）口服，可在 1~3 周内显著改善症状。长春新碱的具体疗程同样取决于症状改善、瘤体缩小与副作用耐受的程度，通常为 20~24 周[12]。

8. 用于治疗儿童激素敏感、复发／依赖肾病综合征 长春新碱能使 80% 的激素依赖性肾病综合征（SDNS）缓解，对部分使用环磷酰胺后仍频复发的患儿可减少复发次数[13]。

Micromedex 有效性、推荐等级和证据强度：

有效性等级：治疗有效（儿童）。

推荐等级：Class Ⅱa（儿童）。

证据强度：Category C（儿童）。

摘要：一项临床试验评估了长春新碱对患有类固醇依赖性肾病综合征（SDNS）儿童的疗效，结果显示使用长春新碱后，5 例患者中有 4 例在 2 剂剂量内缓解。比较长春新碱前后 12 个月的复发频率，每年复发从 4 次减少到 1.5 次（P=0.004）。中位持续缓解期为 5 个月，但 1 例经常复发的患者在长春新碱治疗 4 年后仍处于缓解期。具体用法：静脉注射长春新碱 $1mg/m^2$，每周 1 次，连用 4 周，然后 $1.5mg/m^2$，每月 1 次，连用 4 个月[14]。

参 考 文 献

[1] 日本化药株式会社 . 日本长春新碱说明书 .2015.

[2] BUCKNER J C, SHAW E G, PUGH S L, et al.Radiation plus procarbazine, CCNU, and vincristine in low-grade glioma.The New England Journal of Medicine, 2016, 374 (14): 1344-1355.

[3] 儿童肝母细胞瘤诊疗规范（2019 年版）编写审定专家组.儿童肝母细胞瘤诊疗规范（2019 年版）.临床肝胆病杂志, 2019, 35 (11): 2431-2434.

[4] 中华人民共和国国家卫生健康委员会.儿童髓母细胞瘤诊疗规范（2021 年版）.全科医学临床与教育, 2021, 19 (7): 581-584.

[5] 中国抗癌协会小儿肿瘤专业委员会.儿童髓母细胞瘤多学科诊疗专家共识（CCCG-MB-2017）.中国小儿血液与肿瘤杂志, 2018, 23 (4): 169-174.

[6] 中华人民共和国国家卫生健康委员会.宫颈癌诊疗规范（2018 年版）.肿瘤综合治疗电子杂志, 2020, 6 (3): 33-43.

[7] 中国抗癌协会妇科肿瘤专业委员会.宫颈癌诊断与治疗指南（第四版）.中国实用妇科与产科杂志, 2018, 34 (6): 613-622.

[8] 中华医学会内分泌学分会.嗜铬细胞瘤和副神经节瘤诊断治疗专家共识（2020 版）.中华内分泌代谢杂志, 2020, 36 (9): 737-750.

[9] ASAI S, KATABAMI T, TSUIKI M, et al.Controlling tumor progression with cyclophosphamide, vincristine, and dacarbazine treatment improves survival in patients with metastatic and unresectable malignant pheochromocytomas/paragangliomas.Hormones Cancer, 2017, 8 (2): 108-118.

[10] 中国医师协会肿瘤多学科诊疗专业委员会.中国胸腺上皮肿瘤临床诊疗指南（2021 版）.中华肿瘤杂志, 2021, 43 (4): 395-404.

[11] KOIZUMI T, TAKABAYASHI Y, YAMAGISHI S, et al.Chemotherapy for advanced thymic carcinoma: clinical response to cisplatin, doxorubicin, vincristine, and cyclophosphamide (ADOC chemotherapy).American Journal of Clinical Oncology, 2002, 25 (3):

266-268.

[12] 中华医学会整形外科分会血管瘤和脉管畸形学组.血管瘤和脉管畸形的诊断及治疗指南(2019版).组织工程与重建外科杂志,2019,15(5):277-317.

[13] 中华医学会儿科学分会肾脏病学组.儿童激素敏感、复发/依赖肾病综合征诊治循证指南(2016).中华儿科杂志,2017,55(10):729-734.

[14] KAUSMAN J Y,YIN L,JONES C L,et al.Vincristine treatment in steroid-dependent nephrotic syndrome.Pediatric nephrology,2005,20(10):1416-1419.

长春地辛 Vindesine

【已批准的适应证】[1]

1.用于治疗非小细胞肺癌。

2.用于治疗小细胞肺癌。

3.用于治疗恶性淋巴瘤。

4.用于治疗乳腺癌。

5.用于治疗食管癌。

6.用于治疗恶性黑色素瘤。

用法用量: 单一用药每次 $3mg/m^2$,每周一次,联合化疗时剂量酌减。通常连续用药 4~6 次完成疗程。生理盐水溶解后缓慢静脉注射,亦可溶于 5% 葡萄糖注射液 500~1 000ml 中缓慢静脉滴注(6~12 小时)。

【说明书之外的适应证及依据等级】

1.用于治疗对其他药物耐药的儿童急性淋巴细胞白血病 用于治疗对其他药物耐药的儿童急性淋巴细胞白血病。

Micromedex 推荐等级:Class Ⅰ,推荐使用。

摘要: 建议每周一次快速静脉推注给药。剂量大小由体表面积决定。成人和老年人的推荐起始剂量为 3mg/m²，儿童可从 4mg/m²开始。此后，应在每次给药前检测粒细胞计数，以确定患者对药物的敏感性。如果没有粒细胞减少症或其他毒性，剂量可以每周增加0.5mg/m² [2]。

2. 用于 Ph⁻-ALL 的治疗

Micromedex 推荐等级：Class Ⅱ，大多数情况下推荐使用。

摘要：《中国成人急性淋巴细胞白血病诊断与治疗指南（2021 年版）》推荐含长春地辛的 VDP 方案（以长春地辛、蒽环类药物、糖皮质激素为基础）用于 Ph 阴性的急性淋巴细胞白血病的治疗[2]。

3. 用于 60 岁以下 Ph⁺-ALL 的治疗

Micromedex 推荐等级：Class Ⅱ，大多数情况下推荐使用。

摘要：《中国成人急性淋巴细胞白血病诊断与治疗指南（2021 年版）》推荐含长春地辛的 VDP 方案（以长春地辛、蒽环类药物、糖皮质激素为基础）用于 60 岁以下 Ph 阳性的急性淋巴细胞白血病的治疗[2]。

参 考 文 献

[1] NMPA. 硫酸长春地辛说明书 .2015.

[2] 中国抗癌协会血液肿瘤专业委员会，中华医学会血液学分会白血病淋巴瘤学组 . 中国成人急性淋巴细胞白血病诊断与治疗指南（2021年版）. 中华血液学杂志，2021，42（9）：705-716.

依托泊苷 Etoposide

【已批准的适应证】

1. 用于治疗小细胞肺癌 与顺铂或卡铂联合使用作为小细胞肺癌的一线治疗。

（1）用于局限期小细胞肺癌的初始治疗。

（2）用于广泛期小细胞肺癌的一线治疗。

2.用于治疗非霍奇金淋巴瘤

3.用于治疗难治性睾丸肿瘤　与其他批准的化疗药物联合使用治疗已接受过适当外科治疗、化疗和放疗的患者。

4.用于治疗卵巢癌　对铂类药物耐药的上皮性卵巢癌患者首选无铂药物的治疗方案,即多西他赛、口服依托泊苷、吉西他滨、每周紫杉醇联合或不联合帕唑帕尼、多柔比星脂质体联合或不联合贝伐珠单抗、每周紫杉醇/贝伐珠单抗(2A 类)、托泊替康联合或不联合贝伐珠单抗以及单药序贯治疗。

5.用于治疗噬血细胞性淋巴组织细胞增生症　HLH-1994 方案(包括地塞米松、环孢素和依托泊苷)能够提高患有噬血细胞性淋巴组织细胞增生症的儿童的生存率。

6.用于治疗实体瘤

7.用于治疗白血病

【说明书之外的适应证及依据等级】

1.用于治疗少见组织病理学类型卵巢肿瘤(LCOH)　根据《NCCN 临床实践指南:卵巢癌包括输卵管癌和原发性腹膜癌(2023.v1)》,推荐依托泊苷作为可选初次全身治疗药物(2B 类推荐)[2]。

摘要:

(1)对于恶性生殖细胞肿瘤初次全身治疗可选用 BEP 方案或依托泊苷/卡铂方案。

1)BEP 方案:博来霉素每周 30 单位+依托泊苷 100mg/m², 第 1~5 天;顺铂 20mg/m², 第 1~5 天;每 21 天 1 个周期,低风险者共 3 个周期(2B 类推荐),或高风险者 4 个周期。

2)依托泊苷/卡铂方案:对于某些ⅠB~Ⅲ期无性细胞瘤已切除的选择性患者,卡铂 400mg/m²;Ⅳ期, 第 1 天;依托泊苷 120mg/m², 第 1~3 天;每 4 周一次,共 3 个周期。

(2)对于恶性的性索间质肿瘤初次全身治疗可选用 BEP 方案(2B 类推荐)。

2. 用于治疗多发性骨髓瘤　根据《NCCN 临床实践指南：多发性骨髓瘤（2023.v1）》，推荐依托泊苷与其他药物联合使用，可用于适宜移植者及经治多发性骨髓瘤患者的治疗（在特定情况下使用）[3]。

摘要[3-4]：

（1）用于适宜移植者的多发性骨髓瘤患者的治疗。VTD-PACE 方案：地塞米松 / 沙利度胺 / 顺铂 / 多柔比星 / 环磷酰胺 / 依托泊苷 / 硼替佐米。

（2）用于经治多发性骨髓瘤患者的治疗。① DCEP±B 方案：地塞米松 / 环磷酰胺 / 依托泊苷 / 顺铂±硼替佐米；② DT-PACE±V 方案：地塞米松 / 沙利度胺 / 顺铂 / 多柔比星 / 环磷酰胺 / 依托泊苷±硼替佐米。

3. 用于治疗儿童髓母细胞瘤　用于年龄<3 岁，手术后 2~4 周开始辅助化疗，化疗方案为环磷酰胺+长春新碱 / 大剂量甲氨蝶呤 / 卡铂+依托泊苷交替化疗，共 12 个疗程。

摘要：依托泊苷可用于年龄<3 岁的儿童髓母细胞瘤患者的常规化疗。一项纳入 72 例复发性髓母细胞瘤患儿（3~15 岁）的研究将患儿随机分为 CE 组和对照组，CE 组采用依托泊苷+卡铂给药方式化疗；对照组采用经典伊立替康+替莫唑胺+长春新碱方案化疗。治疗后 CE 组的完全缓解率（CR）和总缓解率（OR）分别为 41.67%（15/36）和 94.44%（34/36），$P<0.05$。治疗后 CE 组的 KPS 评分和 PedsQLTM 4.0 评分分别为（80±8）分和（89±11）分（$P<0.05$）。CE 组和对照组总生存率分别为 78.8%（26/33）和 55.9%（19/34），$P<0.05$。CE 组化疗期间共出现 10 例 3 级以上不良反应，发生率为 27.78%（10/36），对照组化疗期间共出现 9 例 3 级以上不良反应，发生率为 25.00%（9/36）。这项研究表明依托泊苷联合卡铂方案能够明显提高患儿临床缓解率，延长患儿总生存率，同时未显著增加化疗不良反应[5-6]。

参 考 文 献

[1] CFDA. 依托泊苷药品说明书 .2015.

[2] NCCN.NCCN Guidelines: Ovarian Cancer/Fallopian Tube Cancer/ Primary Peritoneal Cancer.[2023-01-10].https：//www.nccn.org/ professionals/physician_gls/pdf/ovarian.pdf.

[3] NCCN.NCCN Guidelines: Multiple Myeloma [2023-01-10].https：// www.nccn.org/professionals/physician_gls/pdf/myeloma.pdf.

[4] 中国医师协会血液科医师分会，中华医学会血液学分会，中国医师 协会多发性骨髓瘤专业委员会 . 中国多发性骨髓瘤诊疗指南（2020 年修订）. 中华内科杂志，2020，59（5）：341-346.

[5] 倪鑫 . 儿童髓母细胞瘤诊疗规范（2021 年版）. 全科医学临床与教育， 2021，19（7）：581-584.

[6] 潘露萍，石武杰，沈志鹏 . 依托泊苷联合卡铂用于复发性髓母细胞 瘤患儿的疗效与安全性 . 中国临床药理学与治疗学，2020，25（2）： 189-195.

伊立替康 Irinotecan

【已批准的适应证】

用于晚期大肠癌患者的治疗，对于氟尿嘧啶（5-FU）化疗失败的患 者，可作为二线治疗。

【说明书之外的用法及依据等级】

1. 用于治疗广泛期小细胞肺癌（SCLC） 《NCCN 临床实践指 南：小细胞肺癌（2023.v3）》《中国临床肿瘤学会（CSCO）小细胞肺 癌诊疗指南 2022》推荐伊立替康联合或单药用于广泛期 SCLC 的治 疗[1-2]。

Micromedex 有效性、推荐等级和证据强度：

有效性等级：Class Ⅱa（成人），证据支持有效。

推荐等级：联合卡铂 Class Ⅱb（成人）；联合顺铂 Class Ⅱa（成人）。

证据强度：Category B（成人）。

摘要：伊立替康是一种抗难治性或复发性 SCLC 的药物，可单药或与其他药物联合治疗 SCLC 患者。在一项单臂Ⅱ期临床研究中，16 例难治性或复发性 SCLC 患者使用伊立替康 100mg/m²，i.v.gtt.，每周重复，随后根据不良反应调整剂量进行治疗。15 例患者可评估疗效、不良反应和生存状况。其中 7 例有效（47%；95%CI: 21.4%~71.9%），中位应答时间为 58 天；主要不良反应是骨髓抑制（白细胞减少为主）、腹泻和肺毒性[3]。

2. 用于治疗胃癌（二线治疗） 《NCCN 临床实践指南：胃癌（2022.v2）》及《中国临床肿瘤学会（CSCO）胃癌诊疗指南 2022》推荐伊立替康联合或单药用于晚期胃癌的治疗[4-5]。

Micromedex 有效性、推荐等级和证据强度：

有效性等级：Class Ⅱa（成人），证据支持有效。

推荐等级：Class Ⅱb（成人）。

证据强度：Category B（成人）。

摘要：伊立替康和紫杉醇的总生存期（OS）无统计学差异，两者都是晚期胃癌合理的二线治疗选择。一项前瞻性、多中心、随机、开放Ⅲ期临床试验比较紫杉醇单周和伊立替康双周治疗对晚期胃癌患者的治疗效果。108 例患者使用紫杉醇 80mg/m²，d1、d8、d15，每 4 周重复；112 例患者使用伊立替康 150mg/m²，d1、d15，每 4 周重复。其中 219 例患者符合分析要求，紫杉醇组 OS 的中位数为 9.5 个月（95%CI: 8.4~10.7），伊立替康组为 8.4 个月（95%CI: 7.6~9.8），两组之间无显著差异（HR=1.13；95%CI: 0.86~1.49；P=0.38）。紫杉醇组 PFS 中位数为 3.6 个月（95%CI: 3.3~3.8），伊立替康组为 2.3 个月（95%CI: 2.2~3.1），两组差异无统计学意义（HR=1.14；95%CI: 0.88~1.49；P=0.33）。紫杉醇组 RR 为 20.9%（19/91），伊立替康组为 13.6%（12/88），P=0.24。常见 3~4 级不良反应为中性粒细胞减少（紫杉醇组 28.7%；伊立替康组

39.1%），贫血（紫杉醇组 21.3%；伊立替康组 30.0%），厌食（紫杉醇组 7.4%；伊立替康，17.3%）。治疗相关死亡 2 例（1.8%），发生在伊立替康组。紫杉醇治疗后行三线化疗 97 例（89.8%），伊立替康 80 例（72.1%）（P=0.001）[6]。

3. 用于治疗食管癌　《NCCN 临床实践指南：食管和胃食管连接部癌（2022.v5)》及《中国临床肿瘤学会（CSCO）食管癌诊疗指南 2022》推荐伊立替康联合或单药用于晚期食管癌的治疗[7-8]。

Micromedex 有效性、推荐等级和证据强度：

有效性等级：Class Ⅱa（成人），证据支持有效。

推荐等级：Class Ⅱb（成人）。

证据强度：Category B（成人）。

摘要：在复发性或转移性食管鳞癌患者中，伊立替康联合替吉奥作为二线或三线治疗，与替吉奥单药治疗相比，显著延长 PFS，并具有相似的耐受性。

一项前瞻性、随机、多中心、开放标签的Ⅲ期临床试验显示，123 例晚期食管鳞癌患者接受伊立替康 160mg/m^2 d1 与替吉奥联合治疗（n=61），每 2 周重复或替吉奥单药治疗（n=62），经 29.2 个月的中位随访（95%CI：17.5~40.9 个月），伊立替康联合替吉奥组的中位 PFS 明显长于替吉奥单药组［3.8 个月（95%CI：2.9~4.3 个月）vs 1.7 个月（95%CI：1.4~2.7 个月），HR=0.58，95%CI：0.38~0.86，P=0.006］。伊立替康联合替吉奥组的客观有效率为 24.6%，替吉奥单药组为 9.7%（P=0.002）。联合组出现 3~4 级白细胞减少（16.4% vs 0%）、中性粒细胞减少（14.8% vs 1.6%）及恶心（4.9% vs 0%）的患者增加。两组 3~4 级腹泻无显著差异，也无治疗相关死亡[9]。

4. 用于治疗卵巢癌　《NCCN 临床实践指南：卵巢上皮性癌 / 输卵管癌 / 原发性腹膜癌（2023.v1)》《中国临床肿瘤学会（CSCO）卵巢癌诊疗指南 2022》推荐伊立替康为卵巢上皮性癌（包括 LCOC）/ 输卵管癌 / 原发性腹膜癌复发的可选治疗药物之一[10-11]。

Micromedex 有效性、推荐等级和证据强度：

有效性等级：Class Ⅱa（成人），证据支持有效。

推荐等级：Class Ⅱb（成人）。

证据强度：Category B（成人）。

摘要：伊立替康联合顺铂（CPT-P 方案）对比紫杉醇联合卡铂（TC 方案）治疗卵巢透明细胞癌无显著的生存获益；两种方案都有很好的耐受性，但毒性不同。

一项Ⅲ期临床试验评价 CPT-P 方案对比 TC 方案治疗卵巢透明细胞癌的疗效与安全性。研究共纳入 667 例Ⅰ~Ⅳ期卵巢透明细胞癌患者，符合评价标准的患者 619 例。CPT-P 组 314 例接受伊立替康 60mg/m² d1、d8、d15，联合顺铂 60mg/m² d1，每 4 周一次，共 6 个周期；TC 组 309 例接受紫杉醇 175g/m² 联合卡铂 AUC=6mg/（ml·min）d1，每 3 周一次，共 6 个周期。中位随访 44.3 个月，CPT-P 组 2 年无进展生存率 73.0%，TC 组 77.6%（HR=1.17；95%CI: 0.87~1.58；P=0.85）。2 年生存率 CPT-P 组为 85.5%，TC 组为 87.4%（HR=1.13；95%CI: 0.80~1.61；单侧 P=0.76）。CPT-P 组 3~4 级厌食症、腹泻、恶心、呕吐和发热性中性粒细胞减少症的发生率较高[12]。

参 考 文 献

[1] NCCN.NCCN guidelines version 3.2023.Small Cell Lung Cancer. [2022-12-21].https://www.nccn.org/guidelines/guidelines-detail?category=1&id=1462.

[2] 中国临床肿瘤学会指南工作委员会.中国临床肿瘤学会（CSCO）小细胞肺癌诊疗指南 2022.北京：人民卫生出版社，2022.

[3] MASUDA N, FUKUOKA M, KUSUNOKI Y, et al.CPT-11: a new derivative of camptothecin for the treatment of refractory or relapsed small-cell lung cancer.Journal of Clinical Oncology, 1992, 10(8): 1225-1229.

［4］NCCN.NCCN guidelines version 2.2022.Gastric Cancer.［2022-01-11］.https：//www.nccn.org/guidelines/guidelines-detail?category=1&id=1434.

［5］中国临床肿瘤学会指南工作委员会.中国临床肿瘤学会（CSCO）胃癌诊疗指南 2022.北京：人民卫生出版社，2022.

［6］HIRONAKA S，UEDA S，YASUI H，et al.Randomized，open-label，phase Ⅲ study comparing irinotecan with paclitaxel in patients with advanced gastric cancer without severe peritoneal metastasis after failure of prior combination chemotherapy using fluoropyrimidine plus platinum：WJOG 4007 trial.Journal of Clinical Oncology，2013，31（35）：4438-4444.

［7］NCCN.NCCN guidelines version 5.2022.Esophageal and esophagogastric junction cancers.［2022-12-05］.https：//www.nccn.org/guidelines/guidelines-detail?category=1&id=1433.

［8］中国临床肿瘤学会指南工作委员会.中国临床肿瘤学会（CSCO）食管癌诊疗指南 2022.北京：人民卫生出版社，2022.

［9］HUANG J，XU B，LIU Y，et al.Irinotecan plus S-1 versus S-1 in patients with previously treated recurrent or metastatic esophageal cancer（ESWN 01）：a prospective randomized，multicenter，open-labeled phase 3 trial.Cancer Communications（London，England），2019，39（1）：16.

［10］NCCN.NCCN guidelines version1.2023.Ovarian Cancer/Fallopian Tube Cancer/Primary Peritoneal Cancer.［2022-12-22］.https：//www.nccn.org/guidelines/guidelines-detail?category=1&id=1453.

［11］中国临床肿瘤学会指南工作委员会.中国临床肿瘤学会（CSCO）卵巢癌诊疗指南 2022.北京：人民卫生出版社，2022.

［12］SUGIYAMA T，OKAMOTO A，ENOMOTOT，et al.Randomized phase Ⅲ trial of irinotecan plus cisplatin compared with paclitaxel plus carboplatin as first-line chemotherapy for ovarian clear cell carcinoma: JGOG3017/GCIG trial.Journal of Clinical Oncology, 2016, 34(24): 2881-2887.

托泊替康 Topotecan

【已批准的适应证】

1. **用于治疗小细胞肺癌** 用于对化疗敏感且一线化疗失败的小细胞肺癌。

2. **用于治疗卵巢癌** 用于初始化疗或序贯化疗失败的转移性卵巢癌。

【说明书之外的适应证及依据等级】

1. **用于治疗复发性或难治性ⅣB期宫颈癌** 美国FDA已批准托泊替康联合顺铂用于治疗复发性或难治性ⅣB期宫颈癌[1]。

Micromedex有效性、推荐等级和证据强度:

有效性等级:治疗有效(成人)。

推荐等级: Class Ⅱa(成人)。

证据强度: Category B(成人)。

摘要:GOG 0179试验纳入147例不能手术和放疗的复发性或难治性ⅣB期宫颈癌患者,随机分为托泊替康($0.75mg/m^2$, d1~d3, 每3周1次)联合顺铂($50mg/m^2$, d1, 每3周1次)组和顺铂单药($50mg/m^2$, d1, 每3周1次)组。与顺铂单药组相比,托泊替康联合顺铂组OS显著延长[9.4个月 vs 6.5个月; HR=0.76(95%CI: 0.59~0.98)][2]。

2. **用于治疗转移或复发的不可切除的尤文肉瘤** 《中国临床肿瘤学会(CSCO)软组织肉瘤诊疗指南2022》推荐托泊替康与环磷酰胺作为转移或复发的不可切除的尤文肉瘤二线化疗方案。《NCCN临床实践指南:骨癌(2022.v1)》中推荐环磷酰胺联合托泊替康用于转移或复发的尤文肉瘤的二线治疗。《尤文肉瘤肿瘤家族(ESFT)临床循证诊疗指南》中推荐使用托泊替康与环磷酰胺和替莫唑胺联合治疗复发或难治性骨组织肉瘤[3-5]。

Micromedex 有效性、推荐等级和证据强度：

有效性等级：治疗有效（成人）。

推荐等级：Class Ⅱa（成人）。

证据强度：Category B（成人）。

摘要：纳入 54 例接受一线和二线治疗后复发和进展的尤文肉瘤患者，使用托泊替康（$0.75mg/m^2$，d1~d5，每 3 周一次）联合环磷酰胺（$250mg/m^2$，d1~d5，每 3 周一次）治疗，5 例患者被排除，纳入分析的 49 例患者中，16 例 PR，13 例 SD，14 例 PD，2 例 MR，4 例无反应。大于 1 年的 OS 为 0.61（95%*CI*：0.47~0.74）。托泊替康与环磷酰胺和替莫唑胺联合治疗复发或难治性骨组织肉瘤时有可观的反应率。对 54 例复发或难治性骨组织肉瘤患者，环磷酰胺和托泊替康在 44% 患者中展现了治疗反应（35% 患者完全反应，9% 部分反应）。在中位随访时间 23 个月后，26% 患者处于持续性缓解期。具体用药方案为：联合环磷酰胺使用，托泊替康一次 $0.75mg/m^2$，环磷酰胺一次 $250mg/m^2$，均于第 1~5 日给药[6-12]。

3. 用于治疗儿童及青少年尤文肉瘤　托泊替康联合其他药物用于儿童及青少年尤文肉瘤的化疗。

Micromedex 有效性、推荐等级和证据强度：

有效性等级：治疗有效（儿童）。

推荐等级：Class Ⅲ（儿童）。

证据强度：Category B（儿童）。

摘要：推荐 VDC 化疗方案（长春新碱、多柔比星、环磷酰胺）治疗，多柔比星累计剂量大于 $360mg/m^2$ 时，可将化疗方案替换为 VTC 化疗方案（托泊替康、长春新碱、环磷酰胺）[7, 10]。

4. 用于治疗转移或复发的不可切除的非多形性横纹肌肉瘤　《中国临床肿瘤学会（CSCO）软组织肉瘤诊疗指南 2022》中推荐托泊替康与环磷酰胺作为转移或复发的不可切除的非多形性横纹肌肉瘤的二线化

疗方案[13]。

Micromedex 有效性、推荐等级和证据强度：

有效性等级：证明不足（儿童）。

推荐等级：Class Ⅱb（儿童）。

证据强度：Category B（儿童）。

摘要：14 例既往治疗过的横纹肌肉瘤患者在接受托泊替康治疗后未观察到反应。儿童肿瘤组的Ⅱ期临床试验共纳入 141 例复发和进展性实体瘤患者（年龄 1~23 岁）。每天托泊替康剂量给予 2mg/m², 30 分钟输注 5 天。这个循环每 3 周重复一次。主要不良反应是骨髓抑制。

参 考 文 献

[1] FDA.Topotecan label.2018.

[2] LONG H J，BUNDY B N，GRENDYS E C，et al.：Randomized phase Ⅲ trial of cisplatin with or without topotecan in carcinoma of the uterine cervix：a Gynecologic Oncology Group Study.Journal of Clinical Oncology，2005，23（21）：4626-4633.

[3] 中国临床肿瘤学会指南工作委员会.中国临床肿瘤学会（CSCO）软组织肉瘤诊疗指南 2022.北京：人民卫生出版社，2022.

[4] National Comprehensive Cancer Network.NCCN Clinical Practice Guidelines in Oncology Bone Cancer（Version 1.2022）.［2021-09-09］.https：//www.nccn.org/login?ReturnURL=https：//www.nccn.org/professionals/physician_gls/pdf/bone.pdf.

[5] 中国医师协会骨科医师分会骨肿瘤专业委员会.尤文肉瘤肿瘤家族（ESFT）临床循证诊疗指南.中华骨与关节外科杂志，2018，11（4）：260-275.

[6] HUNOLD A，WEDDELING N，PAULUSSEN M，et al.Topotecan and cyclophosphamide in patients with refractory or relapsed ewing tumors.

Pediatric Blood and Cancer, 2006, 47 (6): 795-800.

[7] BERNSTEIN M L, DEVIDAS M, LAFRENIERE D, et al.Intensive therapy with growth factor support for patients with Ewing tumor metastatic at diagnosis: Pediatric Oncology Group/ Children's Cancer Group Phase Ⅱ Study 9457——a report from the Children's Oncology Group.Journal of Clinical Oncology, 2006, 24 (1): 152-159.

[8] CASEY D A, WEXLER L H, MERCHANT M S, et al.Irinotecan and temozolomide for Ewing sarcoma: the Memorial Sloan-Kettering experience.Pediatric Blood and Cancer, 2009, 53 (6): 1029-1034.

[9] KUSHNER B H, KRAMER K, MEYERS P A, et al.Pilot study of topotecan and high-dose cyclophosphamide for resistant pediatric solid tumors.Medical and Pediatric Oncology, 2000, 35 (5): 468-474.

[10] SAYLORS R L, STINE K C, SULLIVAN J, et al.Cyclophosphamide plus topotecan in children with recurrent or refractory solid tumors: a Pediatric Oncology Group phase Ⅱ study.Journal of Clinical Oncology, 2001, 19 (15): 3463-3469.

[11] WAGNER L M, CREWS K R, IACONO L C, et al.Phase Ⅰ trial of temozolomide and protracted irinotecan in pediatric patients with refractory solid tumors.Clinical Cancer Research, 2004, 10 (3): 840-848.

[12] WAGNER L M, MCALLISTER N, GOLDSBY R E, et al.Temozolomide and intravenous irinotecan for treatment of advanced Ewing sarcoma.Pediatric Blood and Cancer, 2007, 48 (2): 132-139.

[13] 中华人民共和国国家卫生健康委员会. 儿童及青少年尤文肉瘤诊疗规范（2019 年版）.[2021-09-09].http://guide.medlive.cn/guideline/18954.

紫杉醇 Paclitaxel

【已批准的适应证】

1. 用于治疗卵巢癌

2. 用于治疗乳腺癌

3. 用于治疗非小细胞肺癌　与铂类联合用于非小细胞肺癌的新辅助化疗、辅助化疗、局部晚期的治疗，或驱动基因阴性复发转移性非小细胞肺癌的一线治疗。

4. 用于治疗艾滋病相关性卡波氏肉瘤

【说明书之外的适应证及依据等级】

1. 用于治疗胃癌　新辅助化疗为紫杉醇 $50mg/m^2$，第一天用药，静脉滴注时间大于 3 小时，联合卡铂 AUC=2，第一天用药，每周 1 次，连续 5 周。晚期转移性胃癌的治疗：单药紫杉醇 $80mg/m^2$，静脉滴注时间大于 3 小时，每周 1 次，连用 3 周停用 1 周，每 28 天重复；联合化疗紫杉醇 $135\sim175mg/m^2$，静脉滴注时间大于 3 小时，每 3 周 1 次[1-2]。

Micromedex 有效性、推荐等级和证据强度：

有效性等级：治疗有效（成人）。

推荐等级：Class Ⅱb（成人）。

证据强度：Category B（成人）。

摘要：推荐紫杉醇+卡铂（TC 方案）为术前化放疗首选方案之一（1 类证据）。同时，紫杉醇单药或联合顺铂或卡铂作为无法切除的局部晚期、复发或转移性胃癌的一线备选方案，其中紫杉醇单药每周 1 次方案亦为无法切除的局部晚期、复发或转移性胃癌的二线首选方案（1 类证据）。在紫杉醇每 3 周 1 次方案中 NCCN 临床实践指南推荐剂量为紫杉醇 $135\sim250mg/m^2$，高于 CSCO 诊疗指南推荐剂量 $135\sim175mg/m^2$[1-2]。

2. 用于治疗宫颈癌及子宫癌　联合化疗紫杉醇 $135\sim175mg/m^2$，静脉输注，时间不少于 3 小时，每 21 天重复[3-6]。

Micromedex 有效性、推荐等级和证据强度：

有效性等级：治疗有效（成人）。

推荐等级：Class Ⅱb（成人）。

证据强度：Category B（成人）。

摘要：紫杉醇+顺铂±贝伐珠单抗作为复发或转移性宫颈癌的一线联合化疗方案；紫杉醇联合卡铂或托泊替康，单药紫杉醇亦可作为晚期宫颈癌的一线治疗方案。紫杉醇+卡铂作为复发、转移或高风险病变的子宫内膜癌首选的多药化疗方案，紫杉醇+卡铂+曲妥珠单抗用于Ⅲ期/Ⅳ期或复发的 HER-2 阳性子宫浆液性腺癌，紫杉醇+卡铂+贝伐珠单抗仅用于晚期及复发病例，单药紫杉醇亦可用于不可耐受多药的患者[3-6]。

3. 用于治疗头颈部鳞癌　紫杉醇 $100mg/m^2$，第 1、8 天用药，联合卡铂 AUC=2.5，第 1、8 天用药，静脉输注，紫杉醇静脉输注时间不少于 3 小时，每 21 天重复，共 4~6 周期；紫杉醇 $175mg/m^2$，第 1 天用药，联合顺铂 $75mg/m^2$，第 1 天用药，静脉输注，紫杉醇静脉输注时间不少于 3 小时，每 21 天重复，共 4~6 周期；单药紫杉醇 $80mg/m^2$，静脉输注，每周 1 次，连用 3 周停用 1 周，每 28 天重复[7-9]。

Micromedex 有效性、推荐等级和证据强度：

有效性等级：治疗有效（成人）。

推荐等级：Class Ⅱb（成人）。

证据强度：Category B（成人）。

摘要：顺铂联合紫杉醇是复发转移性头颈部鳞癌（非鼻咽癌）一线化疗方案之一；对于一线无法耐受铂类药物的患者，紫杉醇单药联合西妥昔单抗是合理的选择；如果一线治疗没有接受过紫杉类药物，二线治疗使用紫杉醇具有一定的挽救治疗效果。卡铂联合紫杉醇也可作为复发转移性鼻咽癌一线治疗的备选方案[7-9]。

4. 用于治疗膀胱癌和尿路上皮癌　紫杉醇联合顺铂、吉西他滨一线化疗，紫杉醇 $80mg/m^2$，第 1 天用药，顺铂 $70mg/m^2$，第 1、2 天用药，吉西他滨 $1\ 000mg/m^2$，第 1、8 天用药，每 3 周 1 次。二线治疗为单药紫杉醇 135~175mg/m², 静脉输注, 每 3 周 1 次[10-11]。

Micromedex 有效性、推荐等级和证据强度:

有效性等级: 治疗有效(成人)。

推荐等级: Class Ⅱb(成人)。

证据强度: Category B(成人)。

摘要:《NCCN 临床实践指南:膀胱癌(2022.v3)》推荐紫杉醇作为局部晚期或转移性膀胱癌的一线治疗方案中不耐受顺铂的部分患者的替代方案或后续治疗。同时也用于保留膀胱放化疗的放射增敏化疗,或同时进行放疗增敏化疗与常规治疗。《中国临床肿瘤学会(CSCO)尿路上皮癌诊疗指南 2022》推荐紫杉醇+吉西他滨 ± 顺铂作为耐受或不耐受顺铂的转移性尿路上皮癌的一线治疗(2A 类证据)。单药紫杉醇用于转移性尿路上皮癌的二线治疗(2A 类证据)。一项紫杉醇+顺铂+吉西他滨方案(PCG 方案)与吉西他滨+顺铂用于晚期尿路上皮癌一线治疗的随机对照Ⅲ期临床研究(EORTC30987)显示两组的客观有效率分别为 55.5% 与 43.6%,中位无进展生存期为 8.3 个月与 7.6 个月,中位总生存期为 15.8 个月与 12.7 个月[10-11]。

5. 用于治疗食管癌 紫杉醇与顺铂联合用于围手术期化疗,紫杉醇 150mg/m² 静脉注射,第 1 天用药,顺铂 50mg/m² 静脉注射,第 1 天用药,每 2 周重复。紫杉醇+顺铂 / 卡铂用于晚期化疗,紫杉醇 175mg/m² 静脉注射,第 1 天用药,顺铂 75mg/m² 静脉注射,第 1 天用药,每 3 周重复;紫杉醇 90mg/m² 静脉注射,第 1 天用药,卡铂 AUC=5 静脉注射,第 1 天用药,每 3 周重复。单药紫杉醇 135~175mg/m² 静脉注射,第 1 天用药,每 3 周重复。或单药紫杉醇 80mg/m² 静脉注射,第 1、8、15、22 天用药,每 4 周重复[12-15]。

Micromedex 有效性、推荐等级和证据强度:

有效性等级: 治疗有效(成人)。

推荐等级: Class Ⅱb(成人)。

证据强度: Category B(成人)。

摘要:《中国临床肿瘤学会(CSCO)食管癌诊疗指南 2022》推荐紫杉醇+顺铂作为围手术期食管鳞癌化疗方案之一。含紫杉醇的三药联合方案 I 级推荐用于体力状况(performance status,PS)评分良好、可配合定期行不良反应评估的食管腺癌患者的一线治疗(1A 类证据)。紫杉醇+顺铂+卡瑞利珠单抗 II 级推荐作为远处转移性食管鳞癌的一线治疗(1A 类证据),紫杉醇+顺铂 / 奈达铂 II 级推荐作为食管鳞癌的一线治疗(2A 类证据)。单药紫杉醇作为食管癌二线及以上治疗[12-15]。

6. 用于治疗小细胞肺癌　单药紫杉醇 $80mg/m^2$ 静脉注射,每周 1 次,连用 6 周,每 8 周重复[16]。

Micromedex 有效性、推荐等级和证据强度:

有效性等级:治疗有效(成人)。

推荐等级: Class IIb(成人)。

证据强度: Category B(成人)。

摘要:《中国临床肿瘤学会(CSCO)小细胞肺癌诊疗指南 2022》中将紫杉醇单药治疗作为距离一线治疗结束 6 个月内复发或进展患者的二线治疗的 II 级推荐(2A 类证据)[16]。

7. 用于治疗黑色素瘤　紫杉醇±卡铂±贝伐珠单抗:紫杉醇 $175mg/m^2$ 静脉注射,第 1 天用药;卡铂 AUC=5 静脉注射,第 1 天用药;贝伐珠单抗 5mg/kg 静脉注射,第 1、15 天用药,该方案每 4 周重复[17-18]。

Micromedex 有效性、推荐等级和证据强度:

有效性等级:治疗有效(成人)。

推荐等级: Class IIb(成人)。

证据强度: Category B(成人)。

摘要:《中国临床肿瘤学会(CSCO)黑色素瘤诊疗指南 2022》 II 级专家推荐紫杉醇±铂类±抗血管药物作为无脑转移且肿瘤负荷偏大或减瘤为首要目的的皮肤黑色素瘤晚期的一线治疗,或存在脑转移的播散性(不可切除)IV 期患者。 I 级推荐紫杉醇±铂类±抗血管药物作为一线未使用过的无脑转移皮肤黑色素瘤的二线治疗[17-18]。

8. 用于治疗外阴癌　联合用药紫杉醇 175mg/m² 静脉注射，第 1 天用药。单药紫杉醇 135~175mg/m² 静脉注射，第 1 天用药，每 3 周重复[18]。

Micromedex 有效性、推荐等级和证据强度：

该数据库暂未收录该超说明书用药适应证。

摘要：《NCCN 临床实践指南：宫颈癌（2023.v1）》推荐紫杉醇+顺铂 / 卡铂或紫杉醇+顺铂+贝伐珠单抗用于晚期或复发转移性外阴癌的首选方案，单药紫杉醇作为晚期或复发转移性外阴癌的备选方案（2B 类证据）。在一项有 31 例晚期、复发 / 转移性外阴癌患者参与的 Ⅱ 期临床试验中，紫杉醇显示出中度有效性，获得了 14% 的缓解率和 2.6 个月的无进展生存期[18]。

9. 用于治疗胸腺瘤与胸腺癌　紫杉醇+卡铂用于晚期胸腺癌首选化疗方案，紫杉醇 200mg/m² 静脉滴注，第 1 天用药，卡铂 AUC=6 静脉注射，第 1 天用药，每 3 周重复。单药紫杉醇用于胸腺瘤与胸腺癌的二线治疗，紫杉醇 80mg/m² 静脉滴注，第 1、8 天用药，每 3 周重复[20-21]。

Micromedex 有效性、推荐等级和证据强度：

该数据库暂未收录该超说明书用药适应证。

摘要：《NCCN 临床实践指南：胸腺瘤与胸腺癌（2023.v1）》推荐紫杉醇+卡铂用于胸腺癌全身治疗的首选方案。单药紫杉醇作为胸腺瘤与胸腺癌全身治疗的二线方案[20-21]。

10. 用于治疗原发灶不明的肿瘤　紫杉醇+卡铂±依托泊苷用于腺癌化疗方案，紫杉醇 200mg/m² 静脉注射，时间大于 3 小时，第 1 天用药，卡铂 AUC=6 静脉注射，第 1 天用药，依托泊苷 50mg/d 口服与100mg/d 口服交替进行，第 1~10 天用药，每 3 周重复。紫杉醇+卡铂或顺铂用于鳞癌化疗方案，紫杉醇 200mg/m² 静脉滴注，第 1 天用药，卡铂 AUC=6 静脉注射，第 1 天用药，或顺铂 60mg/m² 静脉注射，第 1 天用药，每 3 周重复[22-25]。

Micromedex 有效性、推荐等级和证据强度：

有效性等级：治疗有效（成人）。

推荐等级：Class Ⅱ b（成人）。

证据强度：Category B（成人）。

摘要：《NCCN 临床实践指南：原发灶不明的肿瘤（2023.v3）》推荐紫杉醇+卡铂±依托泊苷用于原发隐匿性肿瘤腺癌治疗，推荐紫杉醇+卡铂/顺铂用于原发隐匿性肿瘤鳞癌治疗。在一项多中心Ⅱ期研究中，紫杉醇和卡铂加贝伐珠单抗和厄洛替尼联合方案在原发隐匿性肿瘤患者的一线治疗中具有活性且耐受良好。在中位随访 19 个月后，中位无进展期和 2 年总生存率分别为 8 个月和 27%。在另一项Ⅱ期研究中，以紫杉类药物为基础的化疗与长期生存相关，1 年、2 年、3 年、4 年生存率分别为 42%、22%、17% 和 17%，中位生存时间为 10 个月[22-25]。

11. 用于治疗睾丸癌　紫杉醇+异环磷酰胺+卡铂+依托泊苷方案，紫杉醇 200mg/m² 静脉注射，时间大于 24 小时，第 1 天用药，异环磷酰胺 2 000mg/m² 静脉注射，时间大于 4 小时，第 2~4 天用药，每 14 天重复，共 2 周期后序贯卡铂+依托泊苷；卡铂 AUC=7~8 静脉注射，时间大于 1 小时，第 1~3 天用药，依托泊苷 400mg/m² 静脉注射，第 1~3 天用药，在 14~21 天给予外周血干细胞支持，间隔 3 个周期。紫杉醇+吉西他滨+奥沙利铂方案，紫杉醇 80mg/m² 静脉注射，时间大于 1 小时，第 1、8 天用药，吉西他滨 800mg/m² 静脉注射，时间大于 30 分钟，第 1、8 天用药，奥沙利铂 130mg/m² 静脉注射，时间大于 2 小时，第 1 天用药，每 21 天 1 个周期，共 8 个周期。紫杉醇+吉西他滨方案，紫杉醇 100mg/m² 静脉注射，时间大于 1 小时，第 1、8、15 天用药，吉西他滨 1 000mg/m² 静脉注射，时间大于 30 分钟，第 1、8、15 天用药，每 28 天为 1 个周期，共 6 个周期[26-29]。

Micromedex 有效性、推荐等级和证据强度：

有效性等级：治疗有效（成人）。

推荐等级：Class Ⅱ b（成人）。

证据强度：Category C（成人）。

摘要：《NCCN 临床实践指南：睾丸癌（2023.v1）》推荐紫杉醇+异环磷酰胺+卡铂+依托泊苷在转移性生殖细胞肿瘤的二线治疗中作为高剂量化疗方案首选之一，同时也用于既往未使用过高剂量化疗方案的三线治疗方案。紫杉醇+吉西他滨±奥沙利铂也用于既往使用或未使用过高剂量化疗方案的三线治疗方案[27-29]。

参 考 文 献

[1] HAGEN P V, HULSHOF M C, LANSCHOT J J, et al.Preoperative chemoradiotherapy for esophageal or junctional cancer.The New England Journal of Medicine, 2012, 366（22）: 2074-2084.

[2] HE M M, WANG F, XU R H, et al.Phase Ⅱ clinical trial of S-1 plus nanoparticle albumin-bound paclitaxel in untreated patients with metastatic gastric cancer.Cancer Science, 2018, 109（11）: 3575-3582.

[3] TEWARI K S, SILL M W, LONG H J, et al.Improved survival with bevacizumab in advanced cervical cancer.The New England Journal of Medicine, 2014, 370（8）: 734-743.

[4] MOORE D H, BLESSING J A, MCQUELLON R P, et al.Phase Ⅲ study of cisplatin with or without paclitaxel in stage ⅣB, recurrent, or persistent squamous cell carcinoma of the cervix: a gynecologic oncology group study.Journal of Clincal Oncology, 2004, 22（15）: 3113-3119.

[5] KUDELKA A P, WINN R, EDWARDS C L, et al.An update of a phase Ⅱ study of paclitaxel in advanced or recurrent squamous cell cancer of the cervix.Anti-cancer Drugs, 1997, 8（7）: 657-661.

[6] MILLER D, FILIACI V, FLEMING G, et al.Randomized phase Ⅲ noninferiority trial of first line chemotherapy for metastatic or recurrent endometrial carcinoma: a Gynecologic Oncology Group study. Gynecologic Oncology, 2012, 125: 771.

[7] HITT R, IRIGOYEN A, CORTES-FUNES H, et al.Phase Ⅱ study of the

combination of cetuximab and weekly paclitaxel in the first-line treatment of patients with recurrent and/or metastatic squamous cell carcinoma of head and neck.Annals of Oncology, 2012, 23(4): 1016-1022.

[8] SOULIERES D, FAIVRE S, MESIA R, et al.Buparlisib and paclitaxel in patients with platinumpretreated recurrent or metastatic squamous cell carcinoma of the head and neck (BERIL-1): a randomised, double-blind, placebo-controlled phase 2 trial.The Lancet Oncology, 2017, 18 (3): 323-335.

[9] TAN E N, KHOO K S, WEE J, et al.Phase Ⅱ trial of a paclitaxel and carboplatin combination in Asian patients with metastatic nasopharyngeal carcinoma.Annals of Oncology, 1999, 10(2): 235-237.

[10] CALABRO F, LORUSSO V, ROSATI G, et al.Gemcitabine and paclitaxel every 2 weeks in patients with previously untreated urothelial carcinoma.Cancer, 2009, 115(12): 2652-2659.

[11] MITIN T, HUNT D, SHIPLEY W U, et al.Transurethral surgery and twice-daily radiation plus paclitaxel-cisplation or fluorouracil-cisplatin with selective bladder preservation and adjuvant chemotherapy for patients with muscle invasive bladder cancer (RTOG0233): a randomized multicentre phase 2 trial.The Lancet Oncology, 2013, 14 (9): 863-872.

[12] 张良泽, 李伟伟, 崔成旭, 等. 紫杉醇联合铂类双周方案在食管鳞癌术前化疗中的应用探索. 中华肿瘤杂志, 2017, 39(3): 216-219.

[13] ZHANG L, LI W, LYU X, et al.Adjuvant chemotherapy with paclitaxel and cisplatin in lymph nodepositive thoracic esophageal squamous cell carcinoma.Chinese Journal of Cancer Research, 2017, 29(2): 149-155.

[14] ILSON D H, FORASTIERE A, ARQUETTE M, et al.A phase Ⅱ trial of a paclitaxel and cisplatin in patients with advanced carcinoma of

the esophagus.Cancer Journal, 2000, 6(5): 316-323.

[15] ILSON D H, WADLEIGH R G, LEICHMAN L P, et al.Paclitaxel given by a weekly 1-h infusion in advanced esophageal cancer.Annals of Oncology, 2007, 18(5): 898-902.

[16] YAMAMOTO N, TSURUTANI J, YOSHIMURA N, et al.Phase Ⅱ study of weekly paclitaxel for relapsed and refractory small cell lung cancer.Anticancer Research, 2006, 26(1B): 777-781.

[17] RAO R D, HOLTAN S G, INGLE J N, et al.Combination of paclitaxel and carboplatin as second-line therapy for patients with metastatic melanoma.Cancer, 2006, 106(2): 375-382.

[18] WALKER L, SCHALCH H, KING D M, et al.Phase Ⅱ trial of weekly paclitaxel in patients with advanced melanoma.Melanoma Research, 2015, 15(5): 453-459.

[19] WITTEVEEN P O, VAN DER VELDEN J, VERGOTE I, et al.Phase Ⅱ study on paclitaxel in patients with recurrent, metastatic or locally advanced vulvar cancer not amenable to surgery or radiotherapy: a study of the EORTC-GCG (European Organisation for Research and Treatment of Cancer—Gynaecological Cancer Group).Annals of Oncology, 2009, 20(9): 1511-1516.

[20] LEMMA G L, LEE J W, AISNER S C, et al.Phase Ⅱ study of carboplatin and paclitaxel in advanced thymoma and thymic carcinoma.Journal of Clinical Oncology, 2011, 29(15): 2060-2065.

[21] UMEMURA S, SEGAWA Y, FUJIWARA K, et al.A case of recurrent metastatic thymoma showing a marked response to paclitaxel monotherapy. Japanese Journal of Clinical Oncology, 2002, 32(7): 262-265.

[22] BRIASOULIS E, KALOFONOS H, BAFALOUKOS D, et al.Carboplatin plus paclitaxel in unknown primary carcinoma: A phase Ⅱ Hellenic Cooperative Oncology Group Study.Journal of Clinical

Oncology，2000，18（17）：3101-3107.

[23] PARK Y H，RYOO B Y，CHOL S J，et al.A phase Ⅱ study of paclitaxe plus cisoplatin chemotherapy in an unfavourable group of patients with cancer of unknown primary site.Japanese Journal of Clinical Oncology，2007，34（11）：681-685.

[24] HAINSWORTH J D，SPIGEL D R，THOMPSON D S，et al.Paclitaxel/carboplatin plus bevacizumab/erlotinib in the first-line treatment of patients with carcinoma of unknown primary site. Oncologist，2009，14（12）：1189-1197.

[25] GRECO F A，GRAY J，BURRIS H A，et al.Taxane-based chemotherapy for patients with carcinoma of unknown primary site. Cancer Journal，2001，7（3）：203-212.

[26] FELDMAN D R，SHEINFELD J，BAJORIN D F et al.TI-CE high-dose chemotherapy for patients with previously treated germ cell tumors：results and prognostic factor analysis.Journal of Clinical Oncology，2010，28（10）：1706-1713.

[27] EINHORN L H，WILLIAMS S D，CHAMNESS A，et al.High-dose chemotherapy and stem-cell rescue for metastatic germ-cell tumors. The New England Journal Medicine，2007，357（4）：340-348.

[28] EINHORN L H，BRAMES M J，JULIAR B，et al.Phase Ⅱ study of paclitaxel plus gemcitabine salvage chemotherapy for germ cell tumors after progression following high-dose chemotherapy with tandem transplant.Journal of Clinical Oncology，2007，25（5）：513-516.

[29] MULHERIN B P，BRAMES M J，EINHORN L H.Long-term survival with paclitaxel and gemcitabine for germ cell tumors after progression following high-dose chemotherapy with tandem transplant.American Journal of Clinical Oncology，2015，38（4）：373-376.

紫杉醇（白蛋白结合型）Paclitaxel (Albumin Bound)

【已批准的适应证】

用于治疗乳腺癌　适用于治疗联合化疗失败的转移性乳腺癌或辅助化疗后 6 个月内复发的乳腺癌。除非有临床禁忌证，既往化疗中应包括一种蒽环类抗肿瘤药[1-2]。

【说明书之外的适应证及依据等级】

1. 用于治疗局部晚期或转移性非小细胞肺癌　美国 FDA 已批准紫杉醇（白蛋白结合型）联合卡铂用于成人不适合手术或放疗的局部晚期或转移性非小细胞肺癌的一线治疗。紫杉醇（白蛋白结合型）100mg/m^{2}静脉输注 30 分钟，化疗第 1、8、15 天，卡铂 AUC=6 化疗第 1 天，每 21 天 1 个周期[3]。

Micromedex 有效性、推荐等级和证据强度：

有效性等级：证据支持有效（成人）

推荐等级：Class Ⅱb（成人）

证据强度：Category B（成人）

摘要：在一项紫杉醇（白蛋白结合型）联合卡铂与紫杉醇联合卡铂用于进展的 NSCLC 的一线治疗的Ⅲ期临床试验中，紫杉醇（白蛋白结合型）联合卡铂方案有更高的客观反应率，中位总生存期 10.7 个月 vs 9.5 个月，紫杉醇（白蛋白结合型）联合卡铂方案中发生 3/4 级神经病变和关节痛以及血液学毒性较紫杉醇联合卡铂方案小。在该试验中，紫杉醇（白蛋白结合型）100mg/m^2 化疗第 1、8、15 天静脉滴注，卡铂 AUC=6，化疗第 1 天静脉滴注，每 21 天 1 个周期[4]。

2. 用于治疗转移性黑色素瘤　美国 FDA 已批准紫杉醇（白蛋白结合型）联用于转移性黑色素瘤的一线治疗。紫杉醇（白蛋白结合型）100mg/m^2 或 150mg/m^2 静脉滴注，第 1、8、15 天给药，每 28 天 1 个周期，治疗黑色素瘤[3]。

Micromedex 有效性、推荐等级和证据强度：

该数据库暂未收录该超说明书用药适应证。

摘要： 达卡巴嗪或紫杉醇联合卡铂是恶性黑色素瘤的一线治疗药物，在两项无对照组的Ⅱ期临床试验中，应用紫杉醇（白蛋白结合型）单药或联合卡铂治疗黑色素瘤均取得满意的效果，与标准达卡巴嗪治疗方案相比客观反映率、疾病无进展期、生存期相当或略好。其中一项临床试验，紫杉醇（白蛋白结合型）100mg/m² 或 150mg/m²，第 1、8、15 天给药，28 天一周期，在之前未经化疗（chemotherapy naïve, CN）组和接受过治疗（previously treated, PT）组的黑色素瘤患者中，客观反映率分别为 21.6% 和 2.7%，疾病无进展期为 4.5 个月和 3.5 个月，生存期为 9.6 个月和 12.1 个月。在另一项临床研究中，紫杉醇（白蛋白结合型）100mg/m² 联合卡铂（AUC=2），在 CN 组和 PT 组的黑色素瘤患者中，客观反应率分别为 25.6% 和 8.8%，疾病无进展期为 4.5 个月和 4.1 个月，生存期为 11.1 个月和 10.9 个月[5-6]。

3. 用于治疗铂敏感或耐药的复发卵巢癌 《NCCN 临床实践指南：卵巢癌包括输卵管癌及原发性腹膜癌（2023.v1）》推荐：紫杉醇（白蛋白结合型）单药或紫杉醇（白蛋白结合型）+ 卡铂方案为铂敏感或铂耐药复发卵巢癌可选方案之一。《国家卫生健康委员会：卵巢癌诊疗指南（2022 年版）》推荐：卡铂+紫杉醇（白蛋白结合型）± 贝伐珠单抗方案为铂敏感复发卵巢癌可选方案，紫杉醇（白蛋白结合型）± 贝伐珠单抗方案为铂耐药复发卵巢癌首选化疗方案之一。紫杉醇（白蛋白结合型）260mg/m² 第 1 天，顺铂 70~75mg/m²，第 1 天静脉滴注，联合上述药物，每 21 天 1 个周期[7-9]。

Micromedex 有效性、推荐等级和证据强度：

该数据库暂未收录该超说明书用药适应证。

摘要： 在两项单臂Ⅱ期临床试验中，应用紫杉醇（白蛋白结合型）单药治疗铂类敏感或耐药的复发性卵巢癌均取得满意的效果。其中一项临床试验，入组患者 57 例，紫杉醇（白蛋白结合型）260mg/m²，化疗第 1 天，21 天一周期，其中可评价 44 例，客观反应率为 64%（CR 7 例，PR 22 例），中位疾病无进展期（PFS）为 8.5 个月[10-11]。

4. 用于治疗转移性胰腺癌 美国 FDA 已批准紫杉醇（白蛋白结合型）联用于转移性胰腺癌的一线治疗。吉西他滨联合紫杉醇（白蛋白结合型）125mg/m²，静脉滴注 30~40 分钟，第 1、8、15 天给药，每 28 天 1 个周期[3]。

Micromedex 有效性、推荐等级和证据强度：

有效性等级：证据支持有效（成人）

推荐等级：Class Ⅱa（成人）

证据强度：Category B（成人）

摘要：吉西他滨是不能切除的局部进展或远端转移性胰腺癌的标准一线治疗药物[12-13]。在远端转移性胰腺癌的患者中，使用吉西他滨治疗 5 年生存率<2%，1 年生存率约为 17%~23%。2013 年一项大型的Ⅲ期随机临床试验，对紫杉醇（白蛋白结合型）联合吉西他滨与吉西他滨单药治疗远端转移性胰腺癌的疗效和安全性进行对比和评价。在该试验中，将 861 例患者随机分成两组：联合用药组（431 例）和吉西他滨单药组（430 例），联合用药组总生存期更长（8.5 个月 vs 6.7 个月），1 年和 2 年生存率均更高（35% vs 22%，9% vs 4%），中位疾病无进展期更长（5.5 个月 vs 3.7 个月），客观反应率更高（23% vs 7%）[14]。

参 考 文 献

[1] 国家药品监督管理局.注射用紫杉醇（白蛋白结合型）说明书.2018.

[2] GRADISHAR W J，TJULANDIN S，DAVIDSON N，et al.Phase Ⅲ trial of nanoparticle albumin-bound paclitaxel compared with polyethylated castor oil-based paclitaxel in women with breast cancer. Journal of Clinical Oncology，2005，23（31）：7794-7803.

[3] Product Information：ABRAXANE（R）injection suspension，paclitaxel protein-bound particles injection suspension.Celgene Corporation（per FDA），Summit，NJ，2012.

[4] NCCN 指南临床实践指南：非小细胞肺癌（2021.v4）.[2023-01-20]. https：//www.nccn.org/guidelines/category_1.

[5] NCCN 临床实践指南：皮肤黑色素瘤（2021.v1）.［2023-01-20］. https：//www.nccn.org/guidelines/category_1.

[6] 中华人民共和国国家卫生健康委员会.黑色素瘤诊疗指南（2022 年版）.［2023-01-20］.http：//www.nhc.gov.cn/yzygj/s7659/202204/a0e67177df1f439898683e1333957c74/files/58f7070620874d608e72a3f737330777.pdf.

[7] NCCN 临床实践指南：卵巢癌（2023.v1）.［2023-01-20］.https：//www.nccn.org/guidelines/category_1.

[8] 中华人民共和国国家卫生健康委员会.《卵巢癌诊疗指南（2022 年版）》［2023-01-20］.https：//guide.medlive.cn/guideline/25587.

[9] 中国抗癌协会妇科肿瘤专业委员会.卵巢恶性肿瘤诊断与治疗指南（2021 年版）.中国癌症杂志，2021，31（6）：490-500.

[10] COLEMAN R L，BRADY W E，MCMEEKIN D S，et al.A phase Ⅱ evaluation of nanoparticle，albumin-bound（nab）paclitaxel in the treatment of recurrent or persistent platinum-resistant ovarian，fallopian tube，or primary peritoneal cancer：a Gynecologic Oncology Group study.Gynecolgic Oncology，2011，122（1）：111-115.

[11] TILLMANNS T D，LOWE M P，WALKER M S，et al.Phase Ⅱ clinical trial of bevacizumab with albumin-bound paclitaxel in patients with recurrent，platinum-resistant primary epithelial ovarian or primary peritoneal carcinoma.Gynecolgic Oncology，2013，128（2）：221-228.

[12] 中国临床肿瘤学会胰腺癌专家委员会.胰腺癌综合诊治中国专家共识（2014 年版）.临床肿瘤学杂志，2014，19（4）：358-370.

[13] 中华人民共和国国家卫生健康委员会.《胰腺癌诊疗规范》（2018）.［2023-01-20］.http：//guide.medlive.cn/guideline/17131.

[14] VON HOFF D D，ERVIN T，ARENA F P，et al.Increased survival in pancreatic cancer with nab-paclitaxel plus gemcitabine.The New England Journal of Medicine，2013，369（18）：1691-1703.

第七章　细胞毒类抗生素及相关药物

放线菌素 D Dactinomycin

【已批准的适应证】[1]

1. 对霍奇金病（HD）及神经母细胞瘤疗效突出，尤其是控制发热。

2. 对无转移的绒癌初治时单用本药，治愈率达 90%~100%，与单用甲氨蝶呤的效果相似。

3. 对睾丸癌亦有效，一般均与其他药物联合应用。

4. 与放疗联合治疗儿童肾母细胞瘤（Wilms 瘤）可提高生存率，对尤文肉瘤和横纹肌肉瘤亦有效。

【说明书之外的适应证及依据等级】

1. 用于治疗妊娠滋养细胞肿瘤（gestational trophoblastic neoplasia，GTN）　美国 FDA 批准放线菌素 D 在成人和月经初潮后儿童患者中作为单一药物或联合化疗方案的一部分治疗 GTN[2]。

Micromedex 有效性、推荐等级和证据强度：

有效性等级：治疗有效（成人，月经初潮后儿童）。

推荐等级：Class Ⅱb（成人），Class Ⅱb（儿童）。

证据强度：Category B（成人），Category B（儿童）。

摘要：在一项针对妊娠滋养细胞肿瘤患者（$n=216$；11% 年龄小于 20 岁）的随机试验中，与每周一次的甲氨蝶呤相比，每两周一次放线菌素 D 的完全缓解率（CR）显著高于每周一次的甲氨蝶呤（69.7%：53.3%）。低风险 GTN 患者的 CR 率（国际妇产科联合会风险评分 0~4 分，不包括绒癌；$n=193$）放线菌素 D 组显著高于甲氨蝶呤组（73.2%：58.3%），而风险评分为 5 或 6 的绒癌（$n=23$）CR 率放线菌素 D

组为 41.7%，甲氨蝶呤组为 9.1%[3]。

2.用于实体瘤成年患者的局部灌注 美国 FDA 批准作为姑息性或辅助性区域灌注治疗的一部分，用于局部复发或局部区域性实体恶性肿瘤的成年患者[2]。

Micromedex 有效性、推荐等级和证据强度：

有效性等级：治疗有效（成人）。

推荐等级：Class Ⅱb（成人）。

证据强度：Category B（成人）。

摘要：美国 FDA 批准放线菌素 D 与美法兰联合用于局部复发或局部区域性实体恶性肿瘤的成年患者，其中，用于下肢或骨盆的推荐剂量为 50μg/kg；用于上肢的推荐剂量为 35μg/kg[2]。

参 考 文 献

[1] 国家药品监督管理局.注射用放线菌素 D 药品说明书.2018.

[2] FDA.Dactinomycin for injection label.2018.

[3] OSBORNE R J，FILIACI V，SCHINK J C，et al.Phase Ⅲ trial of weekly methotrexate or pulsed dactinomycin for low-risk gestational trophoblastic neoplasia: a gynecologic oncology group study.Journal of Clinical Oncology，2011，29（7）：825-831.

多柔比星脂质体 Doxorubicin Liposome

【已批准的适应证】

用于治疗卡波氏肉瘤 本品可用于治疗低 CD4（CD4 淋巴细胞 <200/mm³）及有广泛皮肤黏膜内脏疾病的与艾滋病相关的卡波氏肉瘤（AIDS-KS）。可用作一线全身化疗药物，或者用作治疗病情有进展的 AIDS-KS 患者的二线化疗药物，也可用于不能耐受下述两种以上药物联合化疗的患者：长春新碱、博来霉素和多柔比星（或其他蒽环类抗生素）[1]。

【说明书之外的适应证及依据等级】

1. 用于治疗多发性骨髓瘤 美国 FDA 批准多柔比星脂质体与硼替佐米联合治疗未接受过硼替佐米治疗且既往至少接受过一次治疗的多发性骨髓瘤患者[2]。

Micromedex 有效性、推荐等级和证据强度：

有效性等级：治疗有效（成人）。

推荐等级：Class Ⅱb（成人）。

证据强度：Category B（成人）。

摘要：一项Ⅲ期、随机、开放标签的国际临床试验中，将先前至少一次治疗中或治疗后出现进展但从未接受过硼替佐米的患者（$n=646$）随机分配到两组，试验组患者第 4 天静脉注射多柔比星脂质体 30mg/m²，然后在第 1、4、8 和 11 天静脉注射硼替佐米 1.3mg/m²，对照组患者在第 1、4、8 和 11 天单独注射硼替佐米 1.3mg/m²。每 3 周重复一个周期，直到疾病进展或出现不可接受的毒性，最多 8 个周期。结果显示，在复发或难治性多发性骨髓瘤患者中，与单独使用硼替佐米相比，多柔比星脂质体和硼替佐米的联合使用明显改善了病情进展时间（TTP）。与单药治疗相比，接受联合治疗的患者中 3 级或 4 级不良反应的发生率明显更高（80% vs 64%）。其中，中性粒细胞减少（35% vs 20%）、腹泻（43% vs 34%）、恶心（46% vs 37%）、呕吐（31% vs 19%）、脓毒症（29% vs 22%）、厌食症（18% vs 11%）、口腔炎（18% vs 3%）和手足综合症（16% vs 0%）的发生率明显较高[3-4]。

2. 用于治疗铂类化疗失败后的卵巢癌 美国 FDA 批准在以铂类为基础的化疗后疾病进展或复发的卵巢癌患者中应用多柔比星脂质体[2]。

Micromedex 有效性、推荐等级和证据强度：

有效性等级：治疗有效（成人）。

推荐等级：Class Ⅱa（成人）。

证据强度：Category B（成人）。

摘要：

（1）单药治疗：在一项针对一线铂类化疗后复发或耐药的卵巢癌患

者的Ⅲ期研究中(n=474)，试验组(n=109)使用多柔比星脂质体 50mg/m²，静脉注射 1 小时，每 28 天给药 1 次。对照组(n=111)使用托泊替康每天 1.5mg/m²，第 1~5 天，静脉输注 30 分钟，每 21 天给药 1 次。结果显示，多柔比星脂质体与托泊替康一样有效，且血液学毒性较小。与托泊替康相比，多柔比星脂质体在无进展生存期方面没有显著差异。与托泊替康组相比，多柔比星脂质体组的 3 级或 4 级不良反应包括中性粒细胞减少(12% vs 77%)、贫血(5% vs 28%)、血小板减少(2% vs 34%)、白细胞减少(10% vs 50%)、脱发(1% vs 6%)、掌跖红肿(23% vs 0%)和口腔炎(8% vs 0.4%)[5]。

(2)联合治疗

a)在一项对铂敏感的复发性卵巢癌妇女(n=576)的随机试验中，患者每 3 周接受 1.1mg/m² 的曲贝替定(trabectedin)联合 30mg/m² 的多柔比星脂质体(静脉注射 1.5 小时)，或每 4 周接受 50mg/m² 的多柔比星脂质体(静脉注射 1.5 小时)，持续到疾病进展、不可耐受的毒性，或评估完全反应后的两个周期。结果显示，与多柔比星脂质体单药治疗相比，联合治疗没有明显延长总生存期(OS)(23.8 个月 vs 22.2 个月；HR 0.92，95%CI 0.73~1.18)或无进展生存期(PFS)(7.52 个月 vs 7.26 个月)。然而，联合治疗组的总反应率明显提高(46% vs 35.9%)。该研究因无效而中止，在第二次无效分析中，曲贝替定(trabectedin)的治疗也立即中止了。亚组分析中，在有 BRCA1/2 突变的肿瘤患者中，联合治疗的中位 OS 明显延长(34.2 vs 20.9 个月；HR 0.54，95%CI 0.33~0.9)。与单药治疗相比，联合治疗的严重治疗相关不良反应(41.3% vs 20.6%)和 3 级或 4 级贫血(21.3% vs 7.1%)、中性粒细胞减少(43.3% vs 20.9%)、白细胞减少(14.3% vs 7.1%)、血小板减少(15% vs 1.1%)和发热性中性粒细胞减少(7.6% vs 1.1%)发生率增加[6]。

b)在一项开放标签、随机的Ⅲ期试验中，对铂敏感的卵巢癌患者(一线或二线含铂化疗后复发超过 6 个月)，同时接受他汀类药物治疗的妇女被随机分配到卡铂(AUC 5)联合多柔比星脂质体 30mg/m²，每

4周1次(n=467;中位年龄60.5岁;Ⅲ期或Ⅳ期,86%)或卡铂(AUC 5)联合紫杉醇175mg/m²,每3周1次(n=509;中位年龄61岁;Ⅲ期或Ⅳ期,84%)。结果显示,在22个月的中位随访期中,卡铂联合多柔比星脂质体与卡铂联合紫杉醇相比,显著改善了铂敏感复发性卵巢癌妇女的PFS(11.3个月 vs 9.4个月;HR 0.82,95%CI 0.72~0.94)。而在49个月的中位随访期内(范围为0~68个月),与卡铂联合紫杉醇组相比,卡铂联合多柔比星脂质体组中位OS没有显著差异(30.7个月 vs 33个月;HR 0.99;95%CI 0.85~1.16)。两组中90%的患者都接受了研究后的治疗;与卡铂联合紫杉醇患者相比,卡铂联合多柔比星脂质体组的研究后治疗患者更多(68% vs 43%)[7]。

3. 用于治疗局部晚期或转移性乳腺癌 推荐多柔比星脂质体用于复发不可切除的(局部或区域性)或Ⅳ期(M1)Her-2阴性的乳腺癌[8-9]。

Micromedex有效性、推荐等级和证据强度:

有效性等级:治疗有效(成人)。

推荐等级: Class Ⅱb(成人)。

证据强度: Category B(成人)。

摘要:

(1)单药治疗:在一项随机试验中(n=509),作为转移性乳腺癌的一线治疗,与多柔比星相比,单药多柔比星脂质体的中位PFS(6.9个月 vs 7.8个月)并不逊色,中位OS(21个月 vs 22个月)相似,心脏毒性明显降低(10名 vs 48名患者)[8]。

(2)联合治疗:在一项随机研究中(n=751),多柔比星脂质体联合多西他赛与单用多西他赛相比,明显改善了疾病进展时间(9.8个月 vs 7个月)和客观反应率(35% vs 26%),但在新辅助-辅助蒽环类药物治疗的晚期乳腺癌患者的OS(20.5个月 vs 20.6个月)没有明显差异。另一项针对转移性乳腺癌和Her-2过表达患者的随机研究中(n=37),多柔比星脂质体联合曲妥珠单抗的总反应率为22%,PFS为6.5个月,OS为18.8个月。另一项临床研究中,紫杉醇与多柔比星脂质体联合治疗18

名转移性或局部晚期乳腺癌患者（中位年龄 53 岁）中的 12 名患者获得了 75% 的缓解率（2 名完全缓解，7 名部分缓解）[8]。

4. 用于治疗上皮性卵巢癌 / 输卵管癌 / 原发性腹膜癌　《NCCN 临床实践指南：卵巢癌、输卵管癌、原发性腹膜癌指南（2023.v1）》，推荐多柔比星脂质体用于治疗上皮性卵巢癌 / 输卵管癌 / 原发性腹膜癌[10]。

Micromedex 有效性、推荐等级和证据强度：

该数据库暂未收录该超说明书用药适应证。

摘要：

NCCN 指南推荐用于以下情况：①Ⅱ~Ⅳ期上皮性卵巢癌 / 输卵管癌 / 原发性腹膜癌全身治疗一线化疗备选方案；②上皮性卵巢癌术后辅助化疗方案可采用多柔比星脂质体 / 卡铂的联合化疗；③铂敏感或铂耐药复发上皮性卵巢癌 / 输卵管癌 / 原发性腹膜癌二线化疗首选方案。具体用法用量为：卡铂 AUC 5 联合多柔比星脂质体 $30mg/m^2$ 静脉滴注，每 4 周重复 1 次，共 3~6 个周期[10]。

5. 用于治疗 B 细胞淋巴瘤　《NCCN 临床实践指南：B 细胞淋巴瘤（2023.v2）》，推荐多柔比星脂质体用于 B 细胞淋巴瘤[11]。

Micromedex 有效性、推荐等级和证据强度：

该数据库暂未收录该超说明书用药适应证。

摘要：

NCCN 指南推荐用于以下情况：①联合环磷酰胺、利妥昔单抗、长春新碱、泼尼松（RCDOP 方案）用于左心功能差或非常虚弱患者或年龄 80 岁以上且合并其他疾病的弥漫大 B 细胞淋巴瘤患者的一线治疗；②利妥昔单抗 ± 多柔比星脂质体 ± 泼尼松用于 HIV-1（+）/HHV8（+）或 HIV-1（-）/HHV8（+）非器官衰竭的多中心型 Castleman 病的初始治疗；③多柔比星脂质体 ± 利妥昔单抗用于暴发性 HHV8（+）和 / 或器官衰竭多中心型 Castleman 病的初始治疗；④多柔比星脂质体 ± 利妥昔单抗用于复发 / 难治性 Castleman 病的初始治疗。用于弥漫大 B 细胞淋巴瘤的推荐剂量为 $30mg/m^2$ d1，每 3 周一次；用于多中心型 Castleman 病的治疗推荐剂量为 20mg/m^2 d1，每 3 周一次[11]。

6. 用于治疗 T 细胞淋巴瘤　《NCCN 临床实践指南：T 细胞淋巴瘤（2023.v1)》，推荐多柔比星脂质体用于 T 细胞淋巴瘤[12]。

Micromedex 有效性、推荐等级和证据强度：

该数据库暂未收录该超说明书用药适应证。

摘要：

NCCN 指南推荐用于以下情况：①推荐含多柔比星脂质体的 GVD 方案（吉西他滨、长春瑞滨、多柔比星脂质体），用于复发外周 T 细胞淋巴瘤（PTCL）、肠病相关的 T 细胞淋巴瘤（EATL）、单形上皮性肠道 T 细胞淋巴瘤（MEITL）和成人 T 细胞白血病 / 白血病的二线及后续治疗；②可作为复发或难治性皮肤 T 细胞淋巴瘤（蕈样肉芽肿和 Sézary 综合征等）的治疗选择。作为 GVD 方案用于 T 细胞淋巴瘤时，推荐剂量为 15mg/m^2，静脉滴注（>1 小时），第 1、8 天；用于复发或难治性皮肤 T 细胞淋巴瘤时，推荐剂量为 20mg/m^2 d1，d15，每 4 周一次；或 20mg/m^2 每 4 周一次[12]。

7. 用于治疗霍奇金淋巴瘤　《NCCN 临床实践指南：霍奇金淋巴瘤（2023.v2)》，推荐多柔比星脂质体用于霍奇金淋巴瘤[13]。

Micromedex 有效性、推荐等级和证据强度：

该数据库暂未收录该超说明书用药适应证。

摘要： NCCN 指南推荐含多柔比星脂质体的 GVD 方案（吉西他滨、长春瑞滨、多柔比星脂质体）作为经典霍奇金淋巴瘤的二线和后续治疗选择。推荐用法用量为 20mg/m^2，d1，d8，每 21 天 1 个周期[13]。

8. 用于治疗软组织肉瘤　《NCCN 临床实践指南：软组织肉瘤（2022.v2)》，推荐多柔比星脂质体用于软组织肉瘤[14]。

Micromedex 有效性、推荐等级和证据强度：

该数据库暂未收录该超说明书用药适应证。

摘要： NCCN 指南推荐多柔比星脂质体用于以下情况：①非特异性组织学的软组织肉瘤亚型中用于晚期 / 转移性一线治疗的全身治疗方

案；②硬纤维瘤（侵袭性纤维瘤病）的治疗选择；③隆突型皮肤纤维肉瘤（DFSP）伴纤维肉瘤转化的治疗选择；④孤立性纤维瘤的治疗选择。用于晚期/转移性软组织肉瘤亚型的一线治疗的全身治疗时，推荐用量为：多柔比星脂质体 50mg/m²（单药）或 40mg/m²（联合用药），静脉滴注，滴注时间大于 1 小时，每 4 周一次[14]。

参 考 文 献

[1] 国家药品监督管理局.盐酸多柔比星脂质体注射液药品说明书. 2017.

[2] FDA.Approval for Doxorubicin Hydrochloride liposomal injection. 2022.

[3] ORLOWSKI R Z, NAGLER A, SONNEVELD P, et al.Final overall survival results of a randomized trial comparing bortezomib plus pegylated liposomal doxorubicin with bortezomib alone in patients with relapsed or refractory multiple myeloma.Cancer, 2016, 122（13）: 2050-2056.

[4] ORLOWSKI R Z, NAGLER A, SONNEVELD P, et al.Randomized phase Ⅲ study of pegylated liposomal doxorubicin plus bortezomib compared with bortezomib alone in relapsed or refractory multiple myeloma: combination therapy improves time to progression.J Clin Oncol, 2007, 25（25）: 3892-3901.

[5] GORDON A N, FLEAGLE J T, DUTHRIE D.Recurrent epithelial ovarian carcinoma: a randomized phase Ⅲ study of pegylated liposomal doxorubicin versus topotecan.Clin Oncol, 2001, 19（14）: 3312-3322.

[6] MONK B J, HERZOG T J, WANG G, et al.A phase 3 randomized, open-label, multicenter trial for safety and efficacy of combined trabectedin and pegylated liposomal doxorubicin therapy for recurrent ovarian cancer.Gynecol Oncol, 2020, 156（3）: 535-544.

[7] WAGNER U，MARTH C，LARGILLIER R，et al.Final overall survival results of phase Ⅲ GCIG CALYPSO trial of pegylated liposomal doxorubicin and carboplatin vs paclitaxel and carboplatin in platinum-sensitive ovarian cancer patients.Br J Cancer，2012，107（4）：588-591.

[8] NCCN.NCCN Guidelines：Breast Cancer.Version 2.2023.［2023-02-07］. https：//www.nccn.org/.

[9] 中国临床肿瘤学会指南工作委员会.中国临床肿瘤学会（CSCO）乳腺癌诊疗指南2021.北京：人民卫生出版社，2021.

[10] NCCN.NCCN Guidelines：Ovarian Cancer Including Fallopian Tube Cancer and Primary Peritoneal Cancer.Version 1.2023.［2023-02-07］. https：//www.nccn.org/.

[11] NCCN.NCCN Guidelines：B-Cell Lymphomas.Version 2.2023.［2023-02-07］.https：//www.nccn.org/.

[12] NCCN.NCCN Guidelines：T-Cell Lymphomas.Version 1.2023.［2023-02-07］.https：//www.nccn.org/.

[13] NCCN.NCCN Guidelines：Hodgkin Lymphoma.Version 2.2023. ［2023-02-07］.https：//www.nccn.org/.

[14] NCCN.NCCN Guidelines：Soft Tissue Sarcoma.Version 2.2022. ［2023-02-07］.https：//www.nccn.org/.

丝裂霉素 Mitomycin

【已批准的适应证】

主要适用于治疗胃癌、肺癌、乳腺癌，也适用于肝癌、胰腺癌、结直肠癌、食管癌、卵巢癌及癌性腔内积液、膀胱肿瘤[1]。

【说明书之外的适应证及依据等级】

1. 用于治疗原发灶不明的肿瘤

Micromedex 有效性、推荐等级和证据强度：

有效性等级：治疗有效（成人）。

推荐等级：Class Ⅱb（成人）。

证据强度：Category B（成人）。

摘要：在一项关于丝裂霉素、顺铂和连续输注氟尿嘧啶（MCF 方案）的单中心Ⅱ期研究中，31 名患者接受了治疗，发现总反应率为 27%（3% 完全反应，23% 部分反应），中位总生存期为 7.7 个月。MCF 方案每 21 天 1 次，最多 6 个周期，具体如下：第一、第三和第五周期的第一天使用丝裂霉素 $7mg/m^2$（最大剂量 14mg），第一天使用顺铂 $60mg/m^2$，连续输注氟尿嘧啶 $300mg/m^2$。进展的中位时间为 3.4 个月（95%CI，1.1~5.6 个月），中位总生存期为 7.7 个月（95%CI，5.7~9.8 个月）。1 年生存率为 28%，2 年生存率为 10%。27% 的反应率和 7.7 个月的中位生存期与其他基于顺铂的方案相似。19% 的患者出现 3/4 级中性粒细胞减少（无败血症），16% 出现 3/4 级血小板减少，13% 出现 3 级恶心和呕吐。有 6 例血栓性并发症。没有看到溶血性尿毒症综合征的病例。氟尿嘧啶不良反应包括口腔炎和腹泻很常见，分别发生在 48% 和 33% 的患者身上。尽管有 5 名患者的肌酐清除率降低了 10%~20%，但没有出现肾脏毒性[2-3]。

2. **用于治疗肛门癌**　《NCCN 临床实践指南：肛门癌（2023.v1）》推荐丝裂霉素用于治疗肛门癌[4]。

Micromedex 有效性、推荐等级和证据强度：

有效性等级：治疗有效（成人）。

推荐等级：Class Ⅱa（成人）。

证据强度：Category B（成人）。

摘要：

NCCN 指南推荐用于以下情况：①丝裂霉素联合 5-FU 或卡培他滨 ± 放疗用于治疗无远端转移的肛门癌；②放疗 ± 丝裂霉素联合 5-FU 或卡培他滨用于 T1，N0 及良好或中度分化 T2，N0（不包含括约肌）肛周癌术后切缘阳性的补充治疗；③放疗 ± 丝裂霉素联合 5-FU 或卡培他滨用于 8~12 周内出现腹股沟淋巴结转移的肛周癌；④丝裂霉素联合 5-FU

或卡培他滨 + 放疗用于治疗低分化 T1, N0 或 T2-4, N0 或任意 T, N+（伴或不伴主动脉旁淋巴结阳性）的肛周癌。上述化疗方案推荐的用法用量为：5-FU 连续静脉输注 1 000mg/($m^2 \cdot d$), d1~d4, d29~d32；丝裂霉素静脉注射 10mg/m^2, d1、d29（累积最大量为 20mg）或 12mg/m^2, d1（累计最大量为 20mg）；卡培他滨口服每次 825mg/m^2, 每日 2 次, d1~d5[4]。

参 考 文 献

[1] 国家药品监督管理局 . 注射用丝裂霉素说明书 .2018.

[2] MACDONALD A G, NICOLSON M C, SAMUEL L M, et al.A phase Ⅱ study of mitomycin C, cisplatin and continuous infusion of 5-fluorouracil（MCF）in the treatment of patients with carcinoma of unknown primary site.Br J Cancer, 2002, 86: 1238-1242.

[3] SMITH H O, STRINGER A, KAVANAGH J J, et al.Treatment of advanced or recurrent squamous cell carcinoma of the uterine cervix with mitomycin-C, bleomycin, and cisplatin chemotherapy.Gynecol Oncol, 1993, 48: 11-15.

[4] NCCN.NCCN Guidelines: Anal Carcinoma.Version 1.2023.[2023-01-09].https: //www.nccn.org/.

第八章　铂　类　药　物

卡铂 Carboplatin

【已批准的适应证】

1. 用于治疗小细胞肺癌、头颈部鳞癌、睾丸肿瘤、恶性淋巴瘤、子宫颈癌、膀胱癌、非小细胞肺癌、食管癌、精原细胞瘤、间皮瘤。

2. **用于治疗卵巢癌**　适用于晚期卵巢癌的一线治疗或其他治疗失败后的二线治疗。

【说明书之外的适应证及依据等级】

用于治疗乳腺癌

摘要：《中国临床肿瘤学会（CSCO）乳腺癌诊疗指南 2021》中将卡铂联合吉西他滨（1A 类证据）或卡铂联合紫杉类药物（2A 类证据）治疗作为三阴性晚期乳腺癌二线治疗的 1 级推荐。同时将卡铂联合长春瑞滨或吉西他滨作为三阴性晚期乳腺癌三线治疗的 1 级推荐（2A 类证据）。此外，对于复发或转移性乳腺癌，推荐长春瑞滨或吉西他滨联合卡铂治疗[1]。

《临床实践指南：乳腺癌（2023.v1）》中推荐指出，对于 HER-2 阳性的乳腺癌患者，可首选多西他赛+卡铂+曲妥珠单抗或多西他赛+卡铂+曲妥珠单抗+帕妥珠单抗的联合方案用于新辅助/辅助治疗（1 类证据）。对于 HER-2 阴性复发不可切除或晚期乳腺癌患者，若其同时属于三阴性或 BRCA1/2 突变乳腺癌患者，可首选卡铂单药化疗。对于 HER-2 阳性复发不可切除或晚期乳腺癌的患者，卡铂+紫杉醇+曲妥珠单抗的联合方案可用于三线治疗（2A 类证据）。对于复发或晚期三阴性乳腺癌患者，可选用帕博利珠单抗联合卡铂（1 类证据）[2]。

参 考 文 献

[1] 中国临床肿瘤学会指南工作委员会 . 中国临床肿瘤学会（CSCO）乳
    腺癌诊疗指南 2021. 北京：人民卫生出版社，2021.
[2] National comprehensive cancer network.Clinical Practice Guidelines
    Breast Cancer（Version 1.2023）.[2023-2-30].https://www.nccn.org/
    professionals/physician_gls/pdf/breast.pdf.

顺铂 Cisplatin

【已批准的适应证】

1. 单用或与其他化疗药联用于治疗多种实体瘤，包括小细胞与非
小细胞肺癌、胃癌、食管癌、睾丸癌、卵巢癌、宫颈癌、子宫内膜癌、前列
腺癌、膀胱癌、乳腺癌、头颈部鳞癌、非精原细胞性生殖细胞癌、黑色素
瘤、骨肉瘤、神经母细胞瘤、肾上腺皮质癌、恶性淋巴瘤。

2. 作为放疗增敏剂，与放疗联用。

【说明书之外的适应证及依据等级】

1. **用于治疗胸膜间皮瘤**　多项权威指南推荐顺铂用于ⅢB~Ⅳ期以
及不可切除的Ⅰ~ⅢA 期胸膜间皮瘤（MPM）患者的一线治疗，与其他药
物联用。

Micromedex 有效性、推荐等级和证据强度：

有效性等级：证据支持有效（成人）。

推荐等级：Class Ⅱb（成人）。

证据强度：Category B（成人）。

摘要：①中华医学会《临床诊疗指南·呼吸病学分册》将顺铂作为
治疗胸膜间皮瘤的首选药物。②《中国恶性胸膜间皮瘤临床诊疗指
南（2021）》推荐ⅢB~Ⅳ期以及不可切除的Ⅰ~ⅢA 期胸膜间皮瘤患者
一线治疗方案首选培美曲塞+顺铂或培美曲塞+顺铂+贝伐珠单抗。
③《NCCN 临床实践指南：恶性胸膜间皮瘤（2023.v1）》推荐顺铂联合培

美曲塞方案作为恶性胸膜间皮瘤的化疗方案之一。④欧洲呼吸学会和欧洲胸外科医师学会制定的《恶性胸膜间皮瘤诊疗指南》建议：当决定对恶性胸膜间皮瘤患者实施化疗时，如果患者的状况较好，应该给予以铂类为基础，联合培美曲塞或雷替曲塞的一线化疗方案[1-4]。

2. 用于治疗肛门癌

Micromedex 有效性、推荐等级和证据强度：

有效性等级：证据尚无定论（成人）。

推荐等级：Class Ⅱb（成人）。

证据强度：Category B（成人）。

摘要：推荐顺铂用于转移或非转移性肛门癌的化疗，联合氟尿嘧啶或放疗[5]。

3. 用于治疗胆道恶性肿瘤

Micromedex 有效性、推荐等级和证据强度：

有效性等级：证据支持有效（成人）。

推荐等级：Class Ⅱb（成人）。

证据强度：Category B（成人）。

摘要：《CSCO 胆道恶性肿瘤诊疗指南 2021》推荐顺铂联合其他化疗药物（如吉西他滨、氟尿嘧啶、卡培他滨等）用于胆道恶性肿瘤的新辅助治疗、术后辅助治疗以及晚期胆道恶性肿瘤的一线治疗[6]。

4. 用于治疗外阴癌

Micromedex 有效性、推荐等级和证据强度：

该数据库暂未收录该超说明书用药适应证。

摘要：《NCCN 临床实践指南：外阴癌（2023.v1)》推荐，在外阴癌同步放化疗的化疗方案中，顺铂单药为一线方案，顺铂联合氟尿嘧啶类为二线方案；在晚期或复发/转移性外阴癌系统治疗中，推荐顺铂联合紫杉醇为一线方案，顺铂联合长春瑞滨或吉西他滨为二线方案[7]。

5. 用于治疗阴茎癌　《NCCN 临床实践指南：阴茎癌（2021.v2)》推荐顺铂用于阴茎癌治疗。

Micromedex 有效性、推荐等级和证据强度：

有效性等级：证据尚不确定（成人）。

推荐等级：Class Ⅱb（成人）。

证据强度：Category B（成人）。

摘要：《NCCN 临床实践指南：阴茎癌（2023.v1）》推荐在早期阴茎癌治疗中以顺铂为基础联合其他化疗药行术前新辅助化疗或术后辅助化疗。在晚期或复发 / 转移性阴茎癌系统治疗中，推荐顺铂（25mg/m² 静脉滴注，第 1~3 天持续 2 小时）+ 紫杉醇（175mg/m² 静脉滴注，第 1 天持续 3 小时）+ 异环磷酰胺（1 200mg/m² 静脉滴注，第 1~3 天持续 2 小时），重复 3~4 周期为一线方案[8]。

参 考 文 献

[1] 中华医学会. 临床诊疗指南·呼吸病学分册. 北京：人民卫生出版社，2009.

[2] 中国医师协会肿瘤多学科诊疗专业委员会. 中国恶性胸膜间皮瘤临床诊疗指南（2021）. 中华肿瘤杂志，2021，43（4）：383-394.

[3] NCCN.NCCN Guidelines: Malignant pleural mesothelioma.[2021-11-10].https：//www.nccn.org/professionals/physician_gls/pdf/myeloma.pdf.

[4] SCHERPEREEL A，OPITZ I，BERGHMANS T，et al.ERS/ESTS/EACTS/ESTRO guidelines for the management of malignant pleural mesothelioma.Eur Respir J，2020，55（6）：1900953.

[5] NCCN.NCCN Guidelines.Anal Carcinoma.[2023-1-1].https：//www.nccn.org/professionals/physician_gls/pdf/anal.pdf.

[6] 中国临床肿瘤学会指南工作委员会. 中国临床肿瘤学会（CSCO）胆道恶性肿瘤诊疗指南 2021. 北京：人民卫生出版社，2021.

[7] NCCN.NCCN Guidelines: Vulvar Cancer（Squamous Cell Carcinoma）（2023.v1）.[2023-02-03].https：//www.nccn.org/professionals/

physician_gls/pdf/vulvar.pdf.

[8]NCCN.NCCN Guidelines：Penile Cancer（2023.v1）.[2023-02-03].
https：//www.nccn.org/professionals/physician_gls/pdf/penile.pdf.

奥沙利铂 Oxaliplatin

【已批准的适应证】

与氟尿嘧啶和亚叶酸（甲酰四氢叶酸）联合使用治疗结直肠癌。

（1）转移性结直肠癌的一线治疗。

（2）原发肿瘤完全切除后的Ⅲ期（杜克分期 C 期）结肠癌的辅助治疗。

（3）不适合手术切除或局部治疗的局部晚期和转移的肝细胞癌（HCC）的治疗。

【说明书之外的适应证及依据等级】

1. 用于治疗成人Ⅱ期结肠癌（术后辅助治疗） 美国 FDA 未批准奥沙利铂用于与氟尿嘧啶 / 亚叶酸联合辅助治疗成人Ⅱ期结肠癌。《NCCN 临床实践指南：结肠癌（2022.v3）》和《中国临床肿瘤学会（CSCO）结直肠癌诊疗指南 2022》推荐奥沙利铂联合化疗方案用于存在多个高危因素的Ⅱ期结肠癌患者的辅助治疗[1-2]。

Micromedex 有效性、推荐等级和证据强度：

有效性等级：Class Ⅱa（成人），证据支持有效。

推荐等级：Class Ⅱb（成人）。

证据强度：Category B（成人）。

摘要：奥沙利铂可明显改善存在高危因素的Ⅱ期结肠癌患者的生存率，但低危因素的Ⅱ期患者未受益。

一项随机、国际多中心研究纳入 899 例Ⅱ期结肠癌术后患者，包括 330 例低危因素患者和 569 例高危因素患者，结果显示在存在高危因素的Ⅱ期结肠癌患者中，FOLFOX 4 方案（奥沙利铂+亚叶酸+氟尿嘧啶）与 FL 方案（氟尿嘧啶+亚叶酸）的 *HR* 比较，DFS 为 0.72（95%*CI*：

0.51~1.01），TTR 为 0.62（95%*CI*：0.41~0.92），OS 为 0.91（95%*CI*：0.61~1.36）。奥沙利铂可明显改善 TTR，而对 DFS 或 OS 无明显影响，但低危因素Ⅱ期患者未受益于奥沙利铂[3]。

2. **用于治疗食管癌** 《NCCN 临床实践指南：食管和胃食管连接部癌（2022.v5）》及《中国临床肿瘤学会（CSCO）食管癌诊疗指南 2022》推荐奥沙利铂联合氟尿嘧啶类用于食管和胃食管连接部癌以及转移性食管癌的治疗[4-5]。

Micromedex 有效性、推荐等级和证据强度：

有效性等级：Class Ⅱa（成人），证据支持有效。

推荐等级：Class Ⅱb（成人）。

证据强度：Category B（成人）。

摘要：与氟尿嘧啶和顺铂联合放疗相比，FOLFOX 方案联合放疗不能增加无进展生存期，但 FOLFOX 方案可能是不适于手术的局限性食管癌患者的更佳选择。

一项在法国开展的多中心、随机、开放的Ⅱ/Ⅲ期临床研究共纳入Ⅰ~ⅣA 期食管癌患者 267 例，134 例参与者被随机分配到 FOLFOX 组，133 例被分配到氟尿嘧啶和顺铂组，两组均接受 50Gy 放射治疗。结果显示，FOLFOX 组的 134 例食管癌患者中位无进展生存期为 9.7 个月（95%*CI*：8.1~14.5 个月），氟尿嘧啶和顺铂组 128 例患者中位无进展生存期为 9.4 个月（8.1~10.6 个月）（*HR*=0.93，95%*CI*：0.70~1.24；*P*=0.64）。FOLFOX 组发生 1 例中毒死亡，氟尿嘧啶和顺铂组发生 6 例中毒死亡（*P*=0.066）。两治疗组之间最常见的 3 级或 4 级不良事件的发生率无显著差异[6]。

3. **用于治疗胃癌** 日本 PMDA 已批准奥沙利铂用于胃癌的治疗[7]。《NCCN 临床实践指南：胃癌（2022.v2）》《中国临床肿瘤学会（CSCO）胃癌诊疗指南 2022》推荐奥沙利铂联合化疗用于胃癌的治疗[8-9]。

Micromedex 有效性、推荐等级和证据强度：

有效性等级：Class Ⅱa（成人），证据支持有效。

推荐等级：Class Ⅱb（成人）。

证据强度：Category B（成人）。

摘要：对于晚期胃癌，SOX 方案（奥沙利铂联合替吉奥）对比 CS 方案（顺铂联合替吉奥），疗效相似，安全性好，可作为替代方案。

一项针对晚期胃癌一线化疗的随机、开放、多中心的Ⅲ期研究中，318 例患者接受 SOX 方案（奥沙利铂 $100mg/m^2$ d1，替吉奥剂量：BSA $<1.25m^2$，60mg/d，$1.25m^2 \leqslant BSA < 1.5m^2$，80mg/d，BSA $\geqslant 1.5m^2$，100mg/d，每日 2 次，口服，d1~d14，每 3 周重复）；324 例患者接受 CS 方案（顺铂 $60mg/m^2$ d1，替吉奥剂量同 SOX 方案，每 3 周重复）。主要研究终点是 SOX 方案治疗的无进展生存期（PFS）和总生存期（OS）。在符合方案的人群中，SOX 方案和 CS 方案的中位 PFS 分别为 5.5 个月和 5.4 个月（$HR=1.004$，$95\%CI$：0.840~1.199；预定义的非劣性余量 1.30）；SOX 方案和 CS 方案的中位 OS 分别为 14.1 个月和 13.1 个月（$HR=0.958$，$95\%CI$：0.803~1.142）。最常见的≥3 级不良事件（SOX 方案：CS 方案）为中性粒细胞减少（19.5%：41.8%）、贫血（15.1%：32.5%）、低钠血症（4.4%：13.4%）、发热性中性粒细胞减少症（0.9%：6.9%）和感觉神经障碍（4.7%：0%）[10]。

4. 用于治疗胆道恶性肿瘤　《NCCN 临床实践指南：肝胆肿瘤（2022.v5）》和《中国临床肿瘤学会（CSCO）胆道恶性肿瘤诊疗指南2022》推荐奥沙利铂联合化疗用于胆道恶性肿瘤新辅助化疗、辅助化疗及晚期的治疗[11-12]。

Micromedex 有效性、推荐等级和证据强度：

有效性等级：Class Ⅱa（成人），证据支持有效。

推荐等级：Class Ⅱb（成人）。

证据强度：Category B（成人）。

摘要：FOLFOX 为晚期胆管癌二线治疗的标准治疗方案。

一项在英国开展的Ⅲ期、开放、随机对照临床研究纳入 162 例局部进展期或转移性胆管癌（包括胆管癌、胆囊或壶腹癌）的成年患者，1：1

随机分配到主动症状控制（active symptom control, ASC）+FOLFOX
联合组（*n*=81）或 ASC 单独组（*n*=81）。结果显示，ASC+FOLFOX 组
的 OS 明显长于 ASC 组，ASC+FOLFOX 组 OS 中位数为 6.2 个月
（95%*CI*: 5.4~7.6 个月），而 ASC 组为 5.3 个月（95%*CI*: 4.1~5.8 个月）
[*HR*=0.69（95%*CI*: 0.50~0.97）；*P*=0.031]。ASC+FOLFOX 组有 56 例
（69%）患者发生 3~5 级不良事件，ASC 组有 42 例（52%）发生不良事件。
ASC+FOLFOX 组报告了 3 例化疗相关死亡（感染、急性肾损伤和发热
性中性粒细胞减少各 1 例）。ASC+FOLFOX 方案中最常报告的 3~5 级
相关不良事件是中性粒细胞减少（10 例，12%）、疲劳或嗜睡（9 例，11%）
和感染（8 例，10%）[13]。

　　5. 用于治疗非霍奇金淋巴瘤　《NCCN 临床实践指南: B- 细胞淋巴
瘤（2023.v2）》、《NCCN 临床实践指南: T- 细胞淋巴瘤（2023.v1）》及《中
国临床肿瘤学会（CSCO）淋巴瘤诊疗指南 2022》推荐奥沙利铂联合化
疗用于弥漫大 B 细胞淋巴瘤（DLBCL）、NK/T 细胞淋巴瘤（NKTCL）、外
周 T 细胞性淋巴瘤（PTCL）的治疗[14-16]。

　　Micromedex 有效性、推荐等级和证据强度:

　　有效性等级: Class Ⅱa（成人），证据支持有效。

　　推荐等级: Class Ⅱb（成人）。

　　证据强度: Category B（成人）。

　　摘要: 基于奥沙利铂的化疗是复发或难治性淋巴瘤患者的有效挽
救方案。

　　一项针对老年或免疫功能低下的难治性或复发性 DLBCL 患者的
Ⅱ期临床试验显示，32 例患者每隔 2 周或 3 周接受一次 6~8 个疗程的
GEMOX-R 方案（吉西他滨+奥沙利铂+利妥昔单抗）治疗，有效率为
43%，完全有效率为 34%；存活患者的中位随访时间为 13 个月，中位生
存期为 9.1 个月；12 个月时，总生存率和无进展生存率分别为 41% 和
29%；43% 的患者出现中性粒细胞减少和血小板减少，7% 的患者出现
Ⅲ~Ⅳ级神经毒性[17]。

另一项回顾性分析显示，91 例难治性或复发性 B 细胞非霍奇金淋巴瘤（NHL）患者采用 R-DHAX 方案（利妥昔单抗+地塞米松+阿糖胞苷+奥沙利铂），总 RR 为 75%，完全 RR 为 57%，在 23 个月的中位随访中，2 年生存率和无进展生存率分别为 75% 和 43%；3~4 级毒性以血液学为主，包括贫血（n=9）、中性粒细胞减少（n=44）和血小板减少（n=47）。观察到 1~2 级神经毒性的发生，未观察到肾毒性或既往肾功能不全的加重[18]。

6. 用于治疗卵巢癌（二线治疗） 《NCCN 临床实践指南：卵巢上皮性癌 / 输卵管癌 / 原发性腹膜癌（2023.v1）》和《中国临床肿瘤学会（CSCO）卵巢癌诊疗指南 2022》均推荐奥沙利铂单药或联合化疗作为卵巢癌复发治疗方案之一[19-20]。

Micromedex 有效性、推荐等级和证据强度：

有效性等级：Class IIa（成人），证据支持有效。

推荐等级：Class IIb（成人）。

证据强度：Category B（成人）

摘要：奥沙利铂联合氟尿嘧啶可作为治疗铂耐药复发性卵巢癌的有效方案，且毒副反应可耐受。

一项前瞻性 II 期临床研究评价 FOLFOX4 方案在紫杉醇治疗后及铂耐药复发性卵巢癌患者中的疗效和毒性。纳入的 38 例患者接受奥沙利铂 85mg/m^2，d1，亚叶酸 200mg/m^2，d1，随后快速静脉推注氟尿嘧啶 400mg/m^2 d1，然后持续 22 小时输注氟尿嘧啶 600mg/（m^2·d），连续 2 天，每 3 周重复一次治疗。其中 3 例（7.9%）完全缓解（CR），8 例（21.1%）部分缓解（PR），总有效率为 29%，另有 29% 的患者疾病稳定（SD）。中位无复发生存期为 5.2 个月（2.5~17 个月），肿瘤进展中位数为 4.8 个月（0.6~19 个月），中位总生存期为 10.1 个月（0.2~36 个月）。不良反应为轻度至中度，最常见的为中性粒细胞减少、血小板减少和神经毒性[21]。

参 考 文 献

［1］NCCN.NCCN guidelines version 3.2022.Colon Cancer.［2023-01-25］.https：//www.nccn.org/guidelines/guidelines-detail?category=1&id=1428.

［2］中国临床肿瘤学会指南工作委员会.中国临床肿瘤学会（CSCO）结直肠癌诊疗指南2022.北京：人民卫生出版社,2022.

［3］TOURNIGAND C，ANDRE T，BONNETAIN F，et al.Adjuvant therapy with fluorouracil and oxaliplatin in stage Ⅱ and elderly patients（between ages 70 and 75 years）with colon cancer：subgroup analyses of the Multicenter International Study of Oxaliplatin，Fluorouracil，and Leucovorin in the Adjuvant Treatment of Colon Cancer trial.Journal of Clinical Oncology，2012，30（27）：3353-3360.

［4］NCCN.NCCN guidelines version 5.2022.Esophageal and Esophagogastric Junction Cancers.［2023-01-25］.https：//www.nccn.org/guidelines/guidelines-detail?category=1&id=1433.

［5］中国临床肿瘤学会指南工作委员会.中国临床肿瘤学会（CSCO）小细胞肺癌诊疗指南2022.北京：人民卫生出版社,2022.

［6］CONROY T，GALAIS M P，RAOUL J L，et al.Definitive chemoradiotherapy with FOLFOX versus fluorouracil and cisplatin in patients with oesophageal cancer（PRODIGE5/ACCORD17）：final results of a randomised，phase 2/3 trial.The Lancet Oncology，2014，15（3）：305-314.

［7］PMDA.奥沙利铂药品说明书.2020.

［8］NCCN.NCCN guidelines version 2.2022.Gastric Cancer.［2023-01-25］.https：//www.nccn.org/guidelines/guidelines-detail?category=1&id=1434.

［9］中国临床肿瘤学会指南工作委员会.中国临床肿瘤学会（CSCO）胃

癌诊疗指南 2022. 北京: 人民卫生出版社, 2022.

[10] YAMADA Y, HIGUCHI K, NISHIKAWA K, et al.Phase Ⅲ study comparing oxaliplatin plus S-1 with cisplatin plus S-1 in chemotherapy-naïve patients with advanced gastric cancer.Annals of Oncology, 2015, 26 (1): 141-148.

[11] NCCN.NCCN guidelines version 5.2022.Hepatobiliary Cancers. [2023-01-25].https: //www.nccn.org/guidelines/guidelines-detail?category=1&id=1438.

[12] 中国临床肿瘤学会指南工作委员会. 中国临床肿瘤学会 (CSCO) 胆道恶性肿瘤诊疗指南 2022. 北京: 人民卫生出版社, 2022.

[13] LAMARCA A, PALMER D H, WASAN H S, et al.Second-line FOLFOX chemotherapy versus active symptom control for advanced biliary tract cancer (ABC-06): a phase 3, open-label, randomised, controlled trial.The Lancet Oncology, 2021, 22 (5): 690-701.

[14] NCCN.NCCN guidelines version 2.2023.B-Cell Lymphomas.[2023-01-25].https: //www.nccn.org/guidelines/guidelines-detail?category=1&id=1480.

[15] NCCN.NCCN guidelines version 1.2023.T-Cell Lymphomas.[2023-01-25].https: //www.nccn.org/guidelines/guidelines-detail?category=1&id=1483.

[16] 中国临床肿瘤学会指南工作委员会. 中国临床肿瘤学会 (CSCO) 淋巴瘤诊疗指南 2022. 北京: 人民卫生出版社, 2022.

[17] LOPEZ A, GUTIERREZ A, PALACIOS A, et al.GEMOX-R regimen is a highly effective salvage regimen in patients with refractory/relapsing diffuse large-cell lymphoma: A phase Ⅱ study.European Journal of Haematology, 2008, 80 (2): 127-132.

[18] LIGNON J, SIBON D, MADELAINE I, et al.Rituximab, dexamethasone, cytarabine, and oxaliplatin (R-DHAX) is an effective

and safe salvage regimen in relapsed/refractory B-cell non-Hodgkin lymphoma.Clinical Lymphoma，Myeloma and Leukemia，2010，10（4）：262-269.

［19］NCCN.NCCN guidelines version 1.2023.Ovarian Cancer/Fallopian Tube Cancer/Primary Peritoneal Cancer.［2023-01-25］.https：//www.nccn.org/guidelines/guidelines-detail?category=1&id=1453.

［20］中国临床肿瘤学会指南工作委员会.中国临床肿瘤学会（CSCO）卵巢癌诊疗指南 2022.北京：人民卫生出版社，2022.

［21］PECTASIDES D，PECTASIDES M，FARMAKIS D，et al.Oxaliplatin plus high-dose leucovorin and 5-fluorouracil（FOLFOX4）in platinum-resistant and taxane-pretreated ovarian cancer: a phase Ⅱ study.Gynecologic Oncology，2004，95（1）：165-172.

第九章　蛋白激酶抑制剂

埃克替尼 Icotinib

【已批准的适应证】

用于治疗非小细胞肺癌（NSCLC）

（1）单药适用于治疗表皮生长因子受体（EGFR）基因具有敏感突变的局部晚期或转移性非小细胞肺癌（NSCLC）患者的一线治疗。

（2）单药适用于治疗既往接受过至少一个化疗方案失败后的局部晚期或转移性非小细胞肺癌（NSCLC），既往化疗主要是指以铂类为基础的联合化疗。

（3）单药适用于Ⅱ~ⅢA期伴有表皮生长因子受体（EGFR）基因敏感突变的非小细胞肺癌（NSCLC）术后辅助治疗。

【说明书之外的适应证及依据等级】

用于治疗 EGFR 过表达的晚期食管鳞癌

Micromedex 有效性、推荐等级和证据强度：

该数据库暂未收录该超说明书用药适应证。

摘要：一项单臂、多中心、Ⅱ期临床试验评估了埃克替尼在 EGFR 过表达的晚期食管鳞癌患者的有效性和安全性。该研究共纳入了 54 例患者。研究结果显示 1 例完全缓解，8 例部分缓解，16 例稳定，客观有效率为 16.7%，疾病控制率为 46.3%。中位无进展生存期和总生存时间分别为 52 天和 153 天。总共 43 例患者至少经历了一次药物不良事件，但大多数严重程度只有 1~2 级。最常见的药物不良事件是皮疹（48.1%），其次是腹泻（22.2%）。

参 考 文 献

HUANG J，FAN Q X，LU P，et al.Icotinib in patients with pretreated advanced esophageal squamous cell carcinoma with EGFR overexpression or EGFR gene amplification：a single-arm，multicenter phase 2 study. Journal of Thoracic Oncology，2016，11（6）：910-917.

伊马替尼 Imatinib

【已批准的适应证】

1.用于治疗白血病

（1）用于治疗费城染色体阳性的慢性髓性白血病（Ph⁺CML）的慢性期、加速期或急变期。

（2）用于治疗成人复发的或难治的费城染色体阳性的急性淋巴细胞白血病（Ph⁺ALL）。

（3）联合化疗治疗新诊断的费城染色体阳性的急性淋巴细胞白血病（Ph⁺ALL）的儿童患者。

（4）用于治疗嗜酸细胞过多综合征（HES）和 / 或慢性嗜酸粒细胞白血病（CEL）伴有 FIP1L1-PDGFR-α 融合激酶的成年患者。

2.用于治疗胃肠道间质瘤

（1）用于治疗不能切除和 / 或发生转移的恶性胃肠道间质瘤（GIST）的成人患者。

（2）用于 Kit（CD117）阳性 GIST 手术切除后具有明显复发风险的成人患者的辅助治疗。极低及低复发风险的患者不应该接受该辅助治疗。

3.用于治疗骨髓增生异常综合征 / 骨髓增生性疾病　用于治疗骨髓增生异常综合征 / 骨髓增生性疾病（MDS/MPD）伴有血小板衍生生长因子受体（PDGFR）基因重排的成年患者。

4.用于治疗侵袭性系统性肥大细胞增生症　用于治疗侵袭性系统性肥大细胞增生症（ASM），无 D816V C-KIT 基因突变或未知 C-KIT 基

因突变的成人患者。

5. 用于治疗隆突性皮肤纤维肉瘤　用于治疗不能切除，复发的或发生转移的隆突性皮肤纤维肉瘤（DFSP）。

【说明书之外的适应证及依据等级】

1. 用于治疗携带 C-KIT 突变的晚期或转移性黑色素瘤

Micromedex 推荐等级：Class Ⅱ，大多数情况下推荐使用。

摘要：《中国临床肿瘤学会（CSCO）黑色素瘤诊疗指南 2022》推荐治疗携带 C-KIT 突变的不可手术切除的 Ⅰ、Ⅱ、Ⅲ 期（头颈部：Ⅲ 期、ⅣA 期、ⅣB 期）黏膜黑色素瘤（2A，Ⅱ级专家推荐）。中国黑色素瘤患者的 KIT 突变率约为 10%，针对 KIT 突变的患者，国内目前获批的药物包括伊马替尼、尼洛替尼。黏膜黑色素瘤中 C-KIT 突变占 10% 左右，C-KIT 抑制剂伊马替尼的 Ⅱ 期临床研究显示，存在 KIT 突变或者扩增的转移性黑色素瘤患者的总体有效率为 20%~30%，疾病控制率为 35%~55%，但是大部分有效的患者维持时间较短。这些 Ⅱ 期临床研究纳入了相当大比例皮肤亚型以外的黑色素瘤（46%~71% 为黏膜型）。结果显示，黏膜型比肢端型或阳光损伤型黑色素瘤具有更好的反应率，并且 KIT 突变患者比单纯扩增的患者显示出更好的疗效。中国的一项 Ⅱ 期单臂临床研究纳入了 43 例 C-KIT 突变的转移性黑色素瘤患者，结果显示伊马替尼对 C-KIT 突变患者的总体有效率 53.5%，1 年 OS 为 51%。其中达到 PR 的 10 例患者中 9 例存在 11 或 13 外显子突变，疗效达到 PR 和 SD 的患者预后相差较大，PFS 分别为 9.0 个月和 1.5 个月（$P<0.001$），OS 分别为 15 个月和 9 个月（$P=0.036$）。具体用法：伊马替尼 400mg，每日 1 次[1-5]。

2. 用于治疗无法切除的或进行性硬纤维瘤

Micromedex 推荐等级：Class Ⅲ，一些情况下推荐使用。

摘要：来自局部晚期硬纤维瘤患者的两项非随机、开放标签的 Ⅱ 期临床试验数据支持伊马替尼用于治疗无法切除的或进行性硬纤维瘤。侵袭性纤维瘤（AF，硬纤维瘤）是罕见的克隆性结缔组织增生性肿瘤，尽管经过广泛的手术切除和 / 或放射治疗，仍具有局部侵袭性[6-7]。

一项前瞻性Ⅱ期临床试验研究了伊马替尼治疗 AF 患者或 10 种肉瘤亚型中的 1 种的患者结果。伊马替尼的剂量为 300mg，每日 2 次[体表面积（BSA）≥1.50m²]，或 200mg，每日 2 次（BSA=1.00~1.49m²），或 100mg，每日 2 次（BSA<1.00m²）。结果共纳入 51 例患者。以二线治疗方案为主，2 个月和 4 个月无进展生存率分别为 94% 和 88%，1 年无进展生存率为 66%。客观有效率为 6%（3/51）。结果表明伊马替尼对不能切除或难以切除的硬纤维瘤有一定的治疗作用[6]。

伊马替尼被认为是一种新的治疗方案，用于复发或确诊的进行性侵袭性纤维瘤 / 纤维瘤（AF/DT）患者。在一项两阶段Ⅱ期临床研究中，40 例不能切除且有进展的症状性 AF/DT 患者接受伊马替尼（400mg/d，1 年）治疗[$P(0)=10\%$, $P(1)=30\%$, $\alpha=5\%$, $\beta=10\%$]。主要终点为 3 个月无进展（RECIST 评估）。研究人群包括 28 例女性和 12 例男性，平均年龄 41 岁（范围 20~72 岁）。原发部位以腹外为主（24，60%）。家族性腺瘤性息肉病有 6 例（15%）。中位随访 34 个月。伊马替尼的毒性与以前文献报道的相似。在 3 个月的时间里，观察到 1 例（2.5%）完全缓解，3 例（7.5%）部分缓解。3 个月、6 个月和 12 个月的无进展率分别为 91%、80% 和 67%。2 年无进展生存率和总生存率分别为 55% 和 95%。2 例肠系膜 AF/DT 患者因病情进展死亡。研究显示伊马替尼对复发的进行性 AF/DT 有较好的治疗效果，大部分患者具有客观应答和长期疾病稳定[7]。

3. 用于治疗恶性腱鞘巨细胞瘤

Micromedex 推荐等级：Class Ⅲ，一些情况下推荐使用。

摘要：色素沉着绒毛结节性滑膜炎（PVNS）和腱鞘巨细胞瘤（TGCT）是两种罕见的良性肿瘤，通常影响年轻人的滑膜和肌腱鞘。这些肿瘤是由集落刺激因子-1（colony stimulating factor-1，CSF1）的过表达驱动的。CSF1 由少数肿瘤细胞表达，这些细胞通过旁分泌作用吸引非肿瘤性炎症细胞表达 CSF1 受体（CSF1R）。伊马替尼可阻断 CSF1R，既往病例报道显示伊马替尼在 PVNS 中也具有抗肿瘤活性。一项多中心回顾性研究评估了伊马替尼治疗局部晚期/转移性 PVNS/TGCT 的疗效。结果共包括来自欧洲、澳大利亚和美国 12 个中心的 29 例患者。男性 13 例，中位年龄 41 岁，最常见的病变部位为膝关节（n=17；59%）。27 例可评估患者中有 5 例实体瘤 RECIST 评估缓解（总缓解率 19%；1 例完全缓解，4 例部分缓解），27 例患者中 20 例（74%）病情稳定。22 例可评估症状的患者中有 16 例（73%）出现症状改善。尽管有较高的症状改善率和良好的安全性，但 6 例患者因不良反应停用，4 例患者在没有明确医学原因的情况下决定停用伊马替尼[8]。

参 考 文 献

[1] 中国临床肿瘤学会指南工作委员会. 中国临床肿瘤学会（CSCO）黑色素瘤诊疗指南 2022. 北京：人民卫生出版社，2022.

[2] GUO J，CARVAJAL R D，DUMMER R，et al.Efficacy and safety of nilotinib in patients with KIT-mutated metastatic or inoperable melanoma: final results from the global，single-arm，phase Ⅱ TEAM trial.Annals of Oncology，2017，28（6）：1380-1387.

[3] HODI F S，CORLESS C L，GIOBBIE-HURDER A，et al.Imatinib for melanomas harboring mutationally activated or amplified KIT arising on mucosal，acral，and chronically sun-damaged skin.Journal of Clinical Oncology，2013，31（26）：3182-3190.

[4] CARVAJAL R D，ANTONESCU C R，WOLCHOK J D，et al.KIT as a therapeutic target in metastatic melanoma.JAMA，2011，305（22）：2327-2334.

[5] GUO J，SI L，KONG Y，et al.Phase Ⅱ，open-label，single-arm trial of imatinib mesylate in patients with metastatic melanoma harboring c-Kit mutation or amplification.Journal of Clinical Oncology，2011，29（21）：2904-2909.

[6] CHUGH R，WAYHEN J K，PATEL S R，et al.Efficacy of imatinib

in aggressive fibromatosis: results of a phase II multicenter sarcoma alliance for research through Collaboration（SARC）trial.Clinical Cancer Research，2010，16（19）：4884-4891.

[7] PENEL N，CESNE A L，BUI B N，et al.Imatinib for progressive and recurrent aggressive fibromatosis（desmoid tumors）：an FNCLCC/ French Sarcoma Group phase II trial with a long-term follow-up.Annals of Oncology，2011，22（2）：452-457.

[8] CASSIER P A，GELDERBLOM H，STACCHIOTTI S，et al.Efficacy of imatinib mesylate for the treatment of locally advanced and/ or metastatic tenosynovial giant cell tumor/pigmented villonodular synovitis.Cancer，2012，118（6）：1649-1655.

达沙替尼 Dasatinib

【已批准的适应证】

用于治疗慢性髓系白血病（CML） 本品用于治疗对甲磺酸伊马替尼耐药或不耐受的费城染色体阳性（Ph$^+$）慢性髓系白血病（CML）慢性期、加速期和急变期（急粒变和急淋变）成年患者。

【说明书之外的适应证及依据等级】

1. 用于治疗对伊马替尼耐药或不耐受的 Ph$^+$ ALL 成人患者 美国 FDA 批准达沙替尼用于伊马替尼耐药或不耐受的 Ph$^+$ ALL 成人患者[1]。

Micromedex 有效性、推荐等级和证据强度：

有效性等级：治疗有效（成人）。

推荐等级：Class IIa（成人）。

证据强度：Category B（成人）。

摘要：一项随机、开放、III期研究评估了达沙替尼 140mg 每日 1 次（方案 A）与 70mg 每日 2 次（方案 B）对耐药或不耐受伊马替尼的 Ph$^+$ ALL 患者中的疗效和安全性。最终纳入了 40 名患者接受方案 A，44 人接受了方案 B。方案 A 的主要血液学缓解率（38%）与方案 B 主要血液学缓解率(32%)相似。方案 A 主要细胞遗传学缓解率(70%)高于方案 B 主要细胞遗传学缓解率(52%)。与方案 B 相比,方案 A 的无进展生存期更长(中位数分别为 4.0 个月 vs 3.0 个月),但总生存期更短(中位数分别为 6.5 个月 vs 9.1 个月)。两组的总体安全性相似,非血液学不良事件大多为 1 级或 2 级。每天给药一次的胸腔积液发生率低于每天给药两次的胸腔积液发生率(所有级别,18% vs 32%)。值得注意的是,两种给药方案没有显著统计学差异。与 70mg 每日 2 次相比,达沙替尼 140mg 每日 1 次,在伊马替尼耐药或不耐受 Ph$^+$ALL 患者中具有相似的总体疗效和安全性[2]。

2. 联合化疗用于 1 岁以上儿童 Ph$^+$ALL 的初始治疗 美国 FDA 批准达沙替尼联合化疗用于 1 岁以上儿童 Ph$^+$ALL 的初始治疗[1]。

Micromedex 有效性、推荐等级和证据强度:

有效性等级:治疗有效(儿童)。

推荐等级: Class Ⅱb(儿童)。

证据强度: Category B(儿童)。

摘要:在一项多中心、随机、开放的Ⅲ期临床试验中,对比达沙替尼与伊马替尼在治疗儿童 Ph$^+$ALL 的临床疗效,92 名患者随机接受达沙替尼,97 名接受伊马替尼,研究结果示:达沙替尼组相比伊马替尼组,4 年无事件生存率为 71.0% vs 48.9%,$P=0.007$;4 年总生存率为 88.4% vs 69.2%,$P=0.04$;4 年复发率为 19.8% vs 34.4%,$P=0.01$;4 年孤立性中枢神经系统复发率为 2.7% vs 8.4%,$P=0.06$;任何中枢神经系统复发(孤立加联合血液学)的累积风险为 10.1% vs 9.4%,$P=0.2$;缓解期死亡的累积风险为 5.6% vs 4.3%,$P=0.67$;两组之间没有显著差异。不良反应方面两个治疗组之间严重不良反应无显著差异。感染是最常见的不良反应,其次是胰腺炎,在每个治疗组中有 5 例致命感染[3]。

3. 用于 1 岁以上儿童慢性期 Ph$^+$CML 的治疗 美国 FDA 批准达沙替尼联合化疗用于 1 岁以上儿童 Ph$^+$CML 的治疗[1]。

Micromedex 有效性、推荐等级和证据强度：

有效性等级：治疗有效（儿童）。

推荐等级：Class Ⅱa（儿童）。

证据强度：Category B（儿童）。

摘要：一项在儿童 Ph$^+$ 白血病患者中开展的开放标签、非随机、多中心Ⅱ期临床试验。受试者被非随机分配至 3 个队列：①对伊马替尼耐药 / 不耐受的 CML-CP 患者，接受达沙替尼片 60mg/m^2 每天 1 次；②对伊马替尼耐药 / 不耐受的 Ph$^+$ ALL 和 CML 加速期 / 急变期（CML-AP/BP）患者，接受达沙替尼片 80mg/m^2 每天 1 次；③新诊断的 CML-CP 患者，接受达沙替尼片 60mg/m^2 每天 1 次或口服混悬液（PFOS）72mg/m^2 每天 1 次，服用 PFOS 12 个月后可更换为片剂。最终，29 例进入伊马替尼耐药 / 不耐受 CML-CP 组，17 例进入 CML-AP/BP 或 Ph$^+$ ALL 组，84 例进入新诊断的 CML-CP 组。伊马替尼耐药 / 不耐受 CML-CP 组和新诊断的 CML-CP 组中，确定的完全血液学反应率（cCHR）分别为 93%（95%CI：77.2~99.2）和 96%（95%CI：89.9~99.3）。伊马替尼耐药 / 不耐受 CML-CP 组 3 个月内达到累计主要细胞遗传学缓解（MCyR）率>30%，新诊断的 CML-CP 组 6 个月内达到累计 CCyR 率>55%。所有患者均未出现胸水、心包积液、肺水肿、肺动脉高压或与达沙替尼相关的肺动脉高压。有 1 例达沙替尼相关的 AE 导致停药（为 3 级药物超敏反应，药物停药后缓解）。达沙替尼相关的严重不良事件在伊马替尼耐药 / 不耐受 CML-CP 组发生率为 17%，在新诊断的 CML-CP 组为 10%[4]。

参 考 文 献

[1] FDA.Label-dasatinib.2021.

[2] LILLY M B, OTTMANN O G, SHAH N P, et al.Dasatinib 140 mg once daily versus 70 mg twice daily in patients with Ph-positive acute lymphoblastic leukemia who failed imatinib: Results from a phase 3

study.Am J Hematol，2010，85（3）：164-170.

[3] SHEN S，CHEN X，CAI J，et al.Effect of dasatinibvsimatinib in the treatment of pediatric philadelphia chromosome-positive acute lymphoblastic leukemia：a randomized clinical trial.JAMA Oncol，2020，6（3）：358-366.

[4] GORE L，KEARNS P R，DE MARTINO M L，et al.Dasatinib in pediatric patients with chronic myeloid leukemia in chronic phase：results from a phase Ⅱ trial.J Clin Oncol，2018，36（13）：1330-1338.

硼替佐米 Bortezomib

【已批准的适应证】

1. 用于治疗多发性骨髓瘤 硼替佐米可联合美法仑和泼尼松（MP方案）用于既往未经治疗的且不适合大剂量化疗和骨髓移植的多发性骨髓瘤患者的治疗；或单药用于至少接受过一种或一种以上治疗后复发的多发性骨髓瘤患者的治疗。

2. 用于治疗套细胞淋巴瘤 硼替佐米可联合利妥昔单抗、环磷酰胺、多柔比星和泼尼松，用于既往未经治疗的并且不适合接受造血干细胞移植的套细胞淋巴瘤成人患者；或用于复发或难治性套细胞淋巴瘤患者的治疗，患者在使用前至少接受过一种治疗。

【说明书之外的适应证及依据等级】

1. 用于治疗儿童复发或难治性淋巴母细胞淋巴瘤、急性淋巴细胞白血病

Micromedex 推荐等级：Class Ⅱ，大多数情况下推荐使用。

摘要：《儿童淋巴母细胞淋巴瘤诊疗规范（2019 年版）》建议提供的治疗方案是以 BFM90 为基础的改良方案，该方案包括 VDLP 方案（长春新碱、柔红霉素、左旋门冬酰胺酶、泼尼松）+CAM 方案（环磷酰胺、阿糖胞苷、6- 巯基嘌呤）诱导缓解治疗、4 疗程 HD-MTX 方案（甲氨蝶呤）或 6 疗程高危方案的缓解后巩固治疗、VDLP+CAM 延迟强化治疗、

6-巯基嘌呤+甲氨蝶呤的维持治疗等环节[1]。

2. 用于治疗系统性轻链型淀粉样变性

Micromedex 推荐等级：Class Ⅱ，大多数情况下推荐使用。

摘要：《系统性轻链型淀粉样变性诊断和治疗指南（2021 年修订）》建议，对于符合自体造血干细胞移植条件的患者应首选移植，不符合移植条件的患者，推荐含硼替佐米的联合治疗方案，每 2 个疗程后再次评估是否符合移植条件。首选方案包括：硼替佐米 / 环磷酰胺 / 地塞米松（CyBorD 方案）、达雷妥尤单抗（DARA）/ 硼替佐米 / 环磷酰胺 / 地塞米松（D-CyBorD 方案）。DARA 联合 CyBorD 方案的标准用法如下：DARA 皮下制剂固定使用剂量为 1 800mg（如使用静脉注射制剂，剂量为 16mg/kg），硼替佐米 1.3mg/m²，环磷酰胺 300mg/m²，地塞米松 40mg，每周 1 次，对于 75 岁以上的老年患者地塞米松减量为 20mg 每周 1 次，28 天为 1 个疗程，前 2 个疗程每周 1 次治疗，第 3~6 个疗程改为每 2 周 1 次治疗，第 7 个疗程开始改为每 4 周 1 次治疗直至疾病进展或持续 24 个疗程[2]。

3. 用于治疗复发或难治性华氏（ Waldenstrom ）巨球蛋白血症

Micromedex 推荐等级：Class Ⅲ，一些情况下推荐使用。

摘要：《淋巴浆细胞淋巴瘤 / 华氏巨球蛋白血症诊断与治疗中国专家共识（2016 年版）》推荐，对于伴有症状性高黏滞血症、冷球蛋白血症的患者，建议先行血浆置换 2~3 次后续以化疗，并避免直接应用利妥昔单抗（R）化疗，建议先以硼替佐米或氟达拉滨为主的方案降低 IgM 水平，再考虑应用含 R 的方案或其他方案化疗。以硼替佐米（B）为主的方案包括：B±R、硼替佐米+地塞米松（BD）方案、BDR 方案等。用法用量：①静脉注射一次 1.3mg/m²，于第 1、8、8、11 天给药，21 天为一周期，直至疾病进展或获得完全应答后 2 个周期；②与地塞米松和利妥昔单抗联用，一次 1.3mg/m²，于第 1、4、8、11 天给药，21 天为一周期。皮下注射，一周 1 次。若急需降低 IgM 水平，可以一周 2 次的频率开始给药，连用 1~2 个周期后改为一周 1 次[3-8]。

4. 用于治疗复发或难治性外周 T 细胞淋巴瘤

Micromedex 推荐等级：Class Ⅲ，一些情况下推荐使用。

摘要：《中国临床肿瘤学会（CSCO）淋巴瘤诊疗指南 2022》推荐硼替佐米用于复发或难治性外周 T 细胞淋巴瘤的治疗（Ⅲ类证据，3 级专家推荐）。方案为：硼替佐米 1.3mg/m^2，于第 1、4、8、11 天给药，每 21 天重复[9]。

参 考 文 献

[1] 国家卫生健康委办公厅 . 儿童淋巴母细胞淋巴瘤诊疗规范（2019 年版）.[2022-04-09].http://www.nhc.gov.cn/yzygj/s3593/201909/5f1d3329606e4cd2aa6e501603703ee4/files/3f882f5e840e4c8a9d23ee6a397cff23.pdf.

[2] 中国系统性轻链型淀粉样变性协作组，国家肾脏疾病临床医学研究中心，国家血液系统疾病临床医学研究中心 . 系统性轻链型淀粉样变性诊断和治疗指南（2021 年修订）. 中华医学杂志，2021，101（22）：1646-1656.

[3] 中国抗癌协会血液肿瘤专业委员会，中华医学会血液学分会白血病淋巴瘤学组，中国抗淋巴瘤联盟 . 淋巴浆细胞淋巴瘤 / 华氏巨球蛋白血症诊断与治疗中国专家共识（2016 年版）. 中华血液学杂志，2016，37（9）：729-734.

[4] CHEN C I, KOUROUKIS C T, WHITE D, et al.Bortezomib is active in patients with untreated or relapsed waldenström's macroglobulinemia：A phase Ⅱ study of the National Cancer Institute of Canada Clinical Trials Group.Journal of Clinical Oncology，2007，25（12）：1570-1575.

[5] GHOBRIAL I M, HONG F X, PADMANABHAN S, et al.Phase Ⅱ Trial of Weekly Bortezomib in Combination With Rituximab in Relapsed or Relapsed and Refractory Waldenström Macroglobulinemia. Journal of Clinical Oncology，2010，28（8）：1422-1428.

［6］DIMOPOULOS M A，GARCIA-SANZ R，GAVRIATOPOULOU M，et al.Primary therapy of Waldenström macroglobulinemia（WM）with weekly bortezomib，low-dose dexamethasone，and rituximab（BDR）：long-term results of a phase 2 study of the European Myeloma Network（EMN）.Blood，2013，122（19）：3276-3282.

［7］TREON S P，IOAKIMIDIS L，SOUMERAI J D，et al.Primary Therapy of Waldenström Macroglobulinemia With Bortezomib，Dexamethasone，and Rituximab：WMCTG Clinical Trial 05-180. Journal of Clinical Oncology，2009，27（23）：3830-3835.

［8］LEBLOND V，KASTRITIS E，ADVANI R，et al.Treatment recommendations from the Eighth International Workshop on Waldenström's Macroglobulinemia.Blood，2016，128（10）：1321-1328.

［9］中国临床肿瘤学会指南工作委员会 . 中国临床肿瘤学会（CSCO）淋巴瘤诊疗指南 2020. 北京：人民卫生出版社，2020.

拉帕替尼 Lapatinib

【已批准的适应证】

用于治疗乳腺癌 拉帕替尼与卡培他滨联用，适用于 HER-2 过表达且既往接受过包括蒽环类、紫杉类和曲妥珠单抗治疗的晚期或转移性乳腺癌患者（必须是在接受曲妥珠单抗治疗后进展的复发或转移的患者使用）。

【说明书之外的适应证及依据等级】

1. 与芳香酶抑制药（来曲唑）联用治疗激素受体阳性且 HER-2 过表达的绝经后妇女转移性乳腺癌

Micromedex 推荐等级：Class Ⅰ，推荐使用。

摘要：成人，1 500mg，口服，每日 1 次，连续用药，联用来曲唑 2.5mg，口服，每日 1 次。

拉帕替尼联合芳香化酶抑制药适用人群为 HER-2 阳性绝经后

或绝经前接受卵巢切除或抑制的人群（2A）。一项Ⅲ期针对HER-2阳性、HR阳性疾病绝经后女性患者（n=219）的研究表明，与来曲唑单药治疗相比，拉帕替尼联合来曲唑的一线治疗使疾病进展风险降低（中位PFS，8.2个月 vs 3.0个月；HR=0.71，95%CI：0.53~0.96；P=0.019）[1-2]。

2. 与曲妥珠单抗联合用于既往接受曲妥珠单抗与化疗联合治疗后疾病进展的激素受体阴性且HER-2过表达的转移性乳腺癌 EMA批准拉帕替尼与曲妥珠单抗联合用于既往接受曲妥珠单抗与化疗联合治疗后疾病进展的激素受体阴性且HER-2过表达的转移性乳腺癌。

Micromedex推荐等级：Class Ⅰ，推荐使用。

摘要：一项随机试验旨在评估拉帕替尼与曲妥珠单抗联用治疗转移性乳腺癌的有效性和安全性。试验纳入接受过蒽环类或紫杉类药物治疗的Ⅳ期ERBB2基因扩增（或蛋白质过表达）的转移性乳腺癌患者。受试者（中位年龄51岁，13%为65岁及65岁以上患者）接受最近的含曲妥珠单抗疗法治疗转移性乳腺癌时疾病进展，中位含曲妥珠单抗疗法为3次。患者随机分入拉帕替尼+曲妥珠单抗组[n=148；拉帕替尼（口服一次1 000mg、一日1次）+曲妥珠单抗（初始负荷剂量为4mg/kg，静脉滴注；维持剂量为一次2mg/kg，一周1次）]或拉帕替尼组（n=148；口服一次1 500mg、一日1次）。在接受拉帕替尼单药治疗至少4周后出现客观疾病进展的患者，有资格交叉接受联合治疗。在148例接受单药治疗的患者中，77例（52%）患者在疾病进展时选择接受联合治疗。试验的主要终点为无进展生存期，次要终点为总生存期。拉帕替尼+曲妥珠单抗组的中位无进展生存期为12个月，拉帕替尼组为8.1个月（HR=0.73；P=0.008）。两组的应答率分别为10.3（95%CI：5.9~16.4）和6.9（95%CI：3.4~12.3）。中位总生存期分别为14个月和9.5个月（HR=0.74；95%CI：0.57~0.97；P=0.026）。激素受体阴性患者中，拉帕替尼+曲妥珠单抗组的中位无进展生存期为 15.4 周，拉帕替尼组为 8.2 周（HR=0.73；95%CI：0.52~1.03）；两组中位总生存期分别为 17.2 个月和 8.9 个月（HR=0.62；95%CI：0.42~0.90）[3-5]。

3. 与长春瑞滨联用于治疗既往接受过治疗的 HER-2 阳性的转移性乳腺癌

Micromedex 推荐等级：Class Ⅱ，大多数情况下推荐使用。

摘要：一项系统评价和 Meta 分析旨在评估长春瑞滨与拉帕替尼联用治疗 HER-2 阳性的转移性乳腺癌的有效性和安全性。共检索到 7 项前瞻性临床试验，共 235 例可评估患者。缓解率和疾病控制率的汇总估计值分别为 24.4% 和 63.3%。此外，总生存期为 20.1 个月，无进展生存期为 5.44 个月。最常见的 3 级和 4 级不良反应发生率不到 10%。长春瑞滨与拉帕替尼联用可作为既往接受过治疗的 HER-2 阳性的转移性乳腺癌患者的一种治疗选择[6]。

《中国临床肿瘤学会（CSCO）乳腺癌诊疗指南 2022》推荐曲妥珠单抗联合化疗（紫杉类、长春瑞滨、卡培他滨）用于 HER-2 阳性未使用过曲妥珠单抗或曾使用过但符合再使用的晚期乳腺癌的治疗。具体方案：长春瑞滨 25mg/m^2 d1，曲妥珠单抗初始 4mg/kg，后续 2mg/kg d1，每 7 天一次[7]。

4. 与曲妥珠单抗联用于复发性无法切除（局部或区域）的或Ⅳ期 HER-2 阳性的乳腺癌

Micromedex 推荐等级：Class Ⅱ，大多数情况下推荐使用。

摘要：推荐拉帕替尼与曲妥珠单抗联用，用于复发性无法切除（局部或区域）的或Ⅳ期 HER-2 阳性乳腺癌的三线及以上治疗。治疗方案为拉帕替尼 1 000mg，口服，每日 1 次；与曲妥珠单抗（第 1 天静脉给予 4mg/kg，随后一次 2mg/kg、每周 1 次；或第 1 天静脉给予 8mg/kg，随后每周期第 1 天给予 6mg/kg，每 21 天 1 个周期）联用[7]。

5. 与曲妥珠单抗联用治疗难治性 HER-2 阳性的转移性结直肠癌

Micromedex 推荐等级：Class Ⅲ，一些情况下推荐使用。

　　摘要:《NCCN 临床实践指南:结肠癌(2021.v3)》推荐曲妥珠单抗+帕妥珠单抗或曲妥珠单抗+拉帕替尼用于 HER-2 扩增的晚期结直肠癌。曲妥珠单抗 4mg/kg 静脉注射,在第 1 周期的第 1 天给予负荷剂量,然后 2mg/kg 静脉注射,每周 1 次;拉帕替尼 1 000mg,口服,每日 1 次[8]。

参 考 文 献

[1] NCCN 乳腺癌临床实践指南中国版专家组 .NCCN 乳腺癌临床实践指南(中国版)2021 年第 4 版 .[2022-10-09].https://www.nccn.org/professionals/physician_gls/pdf/breast-chinese.pdf.

[2] JOHNSTON S, PIPPEN J, PIVOT X, et al.Lapatinib combined with letrozole versus letrozole and placebo as first-line therapy for postmenopausal hormone receptor-positive metastatic breast cancer. Journal of Clinical Oncology, 2009, 27(33): 5538-5546.

[3] CARDOSO F, PALUCH-SHIMON S, SENKUS E, et al.5th ESO-ESMO international consensus guidelines for advanced breast cancer (ABC 5).Annals of Oncology, 2020, 31(12): 1623-1649.

[4] BLACKWELL K L, BURSTEIN H J, STORNIOLO A M, et al.Overall survival benefit with lapatinib in combination with trastuzumab for patients with human epidermal growth factor receptor 2-positive metastatic breast cancer: final results from the EGF104900 study. Journal of Clinical Oncology, 2012, 30(21): 2585-2592.

[5] BLACKWELL K L, BURSTEIN H J, STORNIOLO A M, et al.Randomized study of lapatinib alone or in combination with trastuzumab in women with ErbB2-positive, trastuzumab-refractory metastatic breast cancer.Journal of Clinical Oncology, 2010, 28(7): 1124-1130.

[6] STRAVODIMOU A, VOUTSADAKIS I A.A systematic review and Meta-analysis of the combination of vinorelbine and lapatinib

in patients with HER-2-positive metastatic breast cancer.Anticancer Research, 2019, 39(7): 3295-3301.

[7] 中国临床肿瘤学会指南工作委员会. 中国临床肿瘤学会（CSCO）乳腺癌诊疗指南 2022. 北京：人民卫生出版社, 2022.

[8] NCCN.NCCN 临床实践指南：结肠癌（2021.v3）.[2022-04-10]. https://www.nccn.org/professionals/physician_gls/pdf/colon-chinese-translation.pdf.

厄洛替尼 Erlotinib

【已批准的适应证】

用于治疗非小细胞肺癌 适用于表皮生长因子受体（EGFR）基因具有敏感突变的局部晚期或转移性非小细胞肺癌治疗，包括一线治疗、维持治疗，或既往接受过至少一次化疗进展后的二线及以上治疗。

【说明书之外的适应证及依据等级】

用于治疗胰腺癌 美国 FDA 批准厄洛替尼与吉西他滨联合，用于局部晚期、不可切除或转移性胰腺癌的一线治疗，限成人。

Micromedex 有效性、推荐等级和证据强度：

有效性等级：治疗有效（成人）。

推荐等级：Class Ⅱa（成人）。

证据强度：Category B（成人）。

摘要：569 例晚期或转移性胰腺癌患者，随机分组接受吉西他滨单药或吉西他滨联合厄洛替尼治疗，结果显示厄洛替尼联合吉西他滨组在中位生存期（$HR=0.82$, $P=0.038$）和中位无进展生存期（$HR=0.77$, $P=0.004$）方面显著获益，联合组中位生存期为 6.24 个月，一年生存率为 23%，而吉西他滨单药治疗组分别为 5.91 个月和 17%[1-2]。

参 考 文 献

[1] 广东省药学会. 超药品说明书用药目录（2022 年版）.[2022-06-28].

http://www.sinopharmacy.com.cn/notification/2497.html

[2] MOORE M J，GOLDSTETIN D，HAMM J，et al.Erlotinib plus gemcitabine compared with gemcitabine alone in patients with advanced pancreatic cancer: a phase Ⅲ trial of the National Cancer Institute of Canada Clinical Trials Group.Journal of Clinical Oncology，2007，25（15）：1960-1966.

阿法替尼 Afatinib

【已批准的适应证】

1. 用于治疗既往未接受过 EGFR 酪氨酸激酶抑制剂（TKI）治疗的 EGFR 基因敏感突变的局部晚期或转移性非小细胞肺癌（NSCLC）。

2. 用于治疗含铂化疗期间或化疗后疾病进展的局部晚期或转移性鳞状组织学类型的非小细胞肺癌（NSCLC）。

【说明书之外的适应证及依据等级】

用于治疗经铂类药物治疗后复发、不可切除或转移的头颈部癌

《NCCN 临床实践指南：头颈部癌（2023.v1）》推荐阿法替尼作为经铂类药物治疗后复发、不可切除或转移的头颈部癌的药物选择，限成人。

Micromedex 有效性、推荐等级和证据强度：

有效性等级：治疗有效（成人）。

推荐等级：Class Ⅱb（成人）。

证据强度：Category B（成人）。

摘要：《NCCN 临床实践指南：头颈部癌（2023.v1）》基于两项随机研究推荐阿法替尼作为经铂类药物治疗后复发、不可切除或转移的头颈部癌的药物选择，限成人。一项Ⅲ期随机对照试验将阿法替尼与甲氨蝶呤在正在使用或使用铂类药物治疗后进展的复发性或转移性头颈部癌患者（n=483）中进行比较，结果显示：与随机接受甲氨蝶呤的患者相比，随机接受阿法替尼的患者有更大的 PFS（2.6 个月 vs 1.7 个月）。

一项Ⅱ期随机试验比较了阿法替尼和西妥昔单抗在正在使用或使用铂类药物治疗后进展的复发性或转移性头颈部肿瘤患者（*n*=121）的疗效，显示两种药物的缓解率相当[1-3]。

参 考 文 献

[1] NCCN.NCCN Guidelines: Head and Neck Cancers（2023.v1）.[2023-02-03].https://www.nccn.org/professionals/physician_gls/pdf/head-and-neck.pdf

[2] MACHIELS J P, HADDAD R I, FAYETTE J, et al.Afatinib versus methotrexate as second-line treatment in patients with recurrent or metastatic squamous-cell carcinoma of the head and neck progressing on or after platinum-based therapy（LUX-Head & Neck 1）: an open-label, randomised phase 3 trial.The Lancet Oncology, 2015, 16（5）: 583-594.

[3] SEIWERT TY, FAVETTE J, CUPISSOL D, et al.A randomized phase Ⅱ study of afatinib versus cetuximab in metastatic or recurrent squamous cell carcinoma of the head and neck.Ann Oncol, 2014, 25: 1813-1820.

安罗替尼 Anlotinib

【已批准的适应证】

1. 用于治疗既往至少接受过 2 种系统化疗后出现进展或复发的局部晚期或转移性非小细胞肺癌。对于存在表皮生长因子受体（EGFR）基因突变或间变性淋巴瘤激酶（ALK）阳性的患者，开始使用本品前应接受相应的靶向药物治疗后出现进展，且至少接受过 2 种系统化疗后出现进展或复发。

2. 用于治疗腺泡状软组织肉瘤、透明细胞肉瘤以及既往至少接受过含蒽环类化疗方案治疗后进展或复发的其他晚期软组织肉瘤。

3. 用于治疗既往至少接受过 2 种化疗方案治疗后进展或复发的小细胞肺癌。

4. 用于治疗具有临床症状或明确疾病进展的、不可切除的局部晚期或转移性甲状腺髓样癌。

【说明书之外的适应证及依据等级】

用于治疗食管鳞癌　推荐安罗替尼作为食管鳞癌二线及以上治疗药物选择，限成人。在一项安罗替尼单药治疗晚期食管鳞癌的 II 期多中心临床研究（ALTER1102）中，纳入既往接受过≥1 次含铂方案或紫杉类方案化疗失败的 165 例 IV 期食管鳞癌患者，随机分配到安罗替尼组（n=110）或安慰剂组（n=55）。安罗替尼组的中位 PFS 为 3.02 个月（95%CI：2.63~3.65），安慰剂组为 1.41 个月（95%CI：1.38~1.41）。安罗替尼组最常见的 3 级或 4 级药物相关不良事件是高血压、食欲下降和低钠血症[1-2]。

参 考 文 献

[1] 中国临床肿瘤学会指南工作委员会. 中国临床肿瘤学会（CSCO）食管癌诊疗指南 2021. 北京：人民卫生出版社，2021.

[2] HUANG J, XIAO J, FANG W, et al.Anlotinib for previously treated advanced or metastatic esophageal squamous cell carcinoma: A double-blind randomized phase 2 trial.Cancer Medicine，2021，10（5）：1681-1689.

克唑替尼 Crizotinib

【已批准的适应证】

本品为一种抑制 Met/ALK/ROS 的 ATP 竞争性的多靶点蛋白激酶抑制剂，具体适应证如下：

用于 ALK 阳性的局部晚期或转移性非小细胞肺癌患者的治疗。

用于 ROS1 阳性的晚期非小细胞肺癌（NSCLC）患者的治疗。

用于 1 岁或以上的不可切除、复发性或难治性阳性肌纤维母细胞瘤患者的治疗。

【说明书之外的适应证及依据等级】

1. 用于治疗 ALK 阳性的复发或难治性全身性间变性大细胞淋巴瘤　美国 FDA 已批准克唑替尼用于 1 岁儿童、老年人和年轻人中 ALK 阳性的复发或难治性全身间变性大细胞淋巴瘤（ALCL）的治疗[1]。

Micromedex 有效性、推荐等级和证据强度：

该数据库暂未收录该超说明书用药适应证。

摘要：一项研究观察了克唑替尼作为单药治疗 11 例对细胞毒性药物治疗有耐药性 / 难治性的 ALK 阳性淋巴瘤患者的结果，总有效率为 10/11（90.9%）。后续随访发现：4 例患者在持续服用克唑替尼的情况下处于完全缓解（CR）状态；病情进展 4 例；1 例患者使用克唑替尼获得 CR，接受同种异体骨髓移植，处于 CR 状态；2 例患者（异体骨髓移植前和 / 或后治疗）获得 CR，但已停用克唑替尼。2 年的总生存率和无进展生存率分别为 72.7% 和 63.7%。克唑替尼具有强大的抗肿瘤活性，在经过治疗的晚期 ALK 阳性淋巴瘤患者中具有持久的反应，安全性良好[2]。

2. 用于治疗 ALK 阳性或 ROS1 阳性的非小细胞肺癌脑转移肿瘤

Micromedex 有效性、推荐等级和证据强度：

该数据库暂未收录该超说明书用药适应证。

摘要：一项回顾性研究显示，在既往未经治疗的无症状脑转移患者中，12 周时全身性疾病控制率（DCR）为 63%，颅内 DCR 为 56%，中位颅内进展时间（TTP）为 7 个月。在经克唑替尼治疗的脑转移患者中，全身 DCR 为 65%，颅内 DCR 为 62%，中位颅内 TTP 为 13.2 个月。全身疾病控制的患者在 12 周时也可能出现颅内疾病控制（相关系数，0.765 2）[3]。

参 考 文 献

[1] FDA.Crizotinib label.2021.

[2] PASSERINI C G, FARINA F, STASIA A, et al.Crizotinib in advanced, chemoresistant anaplastic lymphoma kinase-positive lymphoma patients.Journal of the National Cancer Institute,2014, 106(2):djt378.

[3] COSTA D B, SHAW A T, OU S H I, et al.Clinical Experience With Crizotinib in Patients With Advanced ALK-Rearranged Non-Small-Cell Lung Cancer and Brain Metastases.Journal of Clinical Oncology, 2015,33(17):1881-1888.

培唑帕尼 Pazopanib

【已批准的适应证】

用于晚期肾细胞癌(RCC)的一线治疗和曾接受细胞因子治疗的晚期 RCC。

【说明书之外的适应证及依据等级】

1. 用于治疗软组织肉瘤 美国 FDA 批准培唑帕尼用于治疗既往接受过化疗的晚期软组织肉瘤,限成人[1]。

Micromedex 有效性、推荐等级和证据强度:

有效性等级: 治疗有效(成人)。

推荐等级: Class Ⅱb(成人)。

证据强度: Category B(成人)。

摘要: 在一项随机试验中,与安慰剂相比,每天 1 次口服 800mg 培唑帕尼治疗转移性软组织肉瘤患者的无进展生存期有显著改善(4.6 个月 vs 1.6 个月),且培唑帕尼的中位治疗持续时间为 16.4 周,安慰剂组只有为 8.1 周。此外,培唑帕尼组的总缓解率为 6%,而安慰剂组为 0%;病情稳定的比例分别为 67% 和 38%。与安慰剂组相比,培唑帕尼组的不良反应包括疲劳、腹泻、恶心、体重减轻、高血压和气胸[2]。

2. 用于治疗胃肠道间质瘤 《NCCN临床实践指南：胃肠道间质瘤（2021.v1）》推荐培唑帕尼用于伊马替尼和舒尼替尼失败后的转移性或晚期胃肠道间质瘤，限成人[3]。

Micromedex有效性、推荐等级和证据强度：

有效性等级：治疗有效（成人）。

推荐等级：ClassⅡb（成人）。

证据强度：Category B（成人）。

摘要：在一项随机试验中，对伊马替尼和舒尼替尼耐药的胃肠间质瘤患者（$n=81$）进行培唑帕尼与最佳支持治疗的比较，对比最佳支持治疗中位PFS为2.3个月，培唑帕尼中位PFS为3.4个月。但是培唑帕尼组和最佳支持治疗的中位OS分别为17.8个月和12.9个月（无显著差异），且培唑帕尼肺栓塞和3级高血压的发生率较高[4]。

3. 用于治疗卵巢上皮癌、输卵管癌或原发性腹膜癌 《NCCN临床实践指南：卵巢癌/输卵管癌/原发性腹膜癌（2021.v1）》推荐培唑帕尼单药用于一线化疗后疾病未进展的Ⅱ~Ⅳ期卵巢上皮癌、输卵管癌或原发性腹膜癌的维持治疗，推荐培唑帕尼单药或与吉西他滨联用于治疗铂敏感或铂耐药的复发性卵巢上皮癌、输卵管癌或原发性腹膜癌[5]。

4. 用于治疗复发或进展性远处转移甲状腺髓样癌（MTC） 《NCCN临床实践指南：甲状腺癌（2021.v1）》推荐培唑帕尼用于治疗复发或进展性远处转移甲状腺髓样癌（MTC）[6]。

参 考 文 献

[1] FDA.VOTRIENT（R）oral tablets, pazopanib oral tablets.Novartis Pharmaceuticals Corporation.2020.

[2] GRAAF W T A, BLAY J Y, CHAMLA S P, et al.Pazopanib for

metastatic soft-tissue sarcoma（PALETTE）: a randomised, double-blind, placebo-controlled phase 3 trial.Lancet, 2012, 379（9829）: 1879-1886.

[3] NCCN 临床实践指南: 胃肠道间质瘤（2022.v1）.[2023-02-20]. https://www.nccn.org/guidelines/category_1.

[4] MIR O, CROPET C, TOULMONDE M, et al.Pazopanib plus best supportive care versus best supportive care alone in advanced gastrointestinal stromal tumours resistant to imatinib and sunitinib （PAZOGIST）: a randomised, multicentre, open-label phase 2 trial.The Lancet Oncology, 2016, 17（5）: 632-641.

[5] NCCN 临床实践指南: 卵巢癌 / 输卵管癌 / 原发性腹膜癌（2022.v1）. [2023-02-20].https://www.nccn.org/guidelines/category_1.

[6] NCCN 临床实践指南: 甲状腺癌（2022.v1）.[2023-02-20].https:// www.nccn.org/guidelines/category_1.

阿昔替尼 Axitinib

【已批准的适应证】

适用于既往接受过一种酪氨酸激酶抑制剂或细胞因子治疗失败的进展期肾细胞癌（RCC）的成人患者。

【说明书之外的适应证及依据等级】

1. 联合阿维鲁单抗（ Avelumab ）用于转移性或不可切除性晚期肾细胞癌（ 低危 ）的一线治疗（ 1A 类 ）

Micromedex 有效性、推荐等级和证据强度:

有效性等级: 治疗有效（成人）。

推荐等级: Class Ⅱa（成人）。

证据强度: Category B（成人）。

摘要: 美国 FDA 已批准阿昔替尼联合阿维鲁单抗用于晚期肾细胞癌的一线治疗。《中国临床肿瘤学会（CSCO）肾癌诊疗指南 2020

版》Ⅲ级推荐阿昔替尼联合阿维鲁单抗用于转移性或不可切除性透明细胞型肾细胞癌（低危）的一线治疗（1A 类）；Ⅱ级推荐阿昔替尼联合阿维鲁单抗用于转移性或不可切除性透明细胞型肾细胞癌（中危、高危）的一线治疗（1A 类）；Ⅲ级推荐阿昔替尼联合阿维鲁单抗用于转移性或不可切除性透明细胞型肾细胞癌的二线治疗（2B 类）。一项阿维鲁单抗联合阿昔替尼与舒尼替尼对照用于晚期肾癌一线治疗的随机对照Ⅲ期临床研究（JAVELIN Renal 101），主要研究人群为 PD-L1 阳性患者，结果显示联合组的 PFS 较舒尼替尼组延长（13.8 个月 vs 7.2 个月，$P<0.001$）；客观有效率分别为 55% 与 26%，生存数据尚未达到中位值[1, 4]。

2. 联合帕博利珠单抗用于晚期肾细胞癌的一线治疗

Micromedex 有效性、推荐等级和证据强度：

有效性等级：治疗有效（成人）。

推荐等级：Class Ⅱa（成人）。

证据强度：Category B（成人）。

摘要：美国 FDA 已批准阿昔替尼联合帕博利珠单抗用于晚期肾细胞癌的一线治疗。一项帕博利珠单抗联合阿昔替尼与舒尼替尼对照用于晚期肾癌一线治疗的随机对照Ⅲ期临床研究（Keynote 426 研究）对比了帕博利珠单抗+阿昔替尼和舒尼替尼一线治疗晚期肾细胞癌。结果显示，联合组的中位无进展生存期达到 15.1 个月，客观有效率达到59.3%，1 年生存率达到 89.9%，均显著优于对照舒尼替尼治疗组。2019年 ASCO 会议报告了亚组分析结果，显示国际转移性肾细胞癌联合数据库（International Metastatic Renal-Cell Carcinoma Database Consorium，IMDC）预后评分模型低危人群联合组与对照组的客观缓解率分别为66.7% 与 49.6%，中位 PFS 为 17.7 个月与 12.7 个月，中位 OS 均未达到，3 个指标方面都未达到统计学显著性差异；而 IMDC 中高危人群中，客观缓解率分别为 55.8% 与 29.5%，中位 PFS 为 12.6 个月与 8.2 个月，中位 OS 均未达到，但 3 个疗效指标方面均见显著改善[2-3]。

参 考 文 献

[1] FDA.Axitinib tablets prescribing information.2020.

[2] RINI B I, PLIMACK E R, STUS V, et al.Pembrolizumab plus axitinib versus sunitinib for advanced renal-cell carcinoma.The New England Journal of Medicine, 2019, 380(12): 1116-1127.

[3] BRIAN I.RINI, ELIZABETH R.PLIMACK, VIKTOR, et al.Pembrolizumab (pembro) plus axitinib (axi) versus sunitinib as fifirst-line therapy for metastatic renal cell carcinoma (mRCC): Outcomes in the combined IMDC intermediate/poor risk and sarcomatoid subgroups of the phase 3 KEYNOTE-426 study.Journal of Clinical Oncology, 2019, 37(15s): 4500-4500.

[4] MOTZER R J, PENKOV K, HAANEN J, et al.Avelumab plus axitinib versus sunitinib for advanced renal-cell carcinoma.The New England Journal of Medicine, 2019, 380(12): 1103-1115.

索拉非尼 Sorafenib

【已批准的适应证】

1.用于治疗不能手术的晚期肾细胞癌。

2.用于治疗无法手术或远处转移的肝细胞癌。

3.用于治疗局部复发或转移的进展性放射性碘难治性分化型甲状腺癌。

【说明书之外的适应证及依据等级】

1. 用于治疗 FMS 样酪氨酸酶激酶 3 基因内部串联重复（FLT3-ITD）阳性的急性髓系白血病　两项临床试验结果显示索拉非尼用于接受过同种异体造血干细胞移植（hematopoietic stem cell transplantation, HSCT）FLT3-ITD 阳性急性髓系白血病患者的维持治疗有效。

Micromedex 有效性、推荐等级和证据强度：

有效性等级：Class Ⅰ，治疗有效（成人）。

推荐等级：Class Ⅱa（成人），大多数情况下推荐使用。

证据强度：Category B（成人）。

摘要：在没有临床试验的情况下，索拉非尼是接受过同种异体 HSCT 的 FLT3-ITD 阳性急性髓系白血病患者维持治疗的首选，但急性移植物抗宿主病（graft versus-host disease，GVHD）患者（等级：B-Ⅱ）除外。如果发生需要全身使用糖皮质激素的 GVHD，则应停用索拉非尼；而一旦 GVHD 消退（等级：B-Ⅲ），可恢复使用索拉非尼。

成人：①在 SORMAIN 试验中，83 例接受同种异体 HSCT 的 FLT3-ITD 阳性急性髓系白血病患者于血象恢复正常后被随机分配到索拉非尼组（n=43）或安慰剂组（n=40）接受治疗。索拉非尼的剂量为 400mg/d，持续 2 周，然后增加至 600mg/d，持续 4 周，最后增加至 800mg/d 继续治疗，共进行 24 个月或直到复发 / 发生不可接受的不良反应。结果显示索拉非尼组的无复发生存率高于安慰剂组（85.0% vs 53.3%），其总生存率也明显高于安慰剂组（90.5% vs 66.2%），这表明索拉非尼可显著降低 FLT3-ITD 阳性急性髓系白血病患者 HSCT 后复发和死亡的风险。索拉非尼的耐受性良好，最常见的不良反应（≥3 级）是急性和 / 或慢性 GVHD（76.8%），其他常见的不良反应（≥3 级）还有感染（26.2%）、胃肠道反应（14.3%）、电解质改变（14.3%）和皮肤毒性（11.9%）。②在中国进行的一项Ⅲ期临床试验将 FLT3-ITD 阳性急性髓系白血病患者在 HSCT 后 30~60 天随机分配到索拉非尼组（400mg，每日 2 次）或对照组，中位随访时间为 21.3 个月。1 年后的结果显示索拉非尼组 1 年内的累计复发率明显低于对照组（7.0% vs 24.5%）。中位随访 21.3 个月后，索拉非尼的 2 年总生存率高于对照组（82.1% vs 68%），2 年无复发率也更高（78.9% vs 56.6%）。索拉非尼在接受异体 HSCT 后的 FLT3-ITD 阳性急性髓系白血病患者中耐受性良好，最常见的 3 级和 4 级不良事件是感染（索拉非尼组 25%，对照组 24%）、急性 GVHD（索拉非尼组 23%，对照组 21%）、慢性 GVHD（索拉非尼组 18%，对照组 17%）和血液学毒性（索拉非尼组

15%,对照组 7%)[1-3]。

2. 用于治疗经伊马替尼、舒尼替尼治疗失败的晚期或转移性胃肠道间质瘤　一项Ⅱ期临床研究和两项回顾性研究结果显示索拉非尼用于经伊马替尼和舒尼替尼治疗失败的晚期或转移性胃肠道间质瘤是有效的。

Micromedex 有效性、推荐等级和证据强度：

有效性等级：Class Ⅱa,证据支持有效(成人)。

推荐等级：Class Ⅱb(成人),在某些情况下推荐使用。

证据强度：Category B(成人)。

摘要：在三项试验中,索拉非尼作为三线或四线治疗药物,总反应率为 10%~19%,疾病稳定率为 52%~57%,无进展生存为 4.9~7.5 个月,总生存期为 9.7~13.5 个月[4-6]。

成人：一项Ⅱ期临床研究以经伊马替尼和舒尼替尼治疗均失败的晚期胃肠道间质瘤患者为对象,评估了索拉非尼的疗效和安全性。该研究共纳入 31 例患者,口服索拉非尼(400mg,每日 2 次)治疗后,疾病控制率为 65%(部分缓解 13%,疾病稳定 52%),无进展生存期和总生存期分别为 4.9 个月和 9.7 个月。两项回顾性研究也发现了类似的结果,当索拉非尼被用作伊马替尼、舒尼替尼和其他药物(包括尼洛替尼)之后的三线或四线治疗时,中位无进展生存期范围为 4.9~7.5 个月,总生存期 10.7~13.5 个月。其中一项研究结果显示在 124 例患者中,有 70 例患者(57%)部分缓解和 12 例患者(10%)疾病稳定。另一项研究结果显示在索拉非尼作为三线治疗的 55 例患者中,有 42% 的患者实现了持续至少 6 个月的疾病控制。在接受索拉非尼作为四线治疗的 14 例患者中,疾病控制率为 50%。在这些研究中最常见的不良反应是皮肤毒性,包括手足综合征和皮疹,但通常为 1 级或 2 级[4-6]。

3. 用于治疗硬纤维瘤(侵袭性纤维瘤)　《NCCN 临床实践指南：软组织肉瘤(2021.v2)》推荐索拉非尼首选用于缓解硬纤维瘤(侵袭性纤维

瘤)(1 类)[7]。

Micromedex 有效性、推荐等级和证据强度：

该数据库暂未收录该超说明书用药适应证。

摘要： 一项Ⅲ期临床试验结果证明索拉非尼用于硬纤维瘤是有效的。该研究共纳入 87 例进展性、有症状性或复发性的硬纤维瘤患者，随机分为索拉非尼组（400mg，每日 1 次）或安慰剂组。对于出现疾病进展的安慰剂组患者，可交叉使用索拉非尼。该研究中位随访时间为 27.2 个月，最终的试验数据显示索拉非尼组的 2 年无进展生存率为 81%，安慰剂组为 36%。交叉治疗前，索拉非尼组的客观缓解率为 33%，安慰剂组为 20%。索拉非尼组患者达到客观缓解的中位时间为 9.6 个月，安慰剂组为 13.3 个月。在接受索拉非尼治疗的患者中，最常见的不良事件是皮疹（73%）、疲劳（67%）、高血压（55%）和腹泻（51%），但多为 1 级或 2 级[7]。

4. 用于治疗血管肉瘤

Micromedex 有效性、推荐等级和证据强度：

该数据库暂未收录该超说明书用药适应证。

摘要： 一项Ⅱ期多中心研究结果表明，索拉非尼用于血管肉瘤的后线治疗有效。该研究纳入 145 例复发性或转移性肉瘤患者，其中 37 例血管肉瘤患者在使用索拉非尼进行治疗（每次 400mg，每日 2 次，d1~d28）后，有 5 例获得客观缓解（14%，1 例完全缓解及 4 例部分缓解），56.8%（21/37）的患者达到疾病稳定。中位无进展生存期为 3.8 个月，中位总生存期为 14.9 个月。疲劳、皮肤毒性、高血压和胃肠道症状为最常见的不良反应[8-9]。

5. 用于治疗恶性孤立性纤维瘤

Micromedex 有效性、推荐等级和证据强度：

该数据库暂未收录该超说明书用药适应证。

摘要： 索拉非尼在一项Ⅱ期临床试验中被证明对恶性孤立性纤维瘤具有一定疗效。该研究纳入 5 例进展性恶性孤立性纤维瘤患者，口服索拉非尼,每次 0.4g,每日 2 次。主要目标是 9 个月无进展生存率。研究结果显示 5 例进展性恶性孤立性纤维瘤患者中有 2 例患者使用索拉非尼实现了 9 个月的疾病控制,在这 2 例患者中最常见的不良反应为手足综合征[10]。

6. 用于治疗脊索瘤　《NCCN 临床实践指南:骨肿瘤(2022.v2)》推荐索拉非尼在某些情况下可用于治疗复发性脊索瘤(2A 类)[11]。

Micromedex 有效性、推荐等级和证据强度:

该数据库暂未收录该超说明书用药适应证。

摘要:在一项纳入 27 例晚期 / 转移性脊索瘤患者的Ⅱ期临床试验中,索拉非尼被推荐为全身治疗药物选择之一。在该试验中,患者口服 400mg 的索拉非尼,每天 2 次,持续 9 个月或直到发生无法耐受的毒性。结果显示 9 个月的无进展生存率为 73.0%,12 个月的总生存率为86.5%,3 级不良反应发生率为 77.8%(21 例),4 级不良反应发生率为14.8%(4 例)。由于该药不良反应较重,仅作为备选方案及其他方案治疗失败后的选择[12]。

7. 用于治疗骨肉瘤　《NCCN 临床实践指南:骨肿瘤(2022.v2)》推荐索拉非尼为复发 / 难治性或转移性骨肉瘤二线治疗的首选药物之一(2A 类),还可与依维莫司联用作为后线治疗的选择(2B类)。《中国临床肿瘤学会(CSCO)经典型骨肉瘤诊疗指南 2020》也推荐索拉非尼单药或联合依维莫司可用于骨肉瘤的二线治疗(Ⅱ级推荐)[11, 13]。

Micromedex 有效性、推荐等级和证据强度:

该数据库暂未收录该超说明书用药适应证。

摘要:两项临床研究发现,索拉非尼单药或联合依维莫司对复发和不可切除的骨肉瘤有一定疗效。

在一项Ⅱ期临床研究中,复发和不可切除的骨肉瘤患者服用接受索拉非尼(400mg,每日 2 次)进行治疗,直到进展或发生不可耐受的毒性反应。其结果显示中位无进展生存期和总生存期分别为 4 个月和 7 个月，临床获益率为 29%，17% 的患者获益时间超过 6 个月。在另一项临床试验中，不能切除或复发的恶性骨肉瘤接受索拉非尼（400mg，每日 2次）和依维莫司（5mg，每日 1 次）治疗，直到疾病进展或发生不可接受的不良反应。研究结果显示 6 个月的无进展生存率为 45%，这表明该方案在二线治疗中是有效的。但其不良反应导致 38 例患者中有 25 例（66%）患者减少剂量或中断治疗，2 例（5%）患者永久停药。因此，在骨肉瘤的二线治疗方案中，索拉非尼联合依维莫司被归为"其他推荐方案"（2B 类推荐方案）[14-15]。

8. 用于治疗唾液腺肿瘤 《NCCN 临床实践指南：头颈部肿瘤（2021.v3）》推荐索拉非尼可以用于治疗某些情况下有效的复发性、不可切除或转移性唾液腺肿瘤（2B 类）[16]。

Micromedex 有效性、推荐等级和证据强度：

该数据库暂未收录该超说明书用药适应证。

摘要：一项Ⅱ期临床研究结果证明索拉非尼在某些情况下用于唾液腺肿瘤是有效的。在该Ⅱ期临床试验中，23 例不能切除的局部复发和 /或转移性唾液腺囊性肿瘤患者接受索拉非尼（400mg，每日 2 次）治疗，中位无进展生存期和总生存期分别为 11.3 个月和 19.6 个月，6 个月和12 个月的无进展生存率分别为 69.3% 和 46.2%。由于 57%（13 例）的患者出现 3 级毒性且疗效有限，索拉非尼仅作为某些情况下可用的 2B 类推荐，还需要更大规模的试验来确定其疗效[17]。

参 考 文 献

[1] BURCHERT A，BUG G，FRITZ L V，et al.Sorafenib maintenance after allogeneic hematopoietic stem cell transplantation for acute myeloid leukemia with FLT3-internal tandem duplication mutation（SORMAIN）. Journal of Clinical Oncology，2020，38（26）：2993-3002.

[2] XUAN L I，WANG Y，HUANG F，et al.Sorafenib maintenance in patients with FLT3-ITD acute myeloid leukaemia undergoing allogeneic

haematopoietic stem-cell transplantation: an open-label, multicentre, randomised phase 3 trial.The Lancet Oncology, 2020, 21 (9): 1201-1212.

[3] BAZARBACHI A, BUG G, BARON F, et al.Clinical practice recommendation on hematopoietic stem cell transplantation for acute myeloid leukemia patients with FLT3-internal tandem duplication: a position statement from the Acute Leukemia Working Party of the European Society for Blood and Marrow Transplantation. Haematologica, 2020, 105 (6): 1507-1516.

[4] PARK S H, RYU M H, RYOO B Y, et al.Sorafenib in patients with metastatic gastrointestinal stromal tumors who failed two or more prior tyrosine kinase inhibitors: a phase Ⅱ study of Korean gastrointestinal stromal tumors study group.Investigational New Drugs, 2012, 30 (6): 2377-2383.

[5] MONTEMURRO M, GELDERBLOM H, BITZ U, et al.Sorafenib as third-or fourth-line treatment of advanced gastrointestinal stromal tumour and pretreatment including both imatinib and sunitinib, and nilotinib: a retrospective analysis.European Journal of Cancer, 2013, 49 (5): 1027-1031.

[6] ITALIANO A, CIOFFI A, COCO P, et al.Patterns of care, prognosis, and survival in patients with metastatic gastrointestinal stromal tumors (GIST) refractory to first-line imatinib and second-line sunitinib. Annals of Surgical Oncology, 2012, 19 (5): 1551-1559.

[7] NCCN.Clinical practice guidelines in oncology: soft tissue sarcoma (2021.v2).[2022-02-27].https: //www.nccn.org/guidelines/guidelines-detail?category=1&id=1464.

[8] GOUNDER M M, MAHONEY M R, VAN TINE B A, et al.Sorafenib for advanced and refractory desmoid tumors.The New England Journal of Medicine, 2018, 379 (25): 2417-2428.

[9] MAKI R G, D'ADAMO D R, KEOHAN M L, et al.Phase Ⅱ study of sorafenib in patients with metastatic or recurrent sarcomas.Journal of Clinical Oncology, 2009, 27（19）: 3133-3140.

[10] VALENTIN T, FOURNIER C, PENEL N, et al.Sorafenib in patients with progressive malignant solitary fibrous tumors: a subgroup analysis from a phase Ⅱ study of the French Sarcoma Group（GSF/GETO）.Investigational New Drugs, 2013, 31（6）: 1626-1627.

[11] NCCN.Clinical practice guidelines in oncology: bone tumour（2022.v2）.[2022-02-27].https: //www.nccn.org/guidelines/guidelines-detail?category=1&id=1418.

[12] BOMPAS E, LE CESNE A, TRESCH-BRUNEEL E, et al.Sorafenib in patients with locally advanced and metastatic chordomas: a phase Ⅱ trial of the French Sarcoma Group（GSF/GETO）.Annals of Oncology, 2015, 26（10）: 2168-2173.

[13] 中国临床肿瘤学会指南工作委员会 . 中国临床肿瘤学会（CSCO）经典型骨肉瘤诊疗指南 2020. 北京: 人民卫生出版社, 2020.

[14] GRIGNANI G, PALMERINI E, DILEO P, et al.A phase Ⅱ trial of sorafenib in relapsed and unresectable high-grade osteosarcoma after failure of standard multimodal therapy: an Italian Sarcoma Group study.Annals of Oncology, 2012, 23（2）: 508-516.

[15] GRIGNANI G, PALMERINI E, FERRARESI V, et al.Sorafenib and everolimus for patients with unresectable high-grade osteosarcoma progressing after standard treatment: a non-randomised phase 2 clinical trial.The Lancet Oncology, 2015, 16（1）: 98-107.

[16] NCCN.Clinical practice guidelines in oncology: head and neck cancers（2021.v3）.[2022-02-27].https: //www.nccn.org/guidelines/guidelines-detail?category=1&id=1437.

[17] THOMSON D J, SILVA P, DENTON K, et al.Phase Ⅱ trial of

sorafenib in advanced salivary adenoid cystic carcinoma of the head and neck.Head Neck，2015，37（2）：182-187.

瑞戈非尼 Regorafenib

【已批准的适应证】

1. 用于治疗转移性结直肠癌（mCRC）　用于治疗先前接受过以氟尿嘧啶、奥沙利铂、伊立替康为基础的化疗和先前接受过或不适合接受抗血管内皮生长因子（VEGF）、抗表皮生长因子受体（EGFR）（RAS 野生型）治疗的转移性结直肠癌（mCRC）。

2. 用于治疗胃肠道间质细胞瘤（mGIST）　用于治疗先前接受过伊马替尼和舒尼替尼治疗的局部晚期、无法切除或转移性胃肠道间质细胞瘤（GIST）。

3. 用于治疗肝细胞癌（HCC）　用于治疗先前接受过索拉非尼治疗的肝细胞癌（HCC）。

【说明书之外的适应证及依据等级】

用于治疗软组织肉瘤（脂肪肉瘤除外）

用法用量：推荐剂量为 160mg，每日 1 次，于每一疗程的前 21 天口服，28 天为一疗程。

Micromedex 有效性、推荐等级和证据强度：

有效性等级：治疗有效（成人）。

推荐等级：Class Ⅱa（成人）。

证据强度：Category B（成人）。

摘要：一项安慰剂对照的随机Ⅱ期（REGOSARC）临床试验中，瑞戈非尼组（160mg/d，d1~d21，服用 3 周，停 1 周，q28d）对比安慰剂组，结果显示可以提高多柔比星治疗失败的非脂肪肉瘤的无进展生存期（4.0 个月 vs 1.0 个月，$P<0.000\ 1$），总生存期分别为 13.4 个月和 9 个月。其中，对滑膜肉瘤和平滑肌肉瘤效果较好，对脂肪肉瘤无效[1-2]。

参 考 文 献

[1] 中国临床肿瘤学会指南工作委员会. 中国临床肿瘤学会（CSCO）软组织肉瘤诊疗指南 2022. 北京：人民卫生出版社，2022.

[2] MIR O, BRODOWICZ T, ITALIANO A, et al. Safety and efficacy of regorafenib in patients with advanced soft tissue sarcoma （REGOSARC）: a randomised, double-blind, placebo-controlled, phase 2 trial. Lancet Oncol, 2016, 17（12）: 1732-1742.

舒尼替尼 Sunitinib

【已批准的适应证】

1. 用于不能手术的晚期肾细胞癌患者。

2. 用于伊马替尼治疗失败或不能耐受的胃肠间质瘤患者。

3. 用于不可切除的转移性高分化进展期胰腺神经内分泌瘤成年患者。

【说明书之外的适应证及依据等级】

1. 单药用于胸腺癌的治疗 舒尼替尼用于胸腺癌的二线系统性治疗或者不能耐受一线联合治疗方案的胸腺癌患者的一线治疗（2A）。

Micromedex 有效性、推荐等级和证据强度：

该数据库暂未收录该超说明书用药适应证。

摘要： 一项开放标签Ⅱ期试验纳入了 41 例患者，25 例胸腺癌，16 例胸腺瘤，分别接受舒马替尼治疗，1 例胸腺癌患者在登记后被认为不合格，没有接受方案治疗。在接受治疗的患者中，1 例胸腺癌患者因死亡而无法评估。试验中位随访时间为 17 个月。在 23 例可评估的胸腺癌患者中，6 例（26%）有部分缓解，15 例（65%）病情稳定，2 例（9%）病情进展。在 16 例胸腺瘤患者中，1 例（6%）有部分缓解，12 例（75%）病情稳定，3 例（19%）病情进展[1]。

2. 单药用于复发或转移性脑膜瘤患者的治疗

Micromedex 有效性、推荐等级和证据强度：

该数据库暂未收录该超说明书用药适应证。

摘要： 一项前瞻性、多中心的单臂Ⅱ期试验纳入了 36 例晚期脑膜瘤患者（30 例非典型，6 例间变性）。患者经过舒马替尼治疗后，PFS 率为 42%，达到了主要终点。中位无进展生存期为 5.2 个月，中位总生存期为 24.6 个月[2]。

3. 单药用于肺泡软组织肉瘤患者的系统性治疗

Micromedex 有效性、推荐等级和证据强度：

该数据库暂未收录该超说明书用药适应证。

摘要： 一项研究纳入了 35 例进行性晚期肺泡软组织肉瘤患者，持续给药舒尼替尼 37.5mg/d。其中 2 例部分缓解（PR），16 例病情稳定，13 例病情进展。在 3 例患者中观察到 30% 的体积减小，根据 Choi 标准评估的 29 例患者中有 14 例 PR。RECIST 评估的中位无进展生存期为 6 个月。在 6 例患者中，有 2 例患者将舒尼替尼增加到 50mg/d 后克服了对舒尼替尼的耐药性[3]。

参 考 文 献

[1] THOMAS A, RAJAN A, BERMAN A, et al.Sunitinib in patients with chemotherapy-refractory thymoma and thymic carcinoma: an open-label phase 2 trial.The Lancet Oncology, 2015, 16(2): 177-186.

[2] KALEY T J, WEN P, SCHIFF D, et al.Phase Ⅱ trial of sunitinib for recurrent and progressive atypical and anaplastic meningioma.Neuro-oncology, 2015, 17(1): 116-121.

[3] STACCHIOTTI S, NEGRI T, LIBERTINI M, et al.Suntinib malate in solitary fibrous tumor (SFT).Annals of Oncology, 2012, 23(12): 3171-3179.

阿帕替尼 Apatinib

【已批准的适应证】

1. 用于治疗胃腺癌 适用于既往至少接受过 2 种系统化疗后进展或复发的晚期胃腺癌或胃食管连接部腺癌患者。

2. 用于治疗肝细胞癌 适用于既往接受过至少一线系统性治疗后失败或不可耐受的晚期肝细胞癌患者。

【说明书之外的适应证及依据等级】

1. 用于晚期肝细胞癌的一线治疗 《中国临床肿瘤学会（CSCO）原发性肝癌诊疗指南 2020》推荐阿帕替尼联合卡瑞利珠单抗可用于晚期肝细胞癌的一线治疗[1]。

Micromedex 有效性、推荐等级和证据强度：

该数据库暂未收录该超说明书用药适应证。

摘要：在一线和二线治疗的晚期肝细胞癌患者中，阿帕替尼联合卡瑞利珠单抗显示出显著疗效和可控的安全性，可作为一种新的治疗选择。

一项非随机、开放标签、多中心的 II 期临床研究（RESCUE），采用阿帕替尼联合卡瑞利珠单抗治疗晚期肝细胞癌，其中一线治疗组 70 例，二线治疗组 120 例，患者口服阿帕替尼 250mg，每日 1 次，卡瑞利珠单抗 200mg（体重≥50kg）或 3mg/kg（体重<50kg），每 14 天重复。截至 2020 年 1 月 10 日数据显示，一线治疗组的 ORR 为 34.3%，两组的中位 PFS 分别为 5.7 个月（95%CI: 5.4~7.4 个月）和 5.5 个月（95%CI: 3.7~5.6 个月）。12 个月生存率分别为 74.7%（95%CI: 62.5%~83.5%）和 68.2%（95%CI: 59.0%~75.7%）。2 组中≥3 级治疗相关不良事件（TRAE）报告率为 77.4%（147/190），以高血压为最常见（34.2%）。55 例（28.9%）患者发生严重的 TRAE。与治疗有关的死亡有 2 例（1.1%）[2]。

2. 用于治疗甲状腺癌 《中国临床肿瘤学会（CSCO）分化型甲状

腺癌诊疗指南 2021》推荐阿帕替尼可用于有症状、疾病快速进展的 RET 融合基因阴性或未知的持续 / 复发及转移性分化型甲状腺癌（prm-DTC）患者[3]。

Micromedex 有效性、推荐等级和证据强度：

该数据库暂未收录该超说明书用药适应证。

摘要：对于放射性碘难治性分化型甲状腺癌（RAIR-DTC），阿帕替尼显示出可持续的疗效和可耐受的安全性，是 RAIR-DTC 的治疗选择之一。

阿帕替尼治疗局部进展 / 转移性 RAIR-DTC 患者的随机、多中心Ⅲ期研究（REALITY 研究）显示，采用口服阿帕替尼 500mg，每日 1 次与安慰剂组相比，治疗组的中位 PFS（22.21 个月 vs 4.47 个月）和 OS（未达到 vs 29.90 个月）显著提高。最常见的不良反应包括手足综合征、蛋白尿和高血压[4]。

3. 用于治疗食管癌　《中国临床肿瘤学会（CSCO）食管癌诊疗指南 2022》推荐阿帕替尼单药或联合卡瑞利珠单抗用于远处转移性食管癌的治疗[5]。

Micromedex 有效性、推荐等级和证据强度：

该数据库暂未收录该超说明书用药适应证。

摘要：阿帕替尼联合卡瑞利珠单抗用于晚期食管鳞状细胞癌的二线治疗，具有一定疗效，安全性可控。

一项单臂、开放性、多中心的Ⅱ期临床研究中，二线治疗晚期食管鳞状细胞癌患者，阿帕替尼 250mg 口服，每日 1 次，卡瑞利珠单抗 200mg 静脉滴注，每 14 天重复治疗。结果显示，纳入疗效分析的 52 例患者中，有 18 例（34.6%，95%*CI*：22.0%~49.1%）有明确的客观缓解；23 例（44%）出现 3 级或更严重的治疗相关不良事件。最常见的 ≥3 级的治疗相关不良事件为谷草转氨酶升高（10 例，19%）、γ - 谷氨酰转移酶升高（10 例，19%）和谷丙转氨酶升高（5 例，10%）。无治疗相关的死亡[6]。

4. 用于治疗卵巢癌　《中国临床肿瘤学会(CSCO)卵巢癌诊疗指南2022》推荐阿帕替尼联合多柔比星脂质体用于铂耐药复发卵巢癌的治疗[7]。

Micromedex 有效性、推荐等级和证据强度:

该数据库暂未收录该超说明书用药适应证。

摘要: 阿帕替尼联合多柔比星脂质体可明显改善铂耐药复发卵巢癌患者的 PFS,联合方案改善了 ORR 和 DCR,不良事件与既往已知单药治疗的不良事件相似。

阿帕替尼联合多柔比星脂质体(PLD)对比多柔比星脂质体单药治疗铂耐药复发卵巢癌的临床研究(APPROVE)中,152 例患者按 1:1 比例随机分配至仅接受 PLD 治疗的单药组($40mg/m^2$ 静脉注射,每 4 周重复,最多 6 周期)(PLD 组)或 PLD 联合阿帕替尼治疗的联合组(阿帕替尼:250mg/d,口服,d1~d28;PLD 用法同上)(A-PLD 组)。结果显示,A-PLD 组较 PLD 组显著延长了中位 PFS(5.8 个月 vs 3.31 个月)。在可评估病例中,阿帕替尼联合多柔比星脂质体显著提高 ORR(43.1% vs 10.9%),且明显提升 DCR(84.6% vs 57.8%)。高血压和手足综合征在A-PLD 组中更为常见,没有超出预期的不良事件[8]。

5. 用于治疗黑色素瘤　《中国临床肿瘤学会(CSCO)黑色素瘤诊疗指南 2022》推荐卡瑞利珠单抗联合阿帕替尼用于晚期无脑转移肢端黑色素瘤一线治疗[9]。

Micromedex 有效性、推荐等级和证据强度:

该数据库暂未收录该超说明书用药适应证。

摘要: 对于晚期肢端黑色素瘤,卡瑞利珠单抗联合阿帕替尼一线治疗可取得较为明显的客观疗效,不良反应可耐受。

卡瑞利珠单抗联合阿帕替尼一线治疗晚期肢端黑色素瘤的单中心、探索性研究中,入组患者口服阿帕替尼 250mg 每日 1 次,卡瑞利珠单抗200mg,每 14 天重复,每 4 周为一个周期。结果显示,在可评估的 27 例患者中,4 例患者为 PR,2 例患者为 CR,15 例患者为 SD,ORR 为 22.2%,中位 PFS 为 8.0 个月(95%CI: 3.68~10.19 个月)。卡瑞利珠单抗联合阿帕替尼治疗未观察到剂量限制性毒性和疑似非预期的不良事件[10]。

参 考 文 献

[1] 中国临床肿瘤学会指南工作委员会 . 中国临床肿瘤学会（CSCO）原发性肝癌诊疗指南 2020. 北京：人民卫生出版社，2020.

[2] XU J, SHEN J, GU S, et al.Camrelizumab in combination with apatinib in patients with advanced hepatocellular carcinoma（RESCUE）：A nonrandomized，open-label，phase Ⅱ trial.Clinical Cancer Research，2021，27（4）：1003-1011.

[3] 中国临床肿瘤学会指南工作委员会 . 中国临床肿瘤学会（CSCO）分化型甲状腺癌诊疗指南 2021. 北京：人民卫生出版社，2021.

[4] LIN YS, ZHANG X, WANG C, et al.Long-term results of a phase Ⅱ trial of apatinib for progressive radioiodine refractory differentiated thyroid cancer.The Journal of Clinical Endocrinology and Metabolism，2021，106（8）：3027-3036.

[5] 中国临床肿瘤学会指南工作委员会 . 中国临床肿瘤学会（CSCO）食管癌诊疗指南 2022. 北京：人民卫生出版社，2022.

[6] MENG X R, WU T, HONG Y G, et al.Camrelizumab plus apatinib as second-line treatment for advanced oesophageal squamous cell carcinoma（CAP 02）：a single-arm，open-label，phase 2 trial.The Lancet Gastroenterology and Hepatology，2022，7（3）：245-253.

[7] 中国临床肿瘤学会指南工作委员会 . 中国临床肿瘤学会（CSCO）卵巢癌诊疗指南 2022. 北京：人民卫生出版社，2022.

[8] WANG T T, Li N, TANG J, et al.Apatinib combined with pegylated liposomal doxorubicin（PLD）versus PLD for platinum resistant recurrent ovarian cancer（APPROVE）：a multicenter，randomized，controlled，open-label，phase Ⅱ trial.Gynecologic Oncology，2021，162（Supple 1）：S42.

[9]中国临床肿瘤学会指南工作委员会.中国临床肿瘤学会(CSCO)黑色素瘤诊疗指南2022.北京:人民卫生出版社,2022.

[10]SHENG X,YAN X,CHI Z,et al.Apatinib in combination with camrelizumab,a humanized immunoglobulin G4 monoclonal antibody against programmed cell death-1,in patients with metastatic acral melanoma.Journal of Clinical Oncology 39,2021(suppl 15);abstr 9539.

尼洛替尼 Nilotinib

【已批准的适应证】

用于治疗白血病[1]

1. 用于治疗新诊断的费城染色体阳性(Ph^+)的慢性髓系白血病(CML)的慢性期成人患者。

2. 用于对既往治疗(包括伊马替尼)耐药或无法耐受的费城染色体阳性的慢性髓性白血病慢性期(Ph^+ CML-CP)或加速期(Ph^+ CML-AP)成人患者。

【说明书之外的适应证及依据等级】

1. 用于治疗新诊断 Ph^+ CML-CP 或耐药或不耐受 Ph^+ CML-CP 和 CML-AP≥1 岁的儿童患者 FDA 批准尼洛替尼用于治疗新诊断 Ph^+ CML-CP 或耐药或不耐受 Ph^+ CML-CP 和 CML-AP≥1 岁的儿童患者[2]。

Micromedex 有效性、推荐等级和证据强度:

有效性等级: Class Ⅰ,治疗有效(成人)。

推荐等级: Class Ⅱa(成人),Class Ⅱb(成人)。

证据强度: Category B(成人),Category C(儿童)。

摘要:在新诊断的 Ph^+ CML-CP 或伊马替尼 / 达沙替尼耐药或不耐受的 Ph^+ CML-CP 患者中的两项研究结果表明治疗有效。推荐剂量为 $230mg/m^2$,每天 2 次(n=69),尼洛替尼治疗中位时间为 39.6 个月(0.7~63.5 个月),实际每天给药剂量中位数为 $427.7mg/m^2$($149.1~492.8mg/m^2$),其中 39 名患者(57%)的相对剂量强度高于 90%。

在 Ph$^+$ CML-CP 的儿童患者中，最常见（>20%）非血液学不良反应为高胆红素血症，其他还有头痛、谷丙转氨酶升高、皮疹、发热、恶心等，其报告频率高于成人患者。最常见的血液学实验室异常（≥30%，所有等级）是白细胞总数（54%）、血小板计数（44%）、绝对中性粒细胞（44%）、血红蛋白（38%）和绝对淋巴细胞（36%）降低。15 名患者（22%）因不良反应中止研究，导致停药的最常见不良反应为高胆红素血症（9%）和皮疹（6%），有 19 名患者（28%）的 QTcF 比基线增加>30 毫秒[3-4]。

2. 用于治疗对伊马替尼和 / 或舒尼替尼耐药或不耐受的晚期胃肠道间质瘤

Micromedex 有效性、推荐等级和证据强度：

有效性等级：Class Ⅰ，治疗有效（成人）。

推荐等级：Class Ⅱb（成人）。

证据强度：Category B（成人）。

摘要：《NCCN 临床实践指南：胃肠道间质瘤（2021.v1）》建议四线治疗失败后，可选择尼洛替尼进行治疗（2A）。在一项针对 52 例伊马替尼和舒尼替尼耐药的进展性胃肠道间质瘤患者的回顾性分析中，尼洛替尼表现出 10% 的响应率和 37% 的 DCR，中位 PFS 和 OS 分别是 12 周和 34 周。但在一项含 248 例伊马替尼或舒尼替尼耐药或无法耐受的胃肠道间质瘤患者Ⅲ期临床试验中，相比较最佳支持治疗，尼洛替尼的无进展生存期未表现更好[5]。

3. 用于治疗对伊马替尼耐药或不耐受的慢性粒细胞白血病急性期患者

Micromedex 有效性、推荐等级和证据强度：

有效性等级：Class Ⅰ，治疗有效（成人）。

推荐等级：Class Ⅱb（成人）。

证据强度：Category B（成人）。

摘要：一项Ⅱ期开放标签临床试验（n=9）在对伊马替尼耐药或不耐受的母细胞危象慢性粒细胞白血病（CML）患者中产生了 13% 的完全

血液学应答率、6% 的骨髓应答率、18% 的慢性期恢复率和 18% 的疾病稳定率；另一项Ⅱ期开放标签临床试验（n=50）结果表明，尼洛替尼对伊马替尼和达沙替尼治疗耐药或不耐受的 CML 任何阶段的患者显示出治疗效果；一项对伊马替尼耐药的母细胞期慢性粒细胞白血病患者（n=33）进行的Ⅰ期剂量递增临床试验表明，尼洛替尼具有一定的治疗效果和可接受的不良反应[6-8]。

参 考 文 献

[1] NMPA. 尼洛替尼药品说明书 .2018.

[2] FDA.Nilotinib label.2021.

[3] MONTEMURRO M, SCHOFFSKI P, REICHAEDT P, et al.Nilotinib in the treatment of advanced gastrointestinal stromal tumours resistant to both imatinib and sunitinib.European Journal of Cancer, 2009, 45（13）: 2293-2297.

[4] REICHAEDT P, BLAY J Y, GELDERBLOM H, et al.Phase Ⅲ study of nilotinib versus best supportive care with or without a TKI in patients with gastrointestinal stromal tumors resistant to or intolerant of imatinib and sunitinib.Annals of Oncology, 2012, 23（7）: 1680-1687.

[5] NCCN.Clinical practice guidelines in oncology: gastrointestinal stromal tumors（2021.v1）.[2022-1-0-09].https: //www.nccn.org/professionals/ physician_gls/pdf/sarcoma.pdf.

[6] OTTMANN O, KANTARJIAN H, LARSON R, et al.A phase Ⅱ study of nilotinib, a novel tyrosine kinase inhibitor administered to imatinib resistant or intolerant patients with chronic myelogenous leukemia（CML）in blast crisis（BC）or relapsed/refractory Ph+ acute lymphoblastic leukemia（ALL）.Blood, 2006, 108（11, Part 1）: 528A-528A.

[7] GILES F, LECOUTRE P, BHALLA K, et al.A phase Ⅱ study of nilotinib, a novel tyrosine kin ase inhibitor administered to patients with imatinib

resistant or intolerant chronic myelogenous leukemia（CML）in chronic phase（CP），accelerated phase（AP）or blast crisis（BC）who have also failed dasatinib therapy.Blood，2006，108（N11，1）：615A-616A.

[8] KANTARJIAN H，GILES F，WUNDERLE L，et al.Nilotinib in imatinib-resistant CML and Philadelphia chromosome-positive ALL.N Engl J Med，2006，354（24）：2542-2551.

伊布替尼 Ibrutinib

【已批准的适应证】[1]

1. 用于治疗套细胞淋巴瘤 适用于既往至少接受过一种治疗的套细胞淋巴瘤患者。

2. 用于治疗慢性淋巴细胞白血病 / 小淋巴细胞淋巴瘤的患者。

【说明书之外的适应证及依据等级】

1. 用于治疗≥1 种系统治疗失败的慢性移植物抗宿主病 FDA 已批准伊布替尼用于接受过一种或一种以上慢性移植物抗宿主病（cGVHD）治疗失败的患者。单药治疗，伊布替尼 420mg/d，直至 cGVHD 发生进展、潜在恶性肿瘤复发或不可接受的毒性。

Micromedex 有效性、推荐等级和证据强度：

该数据库暂未收录该超说明书用药适应证。

摘要：PCYC-1129-CA（NCT02195869）研究中，一项开放标签、多中心、单臂临床试验，纳入 42 例一线皮质类固醇治疗失败并需要额外治疗的 cGVHD 患者。大多数患者（88%）在基线时至少有两个器官受累。最常见的受累器官是口腔（86%）、皮肤（81%）和胃肠道（33%）。患者口服伊布替尼 420mg，每天 1 次。评估的总体缓解率为 67%，71% 的响应者在大于 20 周仍有持续响应[2]。

2. 用于治疗伴有 / 不伴有 del（17p）慢性淋巴细胞白血病 / 小淋巴细胞淋巴瘤 《NCCN 临床实践指南：慢性淋巴细胞白血病和小淋巴细胞淋巴瘤（2019.v3）》推荐①对于体弱合并重大疾病患者和年龄≥65 岁

或<65 岁合并重大疾病患者,伊布替尼 +Obinutuzumab 被增加为其他推荐治疗;②对于年龄<65 岁未合并重大疾病患者,伊布替尼单药推荐等级为一线用药;伊布替尼 420mg/d+ 利妥昔单抗 375mg/m², 每周 1 次,连用 4 周,此后每 8 周一次,被增加为其他推荐治疗[3, 5]。

摘要: Ⅰb/Ⅱ期 PCYC-1102 研究 7 年随访结果显示:初治患者的 7 年无进展生存率和总生存率分别为 80% 和 75%,复发 / 难治性患者分别为 32% 和 52%。另一项 A041202 研究中,在 CLL/SLL 患者一线治疗中,与"苯达莫司汀+利妥昔单抗"(BR)方案相比,伊布替尼单药和"伊布替尼+利妥昔单抗"方案均显著延长了患者的无进展生存,其中伊布替尼单药降低了初治患者 61% 的死亡风险[3]。

3. 用于治疗华氏巨球蛋白血症 对于初治患者,推荐一线用于符合治疗指征者;对于复发难治患者,首次复发者优先推荐使用伊布替尼,尤其是既往利妥昔单抗方案治疗后 1 年内复发或治疗无效者。使用伊布替尼 420mg 每天 1 次联合利妥昔单抗 375mg/m² 每周 1 次,连用 4 周,此后每 8 周一次[6, 9]。

Micromedex 有效性、推荐等级和证据强度:

该数据库暂未收录该超说明书用药适应证。

摘要: INNOVATE 研究显示,IR 方案(伊布替尼联合利妥昔单抗)治疗组患者 ORR(95%:48%,$P<0.01$)和主要缓解率(77%:33%,$P<0.01$)均高于安慰剂联合利妥昔单抗组。IR 组 30 个月的 PFS 率也高于对照组(79.0%:40.9%,$P<0.01$),且不同基因型之间的 30 个月 PFS 率差异无统计学意义($P>0.05$)[4]。

4. 用于治疗边缘区淋巴瘤 FDA 已批准伊布替尼用于至少接受过一种治疗的边缘区淋巴瘤的成年患者。单药方案伊布替尼 560mg/d。联合用药伊布替尼 560mg+ 来那度胺 15mg, d1~d21,利妥昔单抗 375mg/m², 每周 1 次,连用 4 周,此后每 8 周一次[7, 10]。

Micromedex 有效性、推荐等级和证据强度:

该数据库暂未收录该超说明书用药适应证。

摘要：在 PCYC-1121-CA（NCT01980628）研究中评估了伊布替尼在边缘区淋巴瘤（MZL）患者中的安全性和有效性，这是一项针对接受过至少一种既往治疗的患者的开放标签、多中心、单臂试验。疗效分析包括 63 例具有 3 个 MZL 亚型的患者：黏膜相关淋巴组织（MALT；$n=32$）、淋巴结（$n=17$）和脾脏（$n=14$）。在 60 例可评价患者中，ORR 为 48%（95%CI: 35%~62%）。未达到缓解中位数（95%CI: 16.7 个月至不可估量）；无进展生存中位数为 14.2 个月（95%CI: 8.3 个月至不可估量）。≥3 级不良事件（AES>5%）包括贫血、肺炎和疲劳。任何等级的严重不良事件发生率为 44%，其中 3~4 级肺炎是最常见的（8%）[7-8]。

5. 用于治疗复发难治性套细胞淋巴瘤 伊布替尼联合利妥昔单抗为治疗复发难治性套细胞淋巴瘤一线方案；增加伊布替尼+维奈托克为复发难治性套细胞淋巴瘤三线治疗方案。一线方案，伊布替尼 560mg，每日 1 次口服，利妥昔单抗 375mg/m²，每周 1 次，连用 4 周，此后第 3~8 周期第 1 天用药，随后每 2 个周期用药 1 次，最长 2 年。或伊布替尼 560mg，每日 1 次口服，来那度胺 15mg，第 1~21 天用药，利妥昔单抗 375mg/m²，每周 1 次，连用 4 周，此后每 8 周 1 次。伊布替尼 420mg/d + 维奈托克，维奈托克在伊布替尼单药治疗 4 周以后开始使用，初始剂量：第 5 周每天 20mg，随后第 6 周每天 50mg，然后第 7 周每天 100mg，第 8 周每天 200mg，第 9 周之后每天 400mg；继续治疗直至疾病进展或出现不可耐受的毒性。如果未发生完全缓解，则第 16 周后每天一次维奈托克剂量可增加至 800mg[7, 10]。

Micromedex 有效性、推荐等级和证据强度：

该数据库暂未收录该超说明书用药适应证。

摘要：患者每天接受连续口服伊布替尼（560mg），直到渐进性疾病或不可耐受的毒性。利妥昔单抗 375mg/m²，在第 1 周期，每周静脉注射 1 次，为期 4 周，然后在 3~8 周期的第 1 天用药，之后每隔 2 年静脉注射 1 次。共招收 50 例患者，中位年龄为 67 岁（范围 45~86 岁），中位随访时间 16.5 个月，44 例患者实现了客观反应，22 例患者获得完全响应，22 例患者获得部分反应。在≥10% 的患者中，唯一的 3 级不良事件是心房颤动,在6例(12%)中注意到了这种不良事件。4级腹泻和中性粒细胞减少症分别发生在1例患者身上[11]。

参 考 文 献

[1] NMPA.伊布替尼胶囊药品说明书.2016.

[2] MIKLOS D, CUTLER C S, ARORA M.Ibrutinib for chronic graft-versus-host disease after failure of prior therapy.Blood, 2017, 130(21): 2243-2250.

[3] NCCN.The NCCN guidelines for B-cell lymphomas(version 3.2019). [2022-12-10].https://www.nccn.org/.

[4] DIMOPOULOS M A, TROTMAN J, TEDESCHI A, et al.Ibrutinib for patients with rituximab-refractory Waldenström's macroglobulinaemia (iNNOVATE): an open-label substudy of an international, multicentre, phase 3 trial.The Lancet Oncology, 2017, 18(2): 241-250.

[5] 中华医学会血液学分会白血病淋巴瘤学组,中国抗癌协会血液肿瘤专业委员会,中国慢性淋巴细胞白血病工作组.中国慢性淋巴细胞白血病/小淋巴细胞淋巴瘤的诊断与治疗指南(2018年版).中华血液学杂志,2018,39(5): 353-358.

[6] 中国临床肿瘤学会(CSCO)抗白血病联盟,中国临床肿瘤学会(CSCO)抗淋巴瘤联盟.伊布替尼治疗B细胞恶性肿瘤中国专家共识(2019年版).白血病·淋巴瘤,2019,28(8): 449-456.

[7] 中国临床肿瘤学会指南工作委员会.中国临床肿瘤学会(CSCO)淋巴瘤诊疗指南2021.北京:人民卫生出版社,2021.

[8] NOY A, VOS S D, THIEBLEMONT C, et al.Targeting Bruton tyrosine kinase with ibrutinib in relapsed/refractory marginal zone lymphoma. Blood, 2017, 129(16): 2224-2232.

[9] 中国抗癌协会血液肿瘤专业委员会,中华医学会血液学分会白血病淋巴瘤学组,中国抗淋巴瘤联盟.淋巴浆细胞淋巴瘤/华氏巨球

蛋白血症诊断与治疗中国专家共识（2016 年版）. 中华血液学杂志，2016，37（9）：729-734.

[10] 中国抗癌协会淋巴瘤专业委员会，中国医师协会肿瘤医师分会，中国医疗保健国际交流促进会肿瘤内科分会. 中国淋巴瘤治疗指南（2021 年版）. 中华肿瘤杂志，2021，43（7）：707-735.

[11] WANG M L，LEE H，CHUANG H，et al.Ibrutinib in combination with rituximab in relapsed or refractory mantle cell lymphoma：a single-centre，open-label，phase 2 trial.The Lancet Oncology，2016，17（1）：48-56.

仑伐替尼 Lenvatinib

【已批准的适应证】

适用于既往未接受过全身系统治疗的不可切除的肝细胞癌患者[1]。

【说明书之外的适应证及依据等级】

1. 用于治疗分化型甲状腺癌　美国 FDA 批准仑伐替尼用于治疗局部复发或转移、对放射性碘不敏感的分化型甲状腺癌[2]。

Micromedex 有效性、推荐等级和证据强度：

有效性等级：证据支持有效（成人）。

推荐等级：Class Ⅱa（成人）。

证据强度：Category B（成人）。

摘要：一项纳入 151 例分化型甲状腺癌中国患者的研究中，以 2∶1 的比例随机接受仑伐替尼 24mg/d 或安慰剂治疗，以 28 天为 1 周期。结果显示，仑伐替尼组较安慰剂组中位 PFS 显著延长（23.9 个月 vs 3.7 个月；HR=0.16，95%CI：0.10~0.26；P<0.000 1）。仑伐替尼组 6 个月 PFS 率为 82.6%（95%CI：73.1%~89.0%），12 个月 PFS 率为 69.6%（95%CI：57.6%~78.8%），18 个月 PFS 率为 54.4%（95%CI：40.4%~66.4%）；而安慰剂组分别为 32.7%（95%CI：19.5%~46.6%），8.9%（95%CI：2.4%~21.0%）和 3.0%（95%CI：0.2%~13.0%）[3]。

2. 用于治疗晚期肾细胞癌 美国 FDA 批准仑伐替尼联合依维莫司，或仑伐替尼联合帕博利珠单抗用于治疗晚期肾细胞癌成人患者的一线治疗[2]。

Micromedex 有效性、推荐等级和证据强度：

有效性等级：治疗有效（成人）。

推荐等级：Class IIa（成人）。

证据强度：Category B（成人）。

摘要：一项多中心、随机、开放标签设计，共纳入 1 069 例晚期肾细胞癌患者，按照 1∶1∶1 随机分组，评估仑伐替尼（20mg，每日 1 次）联合帕博利珠单抗（200mg，每 3 周 1 次，n=355）、仑伐替尼（18mg，每日 1 次）联合依维莫司（5mg，每日 1 次，n=357）作为一线疗法，相比舒尼替尼单药治疗（50mg，每日 1 次，给药 4 周+停药 2 周，n=357）的疗效和安全性差异。结果显示，与舒尼替尼单药治疗相比，仑伐替尼联合帕博利珠单抗组患者中位 PFS 显著延长（23.9 个月 vs 9.2 个月），疾病进展或死亡风险降低 61%（HR=0.39，95%CI: 0.32~0.49）；仑伐替尼联合依维莫司组患者 PFS 相比舒尼替尼组也具有临床意义上的显著改善（14.7 个月 vs 9.2 个月），疾病进展或死亡风险降低 35%（HR=0.65，95%CI: 0.53~0.80，P<0.001）[4]。

3. 用于治疗子宫内膜癌 美国 FDA 批准仑伐替尼联合帕博利珠单抗治疗子宫内膜癌[2]。

Micromedex 有效性、推荐等级和证据强度：

有效性等级：证据支持有效（成人）。

推荐等级：Class IIb（成人）。

证据强度：Category B（成人）。

摘要：一项单臂、多中心、开放标签、多队列试验，纳入了 108 例至少接受过一次系统性治疗后进展的转移性子宫内膜癌患者。所有患者接受帕博利珠单抗（每次 200mg，每 3 周静脉注射 1 次）联合仑伐替尼（每次 20mg，每日 1 次）治疗，直到疾病进展或出现不可耐受的毒性。结果显示，所有患者的 ORR 为 38.3%，CR 为 10.6%，PR 为 27.7%；中位缓解持续时间（duration of response，DOR）为 NR（not reached，未达到），DOR≥6 个月的患者比例为 69%，中位 PFS 为 7.4 个月（95%*CI*: 5.3~8.7 个月），中位 OS 为 NR[5]。

参 考 文 献

[1] NMPA. 甲磺酸仑伐替尼胶囊药品说明书 .2022.

[2] FDA.Label-lenvatinib capsules.2021.

[3] ZHENG X Q，XU Z G，JI Q H，et al.A Randomized，Phase Ⅲ study of lenvatinib in Chinese patients with radioiodine-refractory differentiated thyroid cancer.Clinical Cancer Research，2021，27（20）: 5502-5509.

[4] MOBERT R，ALEKSEEV B，RHA S Y，et al.Lenvatinib plus pembrolizumab or everolimus for advanced renal cell carcinoma.The New England Journal of Medicine，2021，384（14）: 1289-1300.

[5] MAKKER V，TAYLOR M H，AGHAJANIAN C，et al.Lenvatinib plus pembrolizumab in patients with advanced endometrial cancer.Journal of Clinical Oncology，2020，38（26）: 2981-2992.

维莫非尼 Vemurafenib

【已批准的适应证】

适用于鼠类肉瘤病毒癌基因同源物 B1（BRAF）V600 突变阳性的不可切除或转移性黑色素瘤。

【说明书之外的适应证及依据等级】

1. 用于治疗埃德海姆 - 切斯特病（ECD） 美国 FDA 批准维莫非尼用于 ECD 的治疗。国家卫生健康委员会《罕见病诊疗指南（2019 年版）》推荐存在 BRAF V600E 突变的 ECD 患者可以首选 BRAF 抑制剂维莫非尼治疗[1-2]。

Micromedex 有效性、推荐等级和证据强度：

有效性等级：Class Ⅰ，治疗有效（成人）。

推荐等级：Class Ⅱa（成人）。

证据强度：Category B（成人）。

摘要：维莫非尼在 BRAF V600 突变 ECD 患者中具有长期的疗效，可作为这些患者治疗的可选药物。

VE-BASKET 研究中，22 例 ECD 患者口服维莫非尼 960mg，每日 2 次，持续用药至疾病进展、研究退出或出现不可耐受的不良反应。结果显示 ORR 为 54.5%（95%*CI*: 32.2%~75.6%），两年 PFS 率和 OS 率分别为 83%（95%*CI*: 66%~100%）和 95%（95%*CI*: 85%~100%），所有可评估的患者病情稳定或好转。最常见的不良事件包括关节痛、斑丘疹、疲劳、脱发、Q-T 间期延长、皮肤乳头状瘤和角化过度，高血压和皮肤病学不良事件的发生率高于转移性黑色素瘤治疗患者[3]。

2. 用于治疗 BRAF V600E 突变的朗格汉斯细胞组织细胞增生症（LCH） 国家卫生健康委员会《罕见病诊疗指南（2019 年版）》推荐存在 BRAF V600E 突变的 LCH 患者可以首选 BRAF 抑制剂维莫非尼治疗[2]。

Micromedex 有效性、推荐等级和证据强度：

该数据库暂未收录该超说明书用药适应证。

摘要：对于 BRAF V600 突变的 LCH 患者，维莫非尼具有长期的疗效。

在 VE-BASKET 研究中，4 例 LCH 患者口服维莫非尼 960mg，每日 2 次，持续用药至疾病进展、研究退出或出现不可耐受的不良反应。结果显示，根据 RECIST 的测量，4 例 LCH 患者用药后均有反应。但研究纳入的 LCH 患者数量远少于 ECD 患者，因此不能推断 LCH 和 ECD 的疗效是否相似[3]。

3. 用于 BRAF V600 突变的ⅡC、ⅢA、ⅢB 期黑色素瘤术后辅助治疗 《NCCN 临床实践指南：皮肤黑色素瘤（2023.v1）》和《中国临床肿瘤学会（CSCO）黑色素瘤诊疗指南 2022》推荐维莫非尼用于 BRAF V600 突变的ⅡC、ⅢA、ⅢB 期黑色素瘤术后辅助治疗[4-5]。

Micromedex 有效性、推荐等级和证据强度：

该数据库暂未收录该超说明书用药适应证。

摘要： 在 BRAF V600 突变的ⅡC、ⅢA、ⅢB 期黑色素瘤切除术后患者中，与安慰剂相比，维莫非尼辅助治疗在无病生存期方面具有优势，且耐受性良好。BRIM8 研究为国际双盲安慰剂对照Ⅲ期临床研究，纳入组织学确诊的ⅡC-ⅢA~ⅢB 期（队列 1）或ⅢC 期（队列 2）BRAF V600 突变的完全切除的黑色素瘤患者。按 1∶1 比例随机分组分别接受口服维莫非尼 960mg，每日 2 次辅助治疗或安慰剂治疗 1 年。队列 1 中，维莫非尼组和对照组无病生存期分别为未达到和 36.9 个月，维莫非尼可降低 46% 的复发转移风险；但在队列 2 中，维莫非尼组和对照组的无病生存期分别为 23.1 个月和 15.4 个月，未观察到明显获益。维莫非尼组的 247 例患者中有 141 例（57%）发生了 3~4 级不良事件，安慰剂组的 247 例患者中有 37 例（15%）发生了 3~4 级不良事件。维莫非尼组中最常见的 3~4 级不良事件是角化棘皮瘤（24/247，10%）、关节痛（17 例，7%）、鳞状细胞癌（17 例，7%）、皮疹（14 例，6%）和谷丙转氨酶升高（14 例，6%）[6]。

4. 用于毛细胞白血病的二线及后线治疗　《NCCN 临床实践指南：毛细胞白血病（2023.v1）》推荐维莫非尼单药用于初始治疗未达到完全缓解或复发<2 年的毛细胞白血病首选方案，以及联合利妥昔单抗治疗难治或复发病例[7]。

Micromedex 有效性、推荐等级和证据强度：

有效性等级： Class Ⅰ（联合利妥昔单抗）；Class Ⅰ（单药）。

推荐等级： Class Ⅱb（成人）。

证据强度： Category B（成人）。

摘要： 维莫非尼联合利妥昔单抗的短期、无化疗、无骨髓毒性方案，对于多数难治或复发毛细胞白血病（HCL）患者，可达到持久的完全缓解。

一项Ⅱ期单臂、单中心研究中纳入了 30 例难治或复发 HCL 患者，评估维莫非尼（每日 2 次，每次 960mg，给药 8 周）同时联合或序贯利妥昔单抗（375mg/m², 在 18 周期间给药 8 次）治疗的安全性和有效性。患者接受 2 个诱导周期治疗，每个周期包括 4 周维莫非尼治疗以及第 1 天和第 15 天的 2 次利妥昔单抗输注，之后 2 周为休药期进行应答情况评估。第 2 个诱导周期后再给予 4 剂利妥昔单抗治疗，每次给药间隔 2 周。在第 4 剂利妥昔单抗治疗后的第 4 周评估应答情况，之后每 6 个月监测一次应答情况。结果显示，26 例（87%）患者达到完全缓解，其中 17 例（65%）达到微小残留病变（MRD）阴性；中位随访 37 个月，全部 30 例患者的无进展生存率为 78%；毒性反应均为已在维莫非尼和利妥昔单抗既往研究中观察到的毒性反应，大多为 1 级或 2 级，且为一过性反应。与维莫非尼相关的毒性反应主要有皮疹、光敏性、疣、发热、角化过度、关节痛或关节炎、疲劳、脱发以及恶心或消化不良[8]。

5. 用于治疗 BRAF V600 突变阳性非小细胞肺癌　《NCCN 临床实践指南：非小细胞肺癌（2023.v1）》推荐对于 BRAF V600 突变的非小细胞肺癌，当达拉非尼+曲美替尼不可耐受时，单药维莫非尼也是治疗选择[9]。

Micromedex 有效性、推荐等级和证据强度：

该数据库暂未收录该超说明书用药适应证。

摘要：一项Ⅱ期篮式试验（NCT01524978）汇总报道了 20 例应用维莫非尼治疗 BRAF V600 突变的非小细胞肺癌患者的数据，在 20 例受试者中，1 例患者数据丢失，8 例患者获益 PR，ORR 为 42%。在这 19 例患者中，mOS 尚未达到，12 个月 OS 率为 66%[10]。

参 考 文 献

[1] FDA.Vemurafenib label.2018.

[2] 国家卫生健康委罕见病诊疗与保障专家委员会.《罕见病诊疗指南 2019 年版》.[2022-05-27] http://www.nhc.gov.cn/yzygj/s7659/201902/61.

[3] DIAMON E L, SUBBIAH V, LOCKHART A C, et al.Vemurafenib for BRAF V600-Mutant erdheim-chester disease and langerhans cell histiocytosis: analysis of data from the histology-independent, phase 2, open-label VE-BASKET study.JAMA Oncology, 2018, 4（3）: 384-388.

[4] NCCN.NCCN guidelines version 1.2023.melanoma：cutaneous. ［2022-12-22］.https：//www.nccn.org/guidelines/guidelines-detail?category=1&id=1492.

[5] 中国临床肿瘤学会指南工作委员会 . 中国临床肿瘤学会（CSCO）黑色素瘤诊疗指南 2022. 北京：人民卫生出版社，2022.

[6] MAIO M，LEWIS K，DEMIDOV L，et al.BRIM8 Investigators. Adjuvant vemurafenib in resected，BRAF V600 mutation-positive melanoma（BRIM8）：a randomised，double-blind，placebo-controlled， multicentre，phase 3 trial.The Lancet Oncology，2018，19（4）：510-520.

[7] NCCN.NCCN guidelines version 1.2023.Hairy Cell Leukemia. ［2022-08-30］.https：//www.nccn.org/guidelines/guidelines-detail?category=1&id=1481.

[8] TIACCI E，CAROLIS L D，SIMONETTI E，et al.Vemurafenib plus rituximab in refractory or relapsed hairy-cell leukemia.The New England Journal of Medicine，2021，384（19）：1810-1823.

[9] NCCN.NCCN guidelines version 1.2023.Non-Small Cell Lung Cancer.［2022-12-22］.https：//www.nccn.org/guidelines/guidelines-detail?category=1&id=1450.

[10] HYMAN D M，PUZANOV I，SUBBIAH V，et al.Vemurafenib in multiple nonmelanoma cancers with BRAF V600 mutations.The New England Journal of Medicine，2015，373（8）：726-736.

达拉非尼 Dabrafenib

【已批准的适应证】

用于治疗 BRAF V600 突变阳性的不可切除或转移性黑色素瘤[1]。

【说明书之外的适应证及依据等级】

1. 用于治疗甲状腺癌　美国 FDA 批准达拉非尼联合曲美替尼用于 BRAF V600 突变的局部晚期或转移间变性甲状腺癌[2]。

Micromedex 有效性、推荐等级和证据强度：

有效性等级：证据支持有效（成人）。

推荐等级：Class Ⅱa（成人）。

证据强度：Category B（成人）。

摘要：一项开放标签、非随机、Ⅱ期研究试验，纳入了 36 例不可切除或转移间变性甲状腺癌患者，接受达拉非尼（150mg，每日 2 次）加曲美替尼（2mg，每日 1 次）口服。结果显示，中位随访时间为 11.1 个月（范围是 0.9~76.6 个月），ORR 为 56%（95%*CI*: 38.1%~72.1%），包括 3 例完全缓解；12 个月的 DOR 率为 50%。中位 PFS 和 OS 分别为 6.7 个月和 14.5 个月。12 个月 PFS 率和 OS 率分别为 43.2% 和 51.7%，24 个月 OS 率为 31.5%[3]。

2. 用于治疗非小细胞肺癌　美国 FDA 批准达拉非尼单药用于治疗既往接受过治疗的 BRAF V600E 突变转移非小细胞肺癌，以及联合曲美替尼治疗发生转移的 BRAF V600E 突变非小细胞肺癌[2]。

Micromedex 有效性、推荐等级和证据强度：

有效性等级：治疗有效（成人）。

推荐等级：Class Ⅱa（成人）。

证据强度：Category B（成人）。

摘要：一项多队列、多中心、非随机、开放标签研究试验，纳入了 36 例接受一线达拉非尼联合曲美替尼治疗的非小细胞肺癌患者。结果显示，客观缓解率为 64%（95%*CI*: 46%~79%），其中 6% 患者达到完全缓解，58% 患者部分缓解。对于初治的非小细胞肺癌患者，中位无进展生存期长达 14.6 个月；对于经治患者，中位无进展生存期为 8.6 个月[4]。

3. 用于治疗实体瘤　美国 FDA 批准达拉非尼联合曲美替尼治疗既往治疗后进展、BRAF V600E 突变的不可切除或转移的实体瘤[2]。

Micromedex 有效性、推荐等级和证据强度：

有效性等级：治疗有效（成人）；证据支持有效（儿童：6 岁及以上）。

推荐等级：Class Ⅱa（成人）；Class Ⅱa（儿童）。

证据强度：Category B（成人）；Category B（儿童）。

摘要：在 2 项对患有各种 BRAF V600E 突变阳性、不可切除或转移性实体瘤的成年患者的非随机、开放标签队列研究中，曲美替尼联合达拉非尼治疗具有临床意义的客观缓解率（ORR）和缓解持续时间。结果显示，胆道肿瘤（BTC；n=48）患者的 ORR 为 46%，高级别胶质瘤（HGG；n=48）患者的 ORR 为 33%，低级别胶质瘤（LGG；n=14）患者的 ORR 为 50%。BTC 和 HGG 的中位缓解时间分别为 9.8 个月和 13.6 个月。在一项对患有 BRAF V600E 突变的难治性或复发性低级别胶质瘤（LGG）和高级别胶质瘤（HGG）的儿童患者的开放性队列的研究中，使用达拉非尼和曲美替尼联合治疗的 ORR 为 25%。对治疗有反应的儿童中，78% 患者的缓解持续时间≥6 个月，44% 的患者缓解持续时间≥24 个月[2, 5]。

参 考 文 献

[1] NMPA. 甲磺酸达拉非尼胶囊说明书 .2019.

[2] FDA.Label-dabrafenib capsules.2021.

[3] SUBBIAH V，KREITMAN R J，WAINBERG Z A，et al.Dabrafenib plus trametinib in patients with BRAF V600E-mutant anaplastic thyroid cancer：updated analysis from the phase Ⅱ ROAR basket study.Annals of Oncology，2022，33（4）：406-415.

[4] PLANCHARD D，SMIT E F，GROEN H J M，et al.Dabrafenib plus trametinib in patients with previously untreated BRAF V600E-mutant metastatic non-small-cell lung cancer：an open-label，phase 2 trial.The Lancet Oncology，2017，18（10）：1307-1316.

[5] WEN P Y，STEIN A，VAN DEN BENT M，et al.Dabrafenib plus trametinib in patients with BRAF V600E-mutant low-grade and high-grade glioma（ROAR）：a multicentre，open-label，single-arm，phase 2，basket trial.The Lancet Oncology，2022，23（1）：53-64.

第十章　PARP 抑制剂

奥拉帕利 Olaparib

【已批准的适应证】

1. 用于治疗卵巢癌

（1）用于携带胚系或体细胞 BRCA 突变（gBRCAm 或 sBRCAm）的晚期上皮性卵巢癌、输卵管癌或原发性腹膜癌初治成人患者在一线含铂化疗达到完全缓解或部分缓解后的维持治疗。

（2）用于铂敏感的复发性上皮性卵巢癌、输卵管癌或原发性腹膜癌成人患者在含铂化疗达到完全缓解或部分缓解后的维持治疗。

2. 用于治疗前列腺癌　用于携带胚系或体细胞 BRCA 突变（gBRCAm 或 sBRCAm）且既往治疗（包括一种新型内分泌系统药物）失败的转移性去势抵抗性前列腺癌（mCRPC）成人患者。

【说明书之外的适应证及依据等级】

1. 用于治疗乳腺癌　美国 FDA 已批准奥拉帕利在 HER-2 阴性及胚系 BRCA 基因突变的晚期乳腺癌中的治疗。推荐剂量为 300mg（2 片 150mg 片剂），每日 2 次[1]。

摘要：基于 OlympiA 研究推荐，对于 BRCA1/2 突变的三阴性乳腺癌，若：①病理肿瘤分期≥T2 期或病理淋巴结分期≥N1 期；②术前化疗后存在残留病灶的，考虑奥拉帕利辅助治疗 1 年。对于 BRCA1/2 突变、激素受体阳性且 HER-2 阴性的乳腺癌，若：①辅助化疗后淋巴结阳性≥4 枚者（2A 类证据）；②术前化疗者，如果残留病变且临床和病理分期+雌激素受体状态和肿瘤分级（CPS+EG）评分≥3 分（2A 类证据），考虑奥拉帕利辅助治疗 1 年[2-3]。

2. 用于治疗胰腺癌　美国 FDA 已批准奥拉帕利用于具有 gBRCA 且一线接受铂类药物治疗无进展的转移性胰腺癌患者的维持治疗。推荐剂量为 300mg（2 片 150mg 片剂），每日 2 次[1]。

Micromedex 有效性、推荐等级和证据强度：

有效性等级：证据不确定（成人）。

推荐等级：Class Ⅱb（成人）。

证据强度：Category B（成人）。

摘要：POLO 研究是第一项评估在 BRCA 胚系突变晚期胰腺癌一线含铂方案化疗稳定后，PARP 抑制剂奥拉帕利作为维持治疗有效性的随机双盲Ⅲ期临床研究。POLO 研究证实无进展生存期（PFS）在奥拉帕利维持组明显较安慰剂组延长，中位 PFS 分别为 7.4 个月 vs 3.8 个月（*HR*=0.53，95%*CI* 0.35~0.82，*P*=0.004），奥拉帕利组和安慰剂组 OS 无统计学差异（*HR*=0.83，*P*=0.348 7）。奥拉帕利组和安慰剂组分别有 78.5%（25/34）和 41.2%（7/17）的患者存活。奥拉帕利组 14.7%（5/34）的患者达到 CR。奥拉帕利组和安慰剂组任何级别不良反应的发生率分别为 98.9% 和 91.8%，≥3 级不良反应分别为 48.9% 和 24.6%。两组分别有 8.9% 和 1.6% 的患者因不良反应停药[4]。

参 考 文 献

[1] FDA.LYNPARZA® (olaparib) tablets.2022.

[2] GEYER C E JR, GARBER J E, GELBER R D, et al.Overall survival in the OlympiA phase Ⅲ trial of adjuvant olaparib in patients with germline pathogenic variants in BRCA1/2 and high-risk, early breast cancer.Ann Oncol, 2022, 33（12）: 1250-1268.

[3] TUTT A N J, GARBER J E, KAUFMAN B, et al.Adjuvant olaparib for patients with BRCA1-or BRCA2-mutated breast cancer.The New England Journal of Medicine, 2021, 384（25）: 2394-2405.

[4] TALIA G, PASCAL H, MICHELE R, et al.Overall survival from the

phase 3 POLO trial：Maintenance olaparib for germline BRCA-mutated metastatic pancreatic cancer.Journal of Clinical Oncology，2021，39（3 suppl）：378.

尼拉帕利 Niraparib

【已批准的适应证】

用于对含铂类化疗完全或部分缓解的复发性上皮性卵巢癌、输卵管癌或原发性腹膜癌成人患者维持治疗。

用于对一线铂类化疗后完全或部分缓解的晚期上皮性卵巢癌、输卵管癌或原发性腹膜癌成人患者的一线维持治疗，不论其生物标志物状态如何[1]。

【说明书之外的适应证及依据等级】

1. 尼拉帕利联合贝伐珠单抗用于铂敏感复发性卵巢癌的后线治疗

《NCCN 临床实践指南：卵巢癌包括输卵管癌和原发性腹膜癌（2023.V1）》推荐尼拉帕利联合贝伐珠单抗可用于铂敏感复发性卵巢癌的后线治疗。

Micromedex 有效性、推荐等级和证据强度：

有效性等级：证据支持有效（成人）。

推荐等级：Class Ⅱb（成人）。

证据强度：Category B（成人）。

摘要：基于 AVANOVA2 研究结果，NCCN 指南推荐尼拉帕利联合贝伐珠单抗用于铂敏感复发性卵巢癌的后线治疗[2,4]。

2. 用于携带 BRCA1/2 突变，接受过紫杉类化疗和雄激素受体靶向疗法的转移性去势抵抗性前列腺癌(mCRPC)患者的治疗

摘要：GALAHAD 研究是一项评估尼拉帕利单药治疗含紫杉类化疗和抗雄激素治疗失败后的双等位基因 DNA 修复缺陷的 mCRPC 患者的Ⅱ期开放标签研究。研究结果显示，在 BRCA 突变患者中，41% 达到客观缓解（其中 3% CR，38% PR），50% 达到 PSA 缓解；在非 BRCA 突变患者中,仅 9% 达到客观缓解(其中无 CR,9% PR),3% 达到 PSA 缓解。基于 GALAHAD 研究结果,FDA 授予尼拉帕利突破性疗法认定,用于治疗携带 BRCA1/2 突变,接受过紫杉类化疗和雄激素受体靶向疗法的 mCRPC 患者[3]。

参 考 文 献

[1] NMPA. 甲磺酸尼拉帕利药品说明书 .2020.

[2] MIRZA M R, LUNDQVIST E V, BIRRER M J, et al.Niraparib plus bevacizumab versus niraparib alone for platinum-sensitive recurrent ovarian cancer(NSGO-AVANOVA2/ENGOT-ov24):a randomised, phase 2, superiority trial.The Lancet Oncology, 2019, 20(10): 1409-1419.

[3] ASCO GU 2020: Correlative measures of tumor response in the phase Ⅱ GALAHAD study.[2023-02-20].https://www.urotoday.com/conference-highlights/asco-gu-2020/asco-gu-2020-prostate-cancer/119293-asco-gu-2020-correlative-measures-of-tumor-response-in-the-phase-ii-galahad-study.html.

[4] NCCN 临床实践指南:卵巢癌包括输卵管癌和原发性腹膜癌(2023.V1).[2023-02-20].https://guide.medlive.cn/guideline/27587.

第十一章　单克隆抗体类药物

贝伐珠单抗 Bevacizumab

【已批准的适应证】

1. 用于治疗转移性结直肠癌　贝伐珠单抗联合以氟尿嘧啶为基础的化疗适用于转移性结直肠患者的治疗。

2. 用于治疗晚期、转移性或复发性非鳞状细胞非小细胞肺癌　贝伐珠单抗联合卡铂与紫杉醇用于不可切除的晚期、转移性或复发性非鳞状细胞肺癌患者的一线治疗。

3. 用于治疗复发性胶质母细胞瘤　用于成人复发性胶质母细胞瘤患者的治疗。

4. 用于治疗肝细胞癌　联合阿替利珠单抗治疗既往未接受过全身系统性治疗的不可切除肝细胞癌患者。

5. 用于治疗上皮性卵巢癌、输卵管癌或原发性腹膜癌　贝伐珠单抗联合卡铂和紫杉醇用于初次手术切除后的Ⅲ期或Ⅳ期上皮性卵巢癌、输卵管癌或原发性腹膜癌患者的一线治疗。

6. 用于治疗宫颈癌　贝伐珠单抗联合紫杉醇和顺铂或紫杉醇和托泊替康用于持续性、复发性或转移性宫颈癌患者的治疗。

【说明书之外的适应证及依据等级】

1. 联合干扰素用于治疗转移性肾癌　FDA 批准贝伐珠单抗联合干扰素治疗转移性肾癌(MRCC)，限成人[1]。

Micromedex 有效性、推荐等级和证据强度：

有效性等级：治疗有效（成人）。

推荐等级：Class Ⅱb（成人）。

证据强度：Category B（成人）。

摘要：①在一项多中心、随机、双盲、Ⅲ期试验（AVOREN试验）（n=649）中，贝伐珠单抗（每次静脉输注10mg/kg，每2周1次）加干扰素α-2a（皮下注射900万IU，每周3次，使用1年）与干扰素α-2a（用法同前）加安慰剂相比，在既往未经治疗的mRCC患者中显示出更显著的PFS和ORR；然而，该研究未能证明OS的改善。贝伐珠单抗加干扰素α-2a组的中位PFS显著更长（10.2个月：5.4个月；HR=0.63）；此外，与单用干扰素α-2a治疗的患者（13%；完全缓解，2%）相比，贝伐珠单抗联合干扰素α-2a治疗的患者（31%；完全缓解，1%）的ORR显著更高。②在一项多中心、随机、Ⅲ期试验（CALGB 90206试验；n=732）中，贝伐珠单抗加干扰素α-2b与干扰素α-2b单独治疗既往未经治疗的mRCC患者相比，没有改善OS；然而，PFS改善了3.5个月。存活患者的中位随访时间为46.2个月，贝伐珠单抗联合干扰素α治疗的中位OS为18.3个月，单用干扰素治疗的中位OS为17.4个月，差异无统计学意义。与单用干扰素α-2b组相比，贝伐珠单抗加干扰素α-2b组的中位PFS显著改善（8.4个月：4.9个月）[2-4]。

2.用于治疗铂耐药型复发性卵巢癌、输卵管癌或原发性腹膜癌　FDA批准贝伐珠单抗与紫杉醇、多柔比星脂质体或托泊替康联合使用，用于既往化疗方案不超过2次的铂耐药型复发性卵巢癌、输卵管癌或原发性腹膜癌的治疗，限成人[1]。

Micromedex有效性、推荐等级和证据强度：

有效性等级：治疗有效（成人）。

推荐等级：Class Ⅱa（成人）。

证据强度：Category B（成人）。

摘要：在AURELIA试验中，与单纯化疗相比，贝伐珠单抗联合紫杉醇、多柔比星脂质体或托泊替康治疗铂类耐药患者（n=361）的无进展生存期（6.7个月：3.4个月）和总有效率（27.3%：11.8%）显著提高[5]。

3.用于治疗铂敏感型复发性卵巢癌、输卵管癌或原发性腹膜

癌 FDA 批准贝伐珠单抗联合卡铂和紫杉醇或卡铂和吉西他滨,其后单药使用贝伐珠单抗维持,治疗铂敏感型复发性卵巢癌、输卵管癌或原发性腹膜癌,限成人[1]。

Micromedex 有效性、推荐等级和证据强度:

有效性等级:治疗有效(成人)。

推荐等级: Class Ⅱb(成人)。

证据强度: Category B(成人)。

摘要:①与单纯化疗相比,在标准化疗(卡铂和紫杉醇)中加入贝伐珠单抗(无论是否进行二次细胞减灭术)显著提高了无进展生存率(13.8 个月∶10.4 个月)和客观有效率(78%∶59%),但并未显著延长总生存期(42.2 个月∶37.3 个月)。随机 GOG-0213 试验纳入了复发性上皮性卵巢癌、原发性腹膜癌或输卵管癌的女性,她们对以铂为基础的原发性化疗有完全反应,并且至少 6 个月没有疾病进展(n=674)。在使用实际无铂间隔的事后敏感性分析中,死亡的危险比(HR)为 0.823(95%CI∶0.680~0.996)。在对 107 例接受手术的患者进行的亚组分析中,加入贝伐珠单抗后,中位 PFS 显著延长(18.7 个月∶14.2 个月;HR=0.57,95%CI∶0.37~0.89)。②在铂敏感型复发性上皮性卵巢癌、原发性腹膜癌或输卵管癌(n=484)患者进行的 OCEANS 随机试验中,与单纯化疗相比,在卡铂和吉西他滨化疗中加入贝伐珠单抗显著改善了中位随访 24 个月的 PFS(12.4 个月∶8.4 个月)和总有效率(78.5%∶57.4%)。患者接受了中位数为 6 个周期的吉西他滨和卡铂,10 个周期的安慰剂或 12 个周期的贝伐珠单抗[6]。

4. 用于治疗转移性乳腺癌 《中国临床肿瘤学会(CSCO)乳腺癌诊疗指南(2022)》推荐贝伐珠单抗联合紫杉类用于紫杉醇治疗敏感的三阴性乳腺癌晚期解救治疗,推荐贝伐珠单抗联合卡培他滨用于紫杉醇治疗失败的三阴性乳腺癌晚期解救治疗[9]。

Micromedex 有效性、推荐等级和证据强度:

有效性等级:治疗有效(成人)。

推荐等级：Class Ⅱb（成人）。

证据强度：Category B（成人）。

摘要：一系列的临床研究确定了贝伐珠单抗在治疗转移性乳腺癌中的作用。E2100 试验将 722 名复发性或转移性乳腺癌患者随机分配到使用或不使用贝伐珠单抗的紫杉醇一线化疗中。该试验结果显示，贝伐珠单抗加紫杉醇比单独使用紫杉醇具有更优的 PFS（11.8 个月比 5.9 个月；*HR* 0.60；*P*<0.001）。一项类似的试验招募了 736 名患者，随机接受多西他赛和贝伐珠单抗或多西他赛和安慰剂的治疗。这项试验的结果也显示，含有贝伐珠单抗的治疗组 PFS 增加（10.1 个月对单用多西他赛的 8.2 个月；*HR* 0.77；*P*=0.006）。另一项试验 RIBBON-1 将贝伐珠单抗分别与卡培他滨、紫杉类药物（多西他赛、白蛋白紫杉醇）、蒽环类药物（FEC、CAF、AC 或 EC）联合，与单独使用相同的化疗药物对比。结果显示，贝伐珠单抗联合卡培他滨（8.6 个月 vs 5.7 个月；*HR* 0.69；*P*<0.001）及贝伐珠单抗联合紫杉类或蒽环类药物（9.2 个月 vs 8.0 个月；*HR* 0.64；*P*<0.001）的治疗组 PFS 有显著增加，差异具有统计学意义。在Ⅲ期 CALGB 40502 试验的亚组分析中，转移性三阴性乳腺癌患者（*n*=201），一线使用白蛋白紫杉醇与贝伐珠单抗联合使用，中位 PFS 为 7.4 个月[7-8]。

参 考 文 献

[1] FDA.ALYMSYS® (bevacizumab-maly) injection, for intravenous use.2022.

[2] ESCUDIER B, PLUZANSKA A, KORALEWSKI P, et al.Bevacizumab plus interferon alfa-2a for treatment of metastatic renal cell carcinoma: a randomised, double-blind phase Ⅲ trial.Lancet, 2007, 370 (9605): 2103-2111.

[3] RINI B I, HALABI S, ROSENBERG J E, et al.Phase Ⅲ trial of bevacizumab plus interferon alfa versus interferon alfa monotherapy in

patients with metastatic renal cell carcinoma: final results of CALGB 90206.Journal of Clinical Oncology, 2010, 28 (13): 2137-2143.

[4] RINI B I, HALABI S, ROSENBERG J, et al.Bevacizumab plus interferon-alpha versus interferon-alpha monotherapy in patients with metastatic renal cell carcinoma: Results of overall survival for CALGB 90206. (Abstract).Journal of Clinical Oncology, 2009, 27 (18s): LBA5019.

[5] PUJADE-LAURAINE E, HILPERT F, WEBER B, et al.Bevacizumab combined with chemotherapy for platinum-resistant recurrent ovarian cancer: The AURELIA open-label randomized phase Ⅲ trial.Journal of Clinical Oncology, 2014, 32 (13): 1302-1308.

[6] COLEMAN R L, BRADY M F, HERZOG T J, et al.Bevacizumab and paclitaxel-carboplatin chemotherapy and secondary cytoreduction in recurrent, platinum-sensitive ovarian cancer (NRG Oncology/ Gynecologic Oncology Group study GOG-0213): a multicentre, open-label, randomised, phase 3 trial.The Lancet Oncology, 2017, 18 (6): 779-791.

[7] AGHAJANIAN C, BLANK S V, GOFF B A, et al.OCEANS: A randomized, double-lind, placebo-controlled phase Ⅲ trial of chemotherapy with or without bevacizumab in patients with platinum-sensitive recurrent epithelial ovarian, primary peritoneal, or fallopian tube cancer.Journal of Clinical Oncology, 2012, 30 (17): 2039-2045.

[8] NCCN.NCCN Guidelines: Breast Cancer.Version 2.2023. [2023-02-07].https: //www.nccn.org/.

[9] 中国临床肿瘤学会指南工作委员会 . 中国临床肿瘤学会(CSCO)乳腺癌诊疗指南 . 北京: 人民卫生出版社 .2022.

尼妥珠单抗 Nimotuzumab

【已批准的适应证】

用于治疗鼻咽癌 适用于与放疗联合治疗表皮生长因子受体（EGFR）表达阳性的Ⅲ/Ⅳ鼻咽癌。

用法用量： 将两瓶（100mg）尼妥珠单抗稀释到250ml生理盐水中，给药过程应持续60分钟以上。首次给药应在放射治疗前的第1天，并在放疗开始前完成，之后每周给药1次，共8周，患者同时接受标准的放射治疗。

【说明书之外的适应证及依据等级】

用于治疗口腔颌面 - 头颈部鳞癌 《尼妥珠单克隆抗体注射液治疗口腔颌面 - 头颈部鳞癌专家共识》推荐尼妥珠单抗联合化疗用于头颈部肿瘤的新辅助治疗，尼妥珠单抗联合放疗 / 放疗用于局部晚期头颈部肿瘤，尼妥珠单抗联合化疗用于复发转移头颈部肿瘤[1]。

Micromedex有效性、推荐等级和证据强度：

该数据库暂未收录该超说明书用药适应证。

摘要： ①在一项关于尼妥珠单抗联合化疗用于头颈部肿瘤的新辅助治疗的临床前瞻性、单臂的研究中，40例患者均采用尼妥珠单抗（Nimo）400mg，d1+顺铂75mg/m²，d1+5-Fu 750mg/m²，d1~d5的3周方案作为诱导治疗，2个周期的诱导治疗后予以根治性手术或根治性放疗。研究结果显示，2个周期诱导化疗后肿瘤缓解率为85%（34/40）。24例患者发生了影像学降期，其中21例（52%）达到T降期，8例（20%）达到N降期。2例患者出现Ⅲ~Ⅳ度中性粒细胞减少，另外，Ⅲ~Ⅳ度恶心呕吐、口腔黏膜炎、血小板减少各1例，Ⅱ度肾功能不全1例，Ⅰ度皮疹1例。②一项来自印度开放、随机、对照临床试验，纳入了92例晚期不可手术患者（Ⅲ期或Ⅳa期），92例晚期不可手术患者（Ⅲ期或Ⅳa期），并分为两组，第1组随机分为同步放化疗+尼妥珠单抗组（CRT+Nimo组）和同步放化疗组（CRT组），第2组随机分为同步放疗+尼妥珠单抗组（RT+Nimo 组）和同步放疗组（RT 组），治疗方案为放疗总剂量 60~66Gy，顺铂 50mg 每周 1 次（连续 6 周），尼妥珠单抗 200mg/w（连续 6 周），结果显示：CRT+Nimo 组的 ORR 显著高于 CRT 组（100% vs 70%，P=0.02），RT+Nimo 组的 ORR 显著高于 RT 组（76% vs 37%，P=0.023），RT+Nimo 组与 RT 组相比降低了 24% 的死亡风险；合并尼妥珠单抗者（n=46）与未合并者（n=46）相比，中位 OS 分别为 49.4 个月及 16.4 个月，组间差异有统计学意义（P=0.012），合并尼妥珠单抗者比未合并者降低了 48% 的死亡风险，且安全性良好。③在一项前瞻性、干预性、非随机对照研究中，纳入了 124 例患者，按 1 : 1 分配到尼妥珠单抗+化疗组或化疗组，结果表明：尼妥珠单抗+化疗组 ORR 为 38.2%，显著高于化疗组 19%（P=0.023）。尼妥珠单抗+化疗组的疾病控制率为 74.5%，显著高于化疗组 43.1%（P=0.000 7）；其中位 PFS 为 5.2 个月，显著长于化疗组 3.2 个月（P=0.009）[1-4]。

参 考 文 献

[1] 中国抗癌协会口腔颌面肿瘤整合医学专委会 . 尼妥珠单克隆抗体注射液治疗口腔颌面 - 头颈部鳞癌专家共识 . 实用口腔医学杂志，2021，37（4），445-450.

[2] 赵晓莹，郭晔，朱永学，等 . 尼妥珠单抗联合顺铂和氟尿嘧啶方案诱导化疗治疗可切除的头颈部鳞癌初步临床分析 . 中华耳鼻咽喉头颈外科杂志，2012（7）: 536-539.

[3] REDDY B K, LOKESH V, VIDYASAGAR M S, et al.Nimotuzumab provides survival benefit to patients with inoperable advanced squamous cell carcinoma of the head and neck: a randomized, open-label, phase Ⅱb, 5-year study in Indian patients.Oral Oncol, 2014, 50（5）: 498-505.

[4] YADAV A, GOYAL P, AGRAWAL C R, et al.Efficacy and tolerability of nimotuzumab in combination with chemotherapy in recurrent and

metastatic squamous cell carcinoma of head and neck at a cancer center in Northern India.Indian J Cance, 2020, 57 (1): 76-83.

曲妥珠单抗 Trastuzumab

【已批准的适应证】

1. 用于治疗乳腺癌

（1）用于治疗人表皮生长因子受体 -2（HER-2）阳性的转移性乳腺癌：单药用于接受过 1 种或多种化疗方案的转移性乳腺癌；与紫杉醇或多西他赛联用于未接受过化疗的转移性乳腺癌。

（2）用于 HER-2 阳性的早期乳腺癌的辅助治疗：单药用于已接受手术、含蒽环类抗生素辅助化疗和放疗的辅助治疗；多柔比星和环磷酰胺化疗后序贯本药与紫杉醇或多西他赛的联合辅助治疗；与多西他赛、卡铂联合的辅助治疗；与化疗联合新辅助治疗，继以辅助治疗，用于局部晚期（包括炎性）或肿瘤直径大于 2cm 的乳腺癌。

2. 用于治疗转移性胃癌或胃食管连接部腺癌

与卡培他滨或氟尿嘧啶和顺铂联用于未接受过转移性疾病治疗的 HER-2 阳性的转移性胃腺癌或胃食管连接部腺癌（esophagogastric junction，EJG）。

【说明书之外的用法及依据等级】

用于治疗 HER-2 阳性，无法切除的局部晚期、复发胃癌或胃食管连接部腺癌（无局部治疗指征） 对于无法切除的局部晚期、复发或转移性胃癌的全身治疗（无局部治疗指征），推荐 HER-2 过表达的转移性腺癌患者，应在一线化疗方案中加入曲妥珠单抗（在联合顺铂时为 1 类；联合其他铂类药物时为 2A 类；不建议曲妥珠单抗与蒽环类药物联合使用）[1-2]。

《中国临床肿瘤学会（CSCO）胃癌诊疗指南 2021》对于 HER-2 阳性、晚期转移性胃癌一线治疗作如下推荐：曲妥珠单抗联合奥沙利铂 / 顺铂+氟尿嘧啶 / 卡培他滨（1A 类）；曲妥珠单抗联合奥沙利铂 / 顺铂+替吉奥（2B 类）；曲妥珠单抗联合其他一线化疗方案（含蒽环类药物方案除外)(3 类)。对于 HER-2 阳性、晚期转移性胃癌二线治疗作如下推荐:如既往铂类治疗失败且未接受过曲妥珠单抗,曲妥珠单抗联合紫杉醇(2A 类);如既往未应用过曲妥珠单抗,曲妥珠单抗联合蒽环类之外的其他二线化疗方案(3 类)[3]。

Micromedex 有效性、推荐等级和证据强度:

有效性等级:证据支持有效(成人)。

推荐等级: Class Ⅱa(成人)。

证据强度: Category A(成人)。

摘要: ToGA 试验是一项随机、前瞻性、Ⅲ期试验,对曲妥珠单抗用于 HER-2 阳性晚期胃癌或 EGJ 腺癌患者的疗效和安全性进行评估。该试验中,594 例 HER-2 阳性局部晚期复发或转移性胃癌或 EGJ 腺癌患者随机分组,接受曲妥珠单抗联合化疗(顺铂加氟尿嘧啶或卡培他滨)或单纯化疗。大多数患者为胃癌(曲妥珠单抗组为 80%,化疗组为 83%)。两组中位随访时间分别为 19 个月和 17 个月。结果表明,化疗加用曲妥珠单抗治疗后,HER-2 阳性患者中位 OS 显著改善(分别为 13.8 个月和 11.0 个月;P=0.46)。该研究确定曲妥珠单抗联合顺铂和一种氟尿嘧啶类药物可作为 HER-2 阳性转移性胃癌或 EGJ 腺癌患者的标准治疗方法。在事后亚组分析中,与免疫组织化学(immunohistochemistry,IHC)0 或 1+且荧光原位杂交(fluorescence in situ hybridization,FISH)阳性的患者(n=131;10.0 个月 vs 8.7 个月;HR=1.07)相比,化疗加曲妥珠单抗使 IHC 2+且 FISH 阳性或 IHC 3+肿瘤患者 OS 进一步改善(n=446;16.0 个月 vs 11.8 个月;HR=0.65)[4]。

参 考 文 献

[1] NCCN.NCCN guidelines version 1.2023.Gastric cancer.[2022-12-22].
https://www.nccn.org/guidelines/category_1.

[2] NCCN.NCCN guidelines version 1.2023.Esophageal and esophagogastric junction cancer.[2023-1-20].https://www.nccn.org/

guidelines/category_1.

[3] WANG F H，ZHANG X T，Li Y F，et al.The Chinese Society of Clinical Oncology（CSCO）：Clinical guidelines for the diagnosis and treatment of gastric cancer，2021.Cancer communications（London，England），2021，41（8）：747-795.

[4] BANG Y J，VAN CUTSEM E，FEYEREISLOVA A，et al.Trastuzumab in combination with chemotherapy versus chemotherapy alone for treatment of HER2-positive advanced gastric or gastro-oesophageal junction cancer（ToGA）：a phase 3，open-label，randomised controlled trial.Lancet，2010，376（9742）：687-697.

帕妥珠单抗 Pertuzumab

【已批准的适应证】

1. 与曲妥珠单抗和化疗联用于人表皮生长因子受体 2（HER2）阳性的局部晚期、炎性或早期乳腺癌（肿瘤直径>2cm 或淋巴结阳性）的新辅助治疗，作为早期乳腺癌（EBC）整体治疗方案的一部分。

2. 与曲妥珠单抗和化疗联用于具有高复发风险 HER2 阳性的 EBC 的辅助治疗。

3. 与曲妥珠单抗和多西他赛联用于 HER2 阳性、转移性（先前未接受过抗 HER2 治疗或化疗）或不可切除的局部复发性乳腺癌。

【说明书之外的用法及依据等级】

与曲妥珠单抗和化疗联用于人表皮生长因子受体 2（HER2）阳性的转移性胃癌　在随机 JACOB 试验中，曲妥珠单抗联合化疗并不能显著提高接受 HER2 阳性转移性胃癌或胃食管结合部癌一线治疗患者的总生存率。在中国患者[2]和日本患者的 2 个亚组人群研究中，总生存期结果相似。

Micromedex 有效性、推荐等级和证据强度：

有效性等级：证据支持有效（成人）。

推荐等级：Class Ⅲ（成人）。

证据强度：Category（成人）。

摘要：在中位随访持续时间为 24.5 个月时，在曲妥珠单抗和化疗的基础上增加帕妥珠单抗并没有显著提高总生存期。在接受 HER2 阳性转移性胃癌（*n*=572）或胃食管结合部癌（*n*=208）一线治疗的随机 JACOB 试验中，*HR* 为 0.84，95%*CI* 为 0.71 vs 1。在所分析的大多数亚组中，总生存率结果是相似的。无进展生存期（8.5 个月 vs 7 个月）和客观缓解率（56.7% vs 48.3%）有显著改善。联合帕妥珠单抗与较高的 3~4 级不良事件发生率相关（80% vs 73%），包括腹泻（14% vs 6%）和低钾血症（11% vs 6%）。治疗组之间有症状和无症状的左心室收缩功能障碍事件相似。患者被随机分配到每 3 周静脉注射一次帕妥珠单抗 840mg 或安慰剂，在第 1 天静脉注射 8mg/kg 负荷剂量，随后每 3 周静脉注射 6mg/kg，加上化疗；顺铂 80mg/m² 每 3 周静脉注射，卡培他滨 1 000mg/m² 每天口服两次，d1~d14，每 3 周，或氟尿嘧啶 800mg/m² 每 24 小时静脉注射，每 3 周连续输注 120 小时[1-3]。

参 考 文 献

[1] TABERNERO J, HOFF P M, SHEN L, et al.Pertuzumab plus trastuzumab and chemotherapy for HER2-positive metastatic gastric or gastro-oesophageal junction cancer（JACOB）: final analysis of a double-blind, randomised, placebo-controlled phase 3 study.Lancet Oncol, 2018, 19（10）: 1372-1384.

[2] LIU T, QIN Y, LI J, et al.Pertuzumab in combination with trastuzumab and chemotherapy for Chinese patients with HER2-positive metastatic gastric or gastroesophageal junction cancer: a subpopulation analysis of the JACOB trial.Cancer Commun（Lond）, 2019, 39（1）: 354-363.

[3] SHITARA K, HARA H, YOSHIKAWA T, et al.Pertuzumab plus trastuzumab and chemotherapy for Japanese patients with HER2-positive

metastatic gastric or gastroesophageal junction cancer: a subgroup analysis of the JACOB trial.Int J Clin Oncol，2020，25（2）：301-311.

信迪利单抗　Sintilimab

【已批准的适应证】

1.用于治疗霍奇金淋巴瘤　适用于至少经过二线系统化疗的复发或难治性经典型霍奇金淋巴瘤的治疗。

2.用于治疗非小细胞肺癌

（1）信迪利单抗联合培美曲塞和铂类化疗，用于未经系统治疗的表皮生长因子受体（EGFR）基因突变阴性和间变性淋巴瘤激酶（ALK）阴性的晚期或复发性非鳞状细胞非小细胞肺癌的治疗。

（2）信迪利单抗联合吉西他滨和铂类化疗，用于不可手术切除的晚期或复发性鳞状细胞非小细胞肺癌的一线治疗。

3.用于治疗肝癌　信迪利单抗联合贝伐珠单抗，用于既往未接受过系统治疗的不可切除或转移性肝细胞癌的一线治疗。

【说明书之外的适应证及依据等级】

1.单药用于难治复发结外 NK/T 细胞淋巴瘤，鼻型（NKTCL）　《中国临床肿瘤学会（CSCO）淋巴瘤诊疗指南 2022》基于Ⅱ期临床试验推荐信迪利单抗单药用于难治复发结外 NK/T 细胞淋巴瘤，鼻型（2A 类推荐）[1]。

Micromedex 有效性、推荐等级和证据强度：

该数据库暂未收录该超说明书用药适应证。

摘要： ORIENT-4 研究结果显示，21 例患者（75.0%，95%CI: 55.1%~89.3%）获得客观缓解。中位随访时间为 30.4 个月，未达到中位总生存期（OS）。24 个月 OS 率为 78.6%（95%CI, 58.4%~89.8%）。大多数治疗相关不良事件（TRAE）为 1~2 级（71.4%），最常见的 TRAE 为淋巴细胞计数降低（42.9%）。7 例（25.0%）患者发生严重不良事件（SAE），无患者死于不良事件[2]。

2.联合西达本胺用于难治复发结外 NK/T 细胞淋巴瘤，鼻型

（NKTCL）《中国临床肿瘤学会（CSCO）淋巴瘤诊疗指南 2022》基于 ⅠB/Ⅱ期临床试验推荐信迪利单抗联合西达本胺用于难治复发结外 NK/T 细胞淋巴瘤，鼻型（2A 类推荐）。

Micromedex 有效性、推荐等级和证据强度：

该数据库暂未收录该超说明书用药适应证。

摘要： 在 36 例可评估疗效的难治性患者中，总有效率达到 58.3%，完全缓解率 44.4%，有效维持时间逾 9.2 个月，安全性可控。最常见的不良反应是 1 级甲状腺功能减退和皮疹[3]。

参 考 文 献

[1] 中国临床肿瘤学会指南工作委员会.中国临床肿瘤学会（CSCO）淋巴瘤诊疗指南 2022.北京：人民卫生出版社，2022.

[2] TAO R，FAN L，SONG Y，et al.Sintilimab for relapsed/refractory extranodal NK/T cell lymphoma：a multicenter，single-arm，phase 2 trial（ORIENT-4）.Signal Transduct Target Ther，2021，6（1）：365.

[3] GAO Y，HUANG H Q，WANG X X，et al.Anti-PD-1 antibody（sintilimab）plus histone deacetylase inhibitor（chidamide）for the treatment of refractory or relapsed extranodal natural killer/T cell lymphoma，nasal type（r/r-ENKTL）：preliminary results from a prospective，multicenter，single-arm，phase Ⅰb/Ⅱ trial（SCENT）.Blood，2020，136（Supple 1）：39-40.

纳武利尤单抗 Nivolumab

【已批准的适应证】[1]

1. 单药用于治疗表皮生长因子受体（EGFR）基因突变阴性和间变性淋巴瘤激酶（ALK）阴性、既往接受过含铂方案化疗后疾病进展或不可耐受的局部晚期或转移性非小细胞肺癌成人患者。

2. 单药用于治疗接受含铂方案治疗期间或之后出现疾病进展且肿

瘤 PD-L1 表达阳性（定义为表达 PD-L1 的肿瘤细胞≥1%）的复发性或转移性头颈部鳞状细胞癌患者。

3. 联合含氟尿嘧啶和铂类药物化疗用于一线治疗晚期或转移性胃癌、胃食管连接部癌或食管腺癌患者。

4. 联合伊匹木单抗用于不可手术切除的、初治的非上皮样恶性胸膜间皮瘤成人患者。

5. 可用于经新辅助放化疗（CRT）及完全手术切除后仍有病理学残留的食管癌或胃食管连接部癌患者的辅助治疗。

6. 联合氟嘧啶类和含铂化疗用于晚期或转移性食管鳞癌患者的一线治疗。

【说明书之外的适应证及依据等级】

1. 单药或与伊匹木单抗联合使用，用于不可切除或转移性黑色素瘤患者；单药用于已完全切除的黑色素瘤伴淋巴结转移或转移性疾病的辅助治疗 美国 FDA 已批准单药或联合伊匹木单抗用于不可切除或转移性黑色素瘤患者，或单药辅助治疗已完全切除的黑色素瘤伴淋巴结转移或转移性疾病[2]。

Micromedex 有效性、推荐等级和证据强度：

有效性等级：Class Ⅰ治疗有效（成人）。

推荐等级：Class Ⅰ（成人）。

证据强度：Category A（成人）。

摘要：CHECKMATE 037（NCT01721746）试验随机（2∶1）纳入既往接受伊匹木单抗治疗期间或之后进展的不可切除或转移性黑色素瘤患者（405 例），试验组接受每 2 周静脉注射纳武利尤单抗 3mg/kg，对照组单药达卡巴嗪 1 000mg/m^2 每 3 周一次，或每 3 周一次静脉注射卡铂 AUC=6 联合紫杉醇 175mg/m^2。在接受纳武利尤单抗治疗的患者中（120 例），ORR 为 32%（95%CI：23%~41%），OS 中位持续时间为 15.7 个月（95%CI：12.9~19.9 个月），对照组为 14.4 个月（95%CI：11.7~18.2 个月）（HR=0.95；95%CI：0.73~1.24）[3]。

CHECKMATE 066（NCT01721772）试验随机（1：1）纳入既往未接受治疗且 BRAF V600 野生型的不可切除或转移性黑色素瘤患者（418例）。试验组每 2 周静脉输注纳武利尤单抗 3mg/kg，对照组每 3 周静脉输注达卡巴嗪 1 000mg/m² 直至疾病进展或不可耐受毒性。结果显示纳武利尤单抗组的 OS 与达卡巴嗪组相比有显著改善，88%（63/72）纳武利尤单抗治疗患者有持续反应，其中包括 43 例患者持续反应 6 个月或更长[4]。

CHECKMATE 067（NCT01844505）试验随机（1：1：1）纳入 945 例既往未经治疗、无法切除或转移的黑色素瘤患者。患者随机接受每 3 周一次静脉给予纳武利尤单抗 1mg/kg 和伊匹木单抗 3mg/kg，共 4 剂，然后每 2 周静脉输注纳武利尤单抗 3mg/kg（纳武利尤单抗和伊匹木单抗组），每 2 周静脉输注纳武利尤单抗 3mg/kg（纳武利尤单抗组），或伊匹木单抗每 3 周静脉注射 3mg/kg，共 4 剂，随后每 2 周注射安慰剂（伊匹木单抗组）。结果显示，与伊匹木单抗组相比，随机分配至含纳武利尤单抗的任一组的患者的 OS 和 PFS 有显著改善。在至少 60 个月的随访中，纳武利尤单抗＋伊匹木单抗组的中位总生存期超过 60.0 个月（中位未达到），纳武利尤单抗组为 36.9 个月，而伊匹木单抗组为 19.9 个月（纳武利尤单抗＋伊匹木单抗 vs 伊匹木单抗的死亡风险比为 0.52；纳武利尤单抗与伊匹木单抗的死亡风险比为 0.63）。纳武利尤单抗＋伊匹木单抗组的 5 年总生存率为 52%，纳武利尤单抗组为 44%，而伊匹木单抗组为 26%。在纳武利尤单抗联合伊匹木单抗或单独纳武利尤单抗治疗期间或之后，未观察到健康相关生活质量的持续恶化。未发现新的晚期毒性作用[5]。

CHECKMATE 238（NCT02388906）试验随机（1：1）纳入 906 例完全切除的ⅢB/C 期或Ⅳ期黑色素瘤患者。试验组每 2 周静脉输注纳武利尤单抗 3mg/kg，对照组每 3 周静脉输注伊匹木单抗 10mg/kg，共 4 剂，结果显示与伊匹木单抗 10mg/kg 组相比，纳武利尤单抗组患者的 RFS 有显著改善［154（34%）vs 206（45%），$HR=0.65$，$95\%CI$: 0.53~0.80］[6]。

2. 与伊匹木单抗联合使用,用于 PD-L1(≥1%)的转移性或复发性非小细胞肺癌的一线治疗 美国 FDA 已批准用于转移性或复发性非小细胞肺癌的治疗[2]。

Micromedex 有效性、推荐等级和证据强度:

有效性等级: Class Ⅰ 治疗有效(成人)。

推荐等级: Class Ⅰ(成人)。

证据强度: Category A(成人)。

摘要: CHECKMATE-227(NCT02477826)试验随机纳入 793 例转移性或复发性非小细胞肺癌患者,试验组纳武利尤单抗 3mg/kg 静脉给药每 2 周一次,联合伊匹木单抗 1mg/kg 静脉给药每 6 周一次;对照组含铂双药化疗包括吉西他滨 d1, d8(1 000mg/m² 或 1 250mg/m²)和顺铂(75mg/m²)或吉西他滨(1 000mg/m²)和卡铂(AUC=5)用于鳞状非小细胞肺癌。与含铂双药化疗组相比,试验组 PD-L1≥1% 患者的 OS 有显著改善。纳武利尤单抗和伊匹木单抗组的中位 PFS 为 5.1 个月(95%CI: 4.1~6.3 个月),含铂双药化疗组为 5.6 个月(95%CI: 4.6~5.8 个月)。纳武利尤单抗和伊匹木单抗组 ORR 为 36%(95%CI: 31%~41%),在含铂双药化疗组中为 30%(95%CI: 26%~35%)。在纳武利尤单抗和伊匹木单抗组中观察到的中位反应持续时间为 23.2 个月,在含铂双药化疗组中为 6.2 个月[7]。

CHECKMATE-9LA(NCT03215706)试验随机(1∶1)纳入 719 例 Ⅳ 期或复发性 NSCLC 既往未接受过抗癌治疗的成人患者。试验组纳武利尤单抗 360mg 每 3 周静脉内给药,伊匹木单抗 1mg/kg 每 6 周静脉内给药,对照组含铂双药化疗每 3 周静脉内给药,共 2 个周期,或每 3 周进行一次含铂双药化疗,共 4 个周期。对于非鳞状 NSCLC,含铂双药化疗包括卡铂(AUC=5 或 6)和培美曲塞 500mg/m²,或顺铂 75mg/m² 和培美曲塞 500mg/m²;或者卡铂(AUC=6)和紫杉醇 200mg/m² 用于鳞状非小细胞肺癌。结果显示,OS 的风险比为 0.66(95%CI: 0.55~0.80),试验组中位生存期为 15.6 个月(95%CI: 13.9~20.0 个月),对照组为 10.9

个月（95%*CI*：9.5~12.5 个月）[8]。

3. 与伊匹木单抗或卡博替尼联合使用，用于晚期肾细胞癌的一线治疗；单药用于既往接受抗血管生成治疗的晚期肾细胞癌患者的二线治疗 美国 FDA 已批准联合伊匹木单抗用于中危或低危晚期肾细胞癌患者的一线治疗；联合卡博替尼作为晚期肾细胞癌患者一线治疗方案；单药用于既往接受抗血管生成治疗的晚期肾细胞癌患者[2]。

Micromedex 有效性、推荐等级和证据强度：

有效性等级：Class Ⅰ 治疗有效（成人）。

推荐等级：Class Ⅰ（成人）。

证据强度：Category A（成人）。

摘要：CHECKMATE 214（NCT02231749）试验随机（1∶1）纳入 847 例既往未经治疗的晚期肾细胞癌（RCC）成人患者。试验组每 3 周静脉给予纳武利尤单抗 3mg/kg 和伊匹木单抗 1mg/kg，4 剂，然后每 2 周静脉给予纳武利尤单抗 3mg/kg，对照组前 4 周每天口服舒尼替尼 50mg，持续 6 周治疗。结果显示，总生存期（OS）*HR* 为 0.63（95%*CI*：0.44~0.89），纳武利尤单抗组患者的 OS 为 NR 与舒尼替尼组 25.9 个月相比有显著改善[9]。

CHECKMATE 9ER（NCT03141177）试验随机纳入 651 例既往未经治疗的晚期 RCC 患者。试验组每 2 周静脉注射纳武利尤单抗 240mg 和每天口服 40mg 卡博替尼，对照组每天口服舒尼替尼 50mg 治疗。结果表明，无进展生存期（PFS）*HR* 为 0.51（95%*CI*：0.41~0.64），纳武利尤单抗组患者的 OS 为 16.6 个月（95%*CI*：12.5~24.9 个月）与舒尼替尼组 8.3 个月（95%*CI*：7.0~9.7 个月）相比有显著改善。OS *HR*=0.60（95%*CI*：0.40~0.89），纳武利尤单抗组患者的 OS（95%*CI*：12.5~24.9 个月）与舒尼替尼（98.89%CI：22.6 个月 ~NR）相比有显著改善。纳武利尤单抗组患者 ORR 为 55.7%（50.1%~61.2%）与舒尼替尼 27.1%（22.4%~32.3%）相比显著改善[10]。

CHECKMATE 025（NCT01668784）试验随机（1∶1）纳入 821 例既

往接受抗血管治疗方案肾细胞癌患者,试验组纳武利尤单抗 3mg/kg,每 2 周静脉输注一次,对照组依维莫司每天口服 10mg。结果表明,OS $HR=0.73$（95%CI:0.60~0.89），纳武利尤单抗组患者的 OS 为 25.0 个月（95%CI:21.7 个月 ~NR）与舒尼替尼 19.6 个月（95%CI:17.6~23.1 个月）相比有显著改善。纳武利尤单抗组患者 ORR 为 21.5%（17.6%~25.8%）与舒尼替尼 3.9%（2.2%~6.2%）相比有显著改善[11]。

4. 单药用于自体造血干细胞移植后或维布妥昔治疗复发或进展的经典型霍奇金淋巴瘤成年患者的三线治疗 美国 FDA 已批准纳武利尤单抗用于自体造血干细胞移植后或维布妥昔治疗复发或进展的经典型霍奇金淋巴瘤成年患者的三线及以上的全身治疗[2]。

Micromedex 有效性、推荐等级和证据强度：

有效性等级：Class I 治疗有效（成人）。

推荐等级：Class I（成人）。

证据强度：Category A（成人）。

摘要：CHECKMATE-205（NCT02181738）试验和 CHECKMATE-039（NCT01592370）试验均评估自体造血干细胞移植（HSCT）失败后经典型霍奇金淋巴瘤（cHL）成年患者纳武利尤单抗作为单一药物的疗效。研究均纳入既往有肺毒性的患者，其肺一氧化碳（DLCO）弥散能力超过 60%。患者每 2 周静脉输注纳武利尤单抗 3mg/kg,在 CHECKMATE-205 和 CHECKMATE-039 联合治疗中，对 95 例自体 HSCT 和移植后维布妥昔单抗失败的患者进行了疗效评估，其中接受 27 剂纳武利尤单抗治疗，中位治疗持续时间为 14 个月（1~23 个月）。评估了 CHECKMATE-205 和 CHECKMATE-039 联合治疗中 258 例自体 HSCT 后复发或进展的 cHL 患者的疗效,85% 接受过 3 次或更多全身治疗,76% 接受过维布妥昔单抗治疗。患者接受中位 21 剂纳武利尤单抗治疗（范围：1~48），中位治疗持续时间为 10 个月（0~23 个月）[12-13]。

5. 单药用于既往接受铂类治疗或新辅助治疗疾病进展的转移性或复发性尿路上皮癌患者 美国 FDA 已批准纳武利尤单抗用于含铂化疗

期间或之后出现疾病进展或在新辅助治疗或含铂化疗辅助治疗的 12 个月内疾病进展的局部晚期或转移性尿路上皮癌的患者[2]。

Micromedex 有效性、推荐等级和证据强度：

有效性等级：Class Ⅰ治疗有效（成人）。

推荐等级：Class Ⅱa（成人）。

证据强度：Category B（成人）。

摘要：CHECKMATE-275（NCT02387996）试验纳入 270 例含铂化疗期间或之后疾病进展的局部晚期或转移性尿路上皮癌患者，患者每 2 周静脉输注纳武利尤单抗 3mg/kg，中位反应时间为 1.9 个月（1.6~7.2 个月）。在 77 例既往仅在新辅助或辅助治疗中接受全身治疗的患者中，ORR 为 23.4%（95%*CI*：14.5%~34.4%）[14]。

6. 单药或与伊匹木单抗联合使用，用于既往接受氟尿嘧啶、奥沙利铂或伊立替康单药或联合治疗疾病进展的高度微卫星不稳定型（MSI-H）或错配修复基因缺陷型（dMMR）转移性结直肠癌患者 美国 FDA 已批准用于既往接受氟尿嘧啶、奥沙利铂或伊立替康单药或联合伊匹木单抗治疗后进展的高度微卫星不稳定型（MSI-H）或错配修复基因缺陷型（dMMR）转移性结直肠癌（colorectal cancer，CRC）成人或 12 岁以上儿童患者[2]。

Micromedex 有效性、推荐等级和证据强度：

有效性等级：Class Ⅰ治疗有效（成人）。

推荐等级：Class Ⅱa（成人）。

证据强度：Category B（成人）。

摘要：CHECKMATE-142（NCT02060188）试验纳入 193 例接受氟尿嘧啶治疗或奥沙利铂或伊立替康基础化疗方案期间或之后疾病进展的 dMMR 或 MSI-H 转移性 CRC（mCRC）患者，参加单用纳武利尤单抗 MSI-H mCRC 队列的患者每 2 周接受纳武利尤单抗 3mg/kg 静脉输注；参加纳武利尤单抗和伊匹木单抗 MSI-H mCRC 队列的患者每 3 周静脉输注纳武利尤单抗 3mg/kg 和伊匹木单抗 1mg/kg，共 4 周期，然后以

3mg/kg 的纳武利尤单抗静脉输注每 2 周一次。共有 74 例患者参加了单药 MSI-H mCRC 纳武利尤单抗队列，ORR 为 28%（95%*CI*: 27%~50%），共有 119 例患者被纳入纳武利尤单抗和伊匹木单抗 MSI-H mCRC 队列，ORR 为 71%（95%*CI*: 50%~69%）[15]。

7. 单药或与伊匹木单抗联合使用，用于既往接受索拉非尼治疗后进展或不耐受的肝细胞癌患者 美国 FDA 已批准用于既往接受索拉非尼单药或与伊匹木单抗联合治疗后进展或不耐受的肝细胞癌患者[2]。

Micromedex 有效性、推荐等级和证据强度：

有效性等级：Class Ⅰ治疗有效（成人）。

推荐等级：Class Ⅱa（成人）。

证据强度：Category B（成人）。

摘要：CHECKMATE-040（NCT01658878）试验纳入 203 例既往接受索拉非尼治疗后进展或不耐受的肝细胞癌患者，评估了纳武利尤单抗作为单药和与伊匹木单抗联合治疗肝细胞癌（HCC）患者的疗效。队列 1 和队列 2 中的 154 例患者每 2 周通过静脉输注纳武利尤单抗 3mg/kg 单药治疗，队列 4 中 49 例患者接受纳武利尤单抗 1mg/kg 和伊匹木单抗 3mg/kg 每 3 周给药一次，共 4 个剂量，随后每 2 周接受 240mg 单药纳武利尤单抗。基于至少 27 个月随访，结果显示，队列 1 和队列 2 的 ORR 为 22%（95%*CI*: 9%~21%）；队列 4 的 ORR 为 16%（95%*CI*: 20%~48%），根据本研究的设计，不能用于确定队列之间功效的统计学差异[16]。

8. 单药用于切除食管或胃食管连接部癌的辅助治疗或既往接受至少一种氟尿嘧啶和铂类药物治疗难治或不耐受且不可切除的晚期、复发性或转移性 ESCC 患者 美国 FDA 已批准用于既往接受新辅助放化疗的完全切除的食管或胃食管连接部癌并有残留病灶的患者；已批准用于既往接受含氟尿嘧啶和含铂化疗后不可切除进展复发性或转移性的 ESCC 患者[2]。

Micromedex 有效性、推荐等级和证据强度：

有效性等级：Class Ⅰ治疗有效（成人）。

推荐等级：Class Ⅰ（成人）。

证据强度：Category A（成人）。

摘要：ATTRACTION-3（NCT02569242）试验随机（1∶1）纳入419例既往接受至少一种氟尿嘧啶和铂类药物治疗难治或不耐受且不可切除的晚期、复发性或转移性 ESCC 患者。试验组接受纳武利尤单抗240mg，每2周一次静脉输注；对照组多西他赛（每3周静脉注射75mg/m²）或紫杉醇（每周一次静脉注射100mg/m²，持续6周，然后停药1周）。与研究者选择的紫杉醇化疗相比，OS *HR*=0.77（95%*CI*: 0.62~0.96），纳武利尤单抗组患者的 OS 为 10.9 个月（95%*CI*: 9.2~13.3 个月），与对照组 8.4 个月（95%*CI*: 7.2~9.9 个月）相比有显著改善。PD-L1 阳性亚组中，纳武利尤单抗和研究者选择组的 OS 风险比（*HR*）为 0.69（95%*CI*: 0.51~0.94），中位生存期分别为 10.9 个月和 8.1 个月。PD-L1 阴性亚组中，纳武利尤单抗和研究者选择组的 OS 的 *HR* 为 0.84（95%*CI*: 0.62~1.14），中位生存期分别为 10.9 个月和 9.3 个月[17]。

9. **单药用于既往接受铂类或氟尿嘧啶治疗进展的转移性鳞状直肠/肛门癌患者** 《NCCN 临床实践指南：直肠/肛门癌（2022.v4）》推荐用于腹部直肠切除术前、既往接受铂类或氟尿嘧啶治疗进展的转移性鳞状直肠/肛门癌的后续治疗（2B 类）。

Micromedex 有效性、推荐等级和证据强度：

有效性等级：Class Ⅰ治疗有效（成人）。

推荐等级：Class Ⅱb（成人）。

证据强度：Category B（成人）。

摘要：一项单臂多中心Ⅱ期研究 NCI9673 纳入 37 例转移性鳞状直肠/肛门癌患者，每2周给药纳武利尤单抗 3mg/kg，9 例患者具有缓解应答（24%，95%*CI*: 15%~33%），其中 2 例患者完全缓解，7 例患者部分缓解[18]。

10. **与维布妥昔单抗联合使用，用于既往接受自体造血细胞移植或两种或多种化疗方案进展或复发/难治性原发性纵隔 B 细胞淋巴瘤患**

者　《NCCN 临床实践指南: B 细胞淋巴细胞癌(2023.v1)》推荐与维布妥昔单抗联合治疗复发 / 难治性原发性纵隔 B 细胞淋巴瘤(2B 类)。

Micromedex 有效性、推荐等级和证据强度:

有效性等级: Class Ⅰ治疗有效(成人)。

推荐等级: Class Ⅱb(成人)。

证据强度: Category B(成人)。

摘要: 一项开放的 Ⅰ/Ⅱ 期临床研究 CheckMate 436 纳入 30 例已确诊复发 / 难治性原发性纵隔 B 细胞淋巴瘤患者,这些患者先前曾接受过自体造血细胞移植或两种及以上化疗方案。患者每 3 周接受一次纳武利尤单抗(静脉注射 240mg)和维布妥昔单抗(静脉注射 1.8mg/kg),直到疾病进展或出现不可耐受的毒性。中位随访时间为 11.1 个月时,ORR 为 73%(95%*CI*: 54%~88%),每位研究者的完全缓解率为 37%,ORR 为 70%(95%*CI*: 51%~85%)。尚未达到中位反应持续时间、中位无进展生存期和中位总体生存期[19]。

11. 与伊匹木单抗联合使用,用于局部不可切除 / 转移性神经内分泌和肾上腺素瘤患者　《NCCN 临床实践指南: 神经内分泌和肾上腺素瘤(2022.v1)》推荐与伊匹木单抗联合使用,用于局部不可切除 / 转移性神经内分泌和肾上腺素瘤的治疗(2B 类)。

Micromedex 有效性、推荐等级和证据强度:

有效性等级: Class Ⅰ治疗有效(成人)。

推荐等级: Class Ⅱb(成人)。

证据强度: Category B(成人)。

摘要: CA209-538 一项针对晚期罕见病患者的前瞻性多中心临床试验纳入 29 例患者,患者接受了 3mg/kg 纳武利尤单抗治疗,每 3 周以 1mg/kg 的剂量给予伊匹木单抗,共 4 剂,随后是纳武利尤单抗每 2 周 3mg/kg,持续长达 96 周,直到疾病进展或出现不可耐受的毒性。客观缓解率为 24%,临床获益率为 72%;中位无进展生存期为 4.8 个月(95%*CI*: 2.7~10.5 个月),总生存期为 14.8 个月(95%*CI*: 4.1~21.3 个月)[20]。

12. 与伊布替尼联合使用，用于化疗耐受或 p17 缺失 /TP53 变异的弥漫大 B 细胞淋巴瘤患者 《NCCN 临床实践指南：慢性淋巴细胞白血病 / 小淋巴细胞淋巴瘤（2023.v1）》推荐纳利尤单抗联合伊布替尼治疗化疗耐受或 p17 缺失 /TP53 变异的弥漫大 B 细胞淋巴瘤患者（2B 类）。

Micromedex 有效性、推荐等级和证据强度：

有效性等级：Class Ⅱb 治疗有效（成人）。

推荐等级：Class Ⅱb（成人）。

证据强度：Category B（成人）。

摘要：一项开放、多中心 Ⅰ/Ⅱa 期研究 NCT02329847，A 部分评价每天口服伊布替尼（420mg 或 560mg）与静脉注射纳武利尤单抗（每 2 周 3mg/kg）的安全性。B 部分扩展阶段的主要目标是确定伊布替尼联合纳武利尤单抗在复发或难治的高危慢性淋巴细胞白血病或小淋巴细胞淋巴瘤（del17p 或 del11q）、滤泡性淋巴瘤、弥漫大 B 细胞淋巴瘤和 Richter 转化 B 细胞淋巴瘤的治疗活性。纳入分析 141 例患者，A 部分 14 例，B 部分 127 例。纳武利尤单抗联合伊布替尼导致高危慢性淋巴细胞白血病或小淋巴细胞淋巴瘤患者 22 例（61%），滤泡性淋巴瘤患者 13 例（33%），弥漫大 B 细胞淋巴瘤患者 16 例（36%）和 Richter 转化患者 13 例（65%）。最常见不良事件为腹泻（141 例患者中的 47 例，33%），中性粒细胞减少症（44 例，31%）和疲劳（37 例，26%）[21]。

13. 单药用于对自体干细胞移植无效，并且对维布妥昔单抗无效复发 / 难治性慢性霍奇金淋巴瘤患者

Micromedex 有效性、推荐等级和证据强度：

有效性等级：Class Ⅰ 治疗有效（成人）。

推荐等级：Class Ⅱa（成人）。

证据强度：Category B（成人）。

摘要：一项多中心、单臂、Ⅱ期研究中 NCT02181738 纳入 80 例复发性经典型霍奇金淋巴瘤的成年患者（≥18 岁）对自体干细胞移植无效，并且对维布妥昔单抗无效。患者每 2 周以 3mg/kg 的剂量在 60 分钟内静脉注射纳武利尤单抗，直至其进展或死亡或不可耐受的毒性或退出研究。在中位随访期 8.9 个月（IQR 7.8~9.9）中，80 例患者中有 53 例（66.3%, 95%*CI*: 54.8%~76.4%）达到了 IRRC 评估的客观反应。最常见的药物相关不良事件（发生在 ≥15% 的患者中）包括疲劳（20 例, 25%），输液相关的反应（16 例, 20%）和皮疹（13 例, 16%）。与药物相关的最常见的 3 级或 4 级不良事件是中性粒细胞减少症（4 例, 5%）和脂肪酶升高（4 例, 5%）[22]。

CheckMate205 一项多中心、单臂、Ⅱ期研究将自体干细胞移植治疗失败后复发 / 难治性 cHL 的患者纳入研究组：未接受维布妥昔单抗治疗组 A，自体干细胞移植后接受维布妥昔单抗治疗组 B，以及自体干细胞移植之前和 / 或之后接受维布妥昔单抗组 C。患者均每 2 周接受 3mg/kg 的纳武利尤单抗，直到疾病进展或不可耐受的毒性。共纳入 243 例患者，A 组 63 例，B 组 80 例，C 组 100 例。中位随访 18 个月后，有 40% 的人继续接受治疗。总体客观缓解率为 69%（95%*CI*: 63%~75%），中位缓解时间为 16.6 个月（95%*CI*: 13.2~20.3 个月），中位无进展生存期为 14.7 个月（95%*CI*: 11.3~18.5 个月）[12]。

14. 单药或与氟尿嘧啶或奥沙利铂联合使用，用于 HER-2 阴性、晚期不可切除局部进展复发转移性胃、胃食管连接部和食管腺癌的一线治疗 《NCCN 临床实践指南：胃癌（2023.v1）》推荐单药或与氟尿嘧啶或奥沙利铂联合使用，用于 HER-2 阴性、晚期不可切除局部进展复发转移性胃、胃食管连接部和食管腺癌的一线治疗。

Micromedex 有效性、推荐等级和证据强度：

有效性等级： Class Ⅰ治疗有效（成人）。

推荐等级： Class Ⅱa（成人）。

证据强度： Category B（成人）。

摘要： CheckMate 649 一项随机、开放标签的Ⅲ期试验，在这项多中心、随机、开放标签、Ⅲ期试验中，将 PD-L1 表达且未经治疗、不能切除、HER-2 阴性胃、胃食管连接部或食管腺癌的成人（≥18 岁）随机分配到纳武利尤单抗（360mg 每 3 周或 240mg 每 2 周）+ 化疗（卡培他滨和奥沙利铂每 3 周，或甲酰四氢叶酸、氟尿嘧啶和奥沙利铂每 2 周用药），纳武利尤单抗+伊匹木单抗或单独化疗，纳武利尤单抗联合化疗的中位 OS 为 13.1 个月（IQR 6.7~19.1），单纯化疗的中位 OS 为 11.1 个月（IQR 5.8~16.1）。纳武利尤单抗联合化疗显著改善了 OS 和 PFS[23]。

参 考 文 献

[1] NMPA.Nivolumab label.2022.

[2] FDA.Nivolumab label.2021.

[3] WEBER J S，D'ANGELO S P，MINOR D，et al.Nivolumab versus chemotherapy in patients with advanced melanoma who progressed after anti-CTLA-4 treatment（CheckMate 037）：a randomised，controlled，open-label，phase 3 trial.Lancet Oncol，2015，16（4）：375-384.

[4] LONG G V，ATKINSON V，ASCIERTO P A，et al.Effect of nivolumab on health-related quality of life in patients with treatment-naïve advanced melanoma: results from the phase Ⅲ CheckMate 066 study.Ann Oncol，2016，27（10）：1940-1946.

[5] LARKIN J，CHIARION-SILENI V，GONZALEZ R，et al.Five-Year survival with combined nivolumab and ipilimumab in advanced melanoma.N Engl J Med，2019，381（16）：1535-1546.

[6] ASCIERTO P A，DEL VECCHIO M，MANDALÁ M，et al.Adjuvant nivolumab versus ipilimumab in resected stage ⅢB-C and stage Ⅳ melanoma（CheckMate 238）：4-year results from a multicentre，double-blind，randomised，controlled，phase 3 trial.Lancet Oncol，2020，21（11）：1465-1477.

[7] HELLMANN M D, PAZ-ARES L, CARO R B, et al.Nivolumab plus ipilimumab in advanced non-small-cell lung cancer.The New England Journal of Medicine, 2019, 381 (21): 2020-2031.

[8] PAZ-ARES L, CIULEANU T E, COBO M, et al.First-line nivolumab plus ipilimumab combined with two cycles of chemotherapy in patients with non-small-cell lung cancer (CheckMate 9LA): an international, randomised, open-label, phase 3 trial.Lancet Oncol, 2021, 22 (2): 198-211.

[9] CELLA D, GRÜNWALD V, ESCUDIER B, et al.Patient-reported outcomes of patients with advanced renal cell carcinoma treated with nivolumab plus ipilimumab versus sunitinib (CheckMate 214): a randomised, phase 3 trial.Lancet Oncol, 2019, 20 (2): 297-310.

[10] MOTZER R J, POWLES T, BUROTTO M, et al.Nivolumab plus cabozantinib versus sunitinib in first-line treatment for advanced renal cell carcinoma (CheckMate 9ER): long-term follow-up results from an open-label, randomised, phase 3 trial.Lancet Oncol, 2022, 23 (7): 888-898.

[11] ESCUDIER B, SHARMA P, MCDERMOTT D F, et al.CheckMate 025 randomized phase 3 study: outcomes by key baseline factors and prior therapy for nivolumab versus everolimus in advanced renal cell carcinoma.Eur Urol, 2017, 72 (6): 962-971.

[12] ARMAND P, ENGERT A, YOUNES A, et al.Nivolumab for relapsed/refractory classic hodgkin lymphoma after failure of autologous hematopoietic cell transplantation: extended follow-up of the multicohort single-arm phase II CheckMate 205 trial.J Clin Oncol, 2018, 36 (14): 1428-1439.

[13] LESOKHIN A M, ANSELL S M, ARMAND P, et al.Nivolumab in Patients With Relapsed or Refractory Hematologic Malignancy:

Preliminary Results of a Phase Ib Study.J Clin Oncol, 2016, 34 (23): 2698-2704.

[14] SHARMA P, RETZ M, SIEFKER-RADTKE A, et al.Nivolumab in metastatic urothelial carcinoma after platinum therapy (CheckMate 275): a multicentre, single-arm, phase 2 trial.Lancet Oncol, 2017, 18 (3): 312-322.

[15] OVERMAN M J, MCDERMOTT R, LEACH J L, et al.Nivolumab in patients with metastatic DNA mismatch repair-deficient or microsatellite instability-high colorectal cancer (CheckMate 142): an open-label, multicentre, phase 2 study.Lancet Oncol, 2017, 18 (9): 1182-1191.

[16] YAU T, KANG Y K, KIM T Y, et al.Efficacy and safety of nivolumab plus ipilimumab in patients with advanced hepatocellular carcinoma previously treated with sorafenib: The CheckMate 040 randomized clinical trial.JAMA Oncol, 2020, 6 (11): e204564.

[17] KATO K, CHO B C, TAKAHASHI M, et al.Nivolumab versus chemotherapy in patients with advanced oesophageal squamous cell carcinoma refractory or intolerant to previous chemotherapy (ATTRACTION-3): a multicentre, randomised, open-label, phase 3 trial.Lancet Oncol, 2019, 20 (11): 1506-1517.

[18] MORRIS V K, SALEM M E, NIMEIRI H, et al.Nivolumab for previously treated unresectable metastatic anal cancer (NCI9673): a multicentre, single-arm, phase 2 study.Lancet Oncol, 2017, 18 (4): 446-453.

[19] ZINZANI P L, SANTORO A, GRITTI G, et al.Nivolumab combined with brentuximab vedotin for relapsed/refractory primary mediastinal large B-cell lymphoma: efficacy and safety from the phase II CheckMate 436 study.J Clin Oncol, 2019, 37 (33): 3081-3089.

[20] KLEIN O, KEE D, MARKMAN B, et al.Immunotherapy of ipilimumab and nivolumab in patients with advanced neuroendocrine tumors: a subgroup analysis of the CA209-538 clinical trial for rare cancers.Clin Cancer Res, 2020, 26(17): 4454-4459.

[21] YOUNES A, BRODY J, CARPIO C, et al.Safety and activity of ibrutinib in combination with nivolumab in patients with relapsed non-Hodgkin lymphoma or chronic lymphocytic leukaemia: a phase 1/2a study.Lancet Haematol, 2019, 6(2): e67-e78.

[22] YOUNES A, SANTORO A, SHIPP M, et al.Nivolumab for classical Hodgkin's lymphoma after failure of both autologous stem-cell transplantation and brentuximab vedotin: a multicentre, multicohort, single-arm phase 2 trial.Lancet Oncol, 2016, 17(9): 1283-1294.

[23] JANJIGIAN Y Y, SHITARA K, MOEHLER M, et al.First-line nivolumab plus chemotherapy versus chemotherapy alone for advanced gastric, gastro-oesophageal junction, and oesophageal adenocarcinoma (CheckMate 649): a randomised, open-label, phase 3 trial.Lancet, 2021, 398(10294): 27-40.

帕博利珠单抗 Pembrolizumab

【已批准的适应证】

本品为靶向 PD-1 的抗体药物(antibody drug),适用于治疗以下成人患者:

(1)经一线治疗失败的不可切除或转移性黑色素瘤(metastatic melanoma)。

(2)由国家药品监督管理局批准的检测评估为 PD-L1 肿瘤比例分数(TPS)≥1% 的 EGFR 基因突变阴性和间变性淋巴瘤激酶(ALK)阴性的局部晚期或转移性非小细胞肺癌(NSCLC)的一线单药治疗。

(3)联合培美曲塞和铂类化疗用于 EGFR 基因突变阴性和间变性淋

巴瘤激酶（ALK）阴性的转移性非鳞状非小细胞肺癌的一线治疗。

（4）联合卡铂和紫杉醇用于转移性鳞状非小细胞肺癌的一线治疗。

（5）通过充分验证的、检测评估肿瘤表达 PD-L1［综合阳性评分（CPS）≥10］的既往一线全身治疗失败的局部晚期或转移性食管鳞状细胞癌（ESCC）。

（6）通过充分验证的、检测评估肿瘤表达 PD-L1［综合阳性评分（CPS）≥20］的转移性或不可切除的复发性头颈部鳞状细胞癌（head and neck squamous cell cancer，HNSCC）的一线治疗。

（7）KRAS、NRAS 和 BRAF 基因均为野生型，不可切除或转移性高度微卫星不稳定型（MSI-H）或错配修复基因缺陷型（dMMR）结直肠癌（colorectal cancer，CRC）患者的一线治疗。

（8）单药用于既往接受过索拉非尼或含奥沙利铂化疗的肝细胞癌（HCC）患者的治疗。

【说明书之外的适应证及依据等级】

1. 用于未经伊匹木单抗治疗的不可切除或转移性黑色素瘤的一线治疗 美国 FDA 已批准帕博利珠单抗用于未经伊匹木单抗治疗的不可切除或转移性黑色素瘤的一线治疗[1]。

Micromedex 有效性、推荐等级和证据强度：

有效性等级：治疗有效（成人）。

推荐等级：Class Ⅰ（成人）。

证据强度：Category A（成人）。

摘要：KEYNOTE-006 研究纳入 834 例不可切除的Ⅲ期或Ⅳ期黑色素瘤，≤1 次既往治疗但不包括抗 CTLA-4、PD-1 或 PD-L1 药物，已知的 BRAF 状态、体力状态评分 0 或 1 分的患者。所有患者按照 1∶1∶1 随机分配至帕博利珠单抗（10mg/kg，静脉注射，每 2 周 1 次）组、帕博利珠单抗（10mg/kg，静脉注射，每 3 周 1 次）组、伊匹木单抗（3mg/kg，静脉注射，每 3 周 1 次）组。帕博利珠单抗组 OS 及 PFS 相比对照组显著改善。三组病死率分别为 30%（$P<0.001$）、33%（$P=0.004$）和 40%。

中位 PFS 分别为 5.5 个月（$P<0.001$）、4.1 个月（$P<0.001$）和 2.8 个月。ORR 分别为 33%（95%CI: 27%~39%）、34%（95%CI: 28%~40%）和 12%（95%CI: 8%~16%）[2]。

2. 用于可手术黑色素瘤（侵犯淋巴结）的术后辅助治疗　美国 FDA 已批准帕博利珠单抗用于可手术黑色素瘤（侵犯淋巴结）的术后辅助治疗[1]。

Micromedex 有效性、推荐等级和证据强度：

有效性等级： 治疗有效（成人）。

推荐等级： Class Ⅰ（成人）。

证据强度： Category A（成人）。

摘要： KEYNOTE-054 研究纳入 1 019 例患者年龄在 18 岁或以上，既往经组织学确诊为ⅢA、ⅢB 或ⅢC 期切除后的皮肤黑色素瘤患者，并且经东部肿瘤合作组（ECOG）体能状态评分为 0 或 1 分。患者被随机分配（1∶1）至帕博利珠单抗 200mg 组或安慰剂组，每 3 周静脉给药 1 次。帕博利珠单抗组 RFS 相比安慰剂组显著改善。两组 RFS 事件发生率分别为 26%、43%（$HR=0.57$, 95%CI: 0.46~0.70, $P<0.001$）[3]。

3. 用于含铂化疗期间或之后出现疾病进展，PD-L1 TPS≥1% 的转移性非小细胞肺癌的二线治疗　美国 FDA 已批准帕博利珠单抗用于二线单药治疗含铂化疗期间或之后出现疾病进展，PD-L1 TPS≥1% 的转移性 NSCLC[1]。

Micromedex 有效性、推荐等级和证据强度：

有效性等级： 治疗有效（成人）。

推荐等级： Class Ⅰ（成人）。

证据强度： Category A（成人）。

摘要： KEYNOTE-010 研究纳入年龄>18 岁的经治晚期 NSCLC，PD-L1 TPS≥1% 的患者 1 033 例，按 1∶1∶1 随机分配接受帕博利珠单抗（2mg/kg 或 10mg/kg，每 3 周 1 次）或多西他赛（75mg/m²，每 3 周 1 次）治疗。帕博利珠单抗组 OS 及 PFS 相比对照组显著改善。三组中位 OS

分别为14.9个月（$P<0.001$）、17.3个月（$P<0.001$）和8.2个月。中位PFS分别为5.2个月（$P<0.001$）、5.2个月（$P<0.001$）和4.1个月[4]。

4. 用于含铂化疗期间或之后出现疾病进展的复发或转移性头颈部鳞状细胞癌（HNSCC）的二线治疗 美国FDA已批准帕博利珠单抗用于含铂化疗期间或之后出现疾病进展的复发或转移性HNSCC的二线治疗[1]。

Micromedex有效性、推荐等级和证据强度：

有效性等级：治疗有效（成人）。

推荐等级：Class IIa（成人）。

证据强度：Category B（成人）。

摘要：KEYNOTE-012是一项篮子试验，包含多个瘤种。HNSCC队列纳入了174例复发性或转移性HNSCC患者，其中63%的患者既往使用过西妥昔单抗。使用帕博利珠单抗（10mg/kg，每2周1次）或帕博利珠单抗（300mg，每3周1次），治疗组ORR为16%（95%CI：11%~22%），5%患者达到完全缓解[5]。

5. 联合化疗用于复发或转移性头颈部鳞状细胞癌的一线治疗 美国FDA已批准帕博利珠单抗联合化疗用于复发或转移性HNSCC的一线治疗[1]。

Micromedex有效性、推荐等级和证据强度：

有效性等级：治疗有效（成人）。

推荐等级：Class I（成人）。

证据强度：Category A（成人）。

摘要：KEYNOTE-048对882例先前未接受转移性疾病全身治疗或局部治疗认为无法治愈的复发性疾病的转移性HNSCC患者进行了研究。按1:1:1随机分配接受帕博利珠单抗200mg每3周1次组；帕博利珠单抗200mg每3周1次联合卡铂AUC=5或顺铂100mg/m²每3周1次，联合氟尿嘧啶1 000mg/（m²·d）每3周1次（连续静脉输注96小时以上）组；及西妥昔单抗初始400mg/m²，序贯250mg/m²，每周1次联合卡铂 AUC=5 或顺铂 100mg/m^2 每 3 周 1 次，联合氟尿嘧啶 1 000mg/(m^2·d) 每 3 周 1 次(连续静脉输注 96 小时以上)组。与西妥昔单抗联合化疗的患者相比，帕博利珠单抗联合化疗组的 OS 有显著改善(13.0 个月 vs 10.7 个月，P=0.006 7)。

6. 用于成人患者复发或难治性经典型霍奇金淋巴瘤(classical Hodgkin lymphoma，cHL)及儿童难治性经典型霍奇金淋巴瘤，或者经二线及以上治疗之后复发的经典型霍奇金淋巴瘤 美国 FDA 已批准帕博利珠单抗用于治疗成人患者复发或难治性 cHL 及儿童难治性 cHL，或者经二线及以上治疗之后复发的 cHL[1]。

Micromedex 有效性、推荐等级和证据强度：

有效性等级：治疗有效。

推荐等级：Class Ⅱa。

证据强度：Category B。

摘要：KEYNOTE-204 研究纳入了至少一种多药化疗方案后复发或难治性 cHL 成年患者 304 例。随机(1∶1)接受帕博利珠单抗 200mg 每 3 周 1 次或 1.8mg/kg 每 3 周 1 次。两组中位 PFS 分别为 13.2 个月、8.3 个月(P=0.002 7)。KEYNOTE-087 研究对 210 例复发或难治性 cHL 患者进行了疗效研究。患者按帕博利珠单抗 200mg 每 3 周 1 次给药。结果显示，ORR 为 69%(95%CI: 62%~75%)，DOR 为 11.1 个月[6]。

7. 用于治疗成人和儿童难治性原发性纵隔大 B 细胞淋巴瘤(PMBCL)，或者经二线及以上治疗之后复发的原发性纵隔大 B 细胞淋巴瘤 美国 FDA 已批准帕博利珠单抗用于治疗成人和儿童难治性 PMBCL，或者经二线及以上治疗之后复发的 PMBCL[1]。

Micromedex 有效性、推荐等级和证据强度：

有效性等级：治疗有效。

推荐等级：Class Ⅱa。

证据强度：Category B。

摘要：KEYNOTE-170 研究纳入 53 例复发或难治性 PMBCL 患者，接受帕博利珠单抗 200mg 每 3 周 1 次治疗组 ORR 为 45%（95%*CI*：32%~60%），11% 患者达到完全缓解，34% 患者达到部分缓解[7]。

8. 用于不符合含顺铂化疗条件且 PD-L1 CPS≥10；或者不符合任何含铂化疗条件，无论 PD-L1 表达状态的局部晚期或转移性膀胱癌（UC）的一线治疗、含铂化疗期间 / 之后或者新辅助 / 辅助含铂化疗 12 个月内出现疾病进展的局部晚期或转移性 UC 的二线治疗及携带原位癌，对卡介苗（BCG）疗法没有响应，不愿或不能接受膀胱切除术的非肌肉浸润性膀胱癌患者的单药治疗 美国 FDA 已批准帕博利珠单抗用于不符合含顺铂化疗条件且 PD-L1 CPS≥10；或者不符合任何含铂化疗条件，无论 PD-L1 表达状态的局部晚期或转移性 UC 的一线治疗、含铂化疗期间 / 之后或者新辅助 / 辅助含铂化疗 12 个月内出现疾病进展的局部晚期或转移性 UC 的二线治疗及携带原位癌，对 BCG 疗法没有响应，不愿或不能接受膀胱切除术的非肌肉浸润性膀胱癌患者进行单药治疗[1]。

Micromedex 有效性、推荐等级和证据强度：

有效性等级：治疗有效（成人）。

推荐等级：Class Ⅱa（成人）。

证据强度：Category B（成人）。

摘要：KEYNOTE-057 研究了帕博利珠单抗 96 例对 BCG 疗法无反应、高危、非肌肉浸润性膀胱癌（NMIBC）伴原位癌（CIS）的患者的疗效，治疗前，所有患者均接受了经尿道膀胱肿瘤切除术（TURBT），以清除所有可切除疾病，但允许不能完全切除的残余 CIS。结果显示，41% 患者达到完全缓解（95%*CI*：31%~51%），中位 DOR 为 16.2 个月[8]。

9. 用于治疗成人和儿童不可切除或转移性 MSI-H 或 dMMR 实体瘤择 美国 FDA 已批准帕博利珠单抗用于治疗成人和儿童不可切除或转移性 MSI-H 或 dMMR 实体瘤，这些实体瘤在既往治疗之后进展并且没有合适的替代治疗选择[1]。

Micromedex 有效性、推荐等级和证据强度：

有效性等级：治疗有效。

推荐等级：Class Ⅱa。

证据强度：Category B。

摘要：KEYNOTE-016、164、012、028、158 五项研究分析了帕博利珠单抗用于治疗不可切除或转移性 MSI-H 或 dMMR 实体瘤的疗效。五项研究中共计 149 例患者存在 MSI-H 或 dMMR，这些患者均接受帕博利珠单抗 200mg 每 3 周 1 次或 10mg/kg 每 3 周 1 次治疗。在这些患者中，59 例 MSI-H 或 dMMR 非结直肠癌患者 ORR 为 39.6%（95%CI：31.7%~47.9%），7.4% 患者达到完全缓解，32.2% 患者达到部分缓解。90 例 MSI-H 或 dMMR 结直肠癌患者，其 ORR 为 36%（95%CI：26%~46%）[6, 9-11]。

10. 用于复发性局部晚期或转移性胃腺癌或胃食管连接部腺癌的三线及以上治疗 美国 FDA 已批准帕博利珠单抗用于复发性局部晚期或转移性胃腺癌或胃食管连接部腺癌的三线及以上治疗[1]。

Micromedex 有效性、推荐等级和证据强度：

有效性等级：治疗有效（成人）。

推荐等级：Class Ⅱa（成人）。

证据强度：Category B（成人）。

摘要：KEYNOTE-059 研究纳入了 259 例既往接受过氟尿嘧啶和含铂化疗的胃腺癌或胃食管连接部（GEJ）腺癌患者，其中 HER-2/neu 阳性者既往须接受过经批准的 HER-2/neu 靶向治疗。259 例患者中，55%（n=143）的肿瘤表达 PD-L1 和 CP≥1 和微卫星稳定（MSS）肿瘤状态或未确定的 MSI 或 MMR 状态。这些患者均接受帕博利珠单抗 200mg 每 3 周 1 次治疗。143 例患者的 ORR 为 13.3%（95%CI：8.2%~20.0%）。1.4% 患者达到完全缓解，11.9% 患者达到部分缓解[12]。

11. 联合曲妥珠单抗与氟尿嘧啶和铂类化疗联用，一线治疗局部

晚期不可切除或转移性 HER-2 阳性胃癌或胃食管连接部腺癌 美国 FDA 已批准帕博利珠单抗联合曲妥珠单抗与氟尿嘧啶和铂类化疗联用,一线治疗局部晚期不可切除或转移性 HER-2 阳性胃癌或胃食管连接部腺癌患者[1]。

Micromedex 有效性、推荐等级和证据强度:

有效性等级:治疗有效(成人)。

推荐等级: Class Ⅰ(成人)。

证据强度: Category A(成人)。

摘要:KEYNOTE-811 研究纳入既往未接受过系统治疗的 692 例 HER-2 阳性的晚期胃癌或胃食管连接部(GEJ)腺癌患者,按 1∶1 随机分配,试验组给予一剂帕博利珠单抗 200mg;联合曲妥珠单抗 8mg/kg 首剂,6mg/kg 维持;联合顺铂 80mg/m²(最多 6 个周期)及氟尿嘧啶 800mg/m² 5 天,或奥沙利铂 130mg/m²(6~8 个周期)及卡培他滨 1 000mg/m² 每日 2 次,14 天的化疗。对照组以安慰剂替换帕博利珠单抗。与安慰剂联合曲妥珠单抗和化疗相比,接受帕博利珠单抗联合曲妥珠单抗和化疗的患者的 ORR 在统计学上有显著改善(74% vs 52%,$P<0.000\ 1$)[13]。

12. 用于一线联合铂类和氟尿嘧啶化疗治疗不可手术或根治性放化疗的食管癌 美国 FDA 已批准帕博利珠单抗用于一线联合铂类和氟尿嘧啶化疗治疗不可手术或根治性放化疗的食管癌[1]。

Micromedex 有效性、推荐等级和证据强度:

有效性等级:治疗有效(成人)。

推荐等级: Class Ⅰ(成人)。

证据强度: Category A(成人)。

摘要:KEYNOTE-590 研究纳入了 749 例不可手术或根治性放化疗的转移性或局部晚期食管癌或胃食管连接部腺癌患者,按 1∶1 随机分配。试验组接受帕博利珠单抗 200mg 每 3 周 1 次;联合顺铂 80mg/m² 每 3 周 1 次;联合氟尿嘧啶 800mg/m² 5 天治疗。对照组以安慰剂替换帕博利珠单抗。接受帕博利珠单抗联合化疗的患者在 mOS（12.4 个月 vs 9.8 个月，$P<0.000\ 1$）、mPFS（6.3 个月 vs 5.8 个月，$P<0.000\ 1$）及 ORR（45% vs 29%，$P<0.000\ 1$）上均有显著改善[14]。

13. 用于化疗期间或之后出现疾病进展，肿瘤 PD-1 CPS≥1 的复发或转移性宫颈癌的二线治疗　美国 FDA 已批准帕博利珠单抗用于化疗期间或之后出现疾病进展，肿瘤 PD-1 CPS≥1 的复发或转移性宫颈癌的二线治疗[1]。

Micromedex 有效性、推荐等级和证据强度：

有效性等级：治疗有效（成人）。

推荐等级：Class Ⅱa（成人）。

证据强度：Category B（成人）。

摘要：KEYNOTE-158 研究中的 E 队列中纳入了 98 例复发或转移性宫颈癌患者，接受帕博利珠单抗 200mg 每 3 周 1 次治疗。在肿瘤没有 PD-L1 表达（CPS<1）的患者中未观察到任何缓解。而 CPS≥1 的患者 ORR 达 14.3%（95%CI：7.4%~24.1%）。2.6% 患者达到完全缓解，11.7% 患者达到部分缓解[11]。

14. 用于既往索拉非尼治疗失败的 HCC 的二线治疗　美国 FDA 已批准帕博利珠单抗用于既往索拉非尼治疗失败的 HCC 的二线治疗[1]。

Micromedex 有效性、推荐等级和证据强度：

有效性等级：治疗有效（成人）。

推荐等级：Class Ⅱa（成人）。

证据强度：Category B（成人）。

摘要：KEYNOTE-224 研究纳入 104 例在索拉非尼治疗期间或治疗后出现疾病进展或对索拉非尼布不耐受的 HCC 患者，接受帕博利珠单抗 200mg/kg 每 3 周 1 次治疗。根据 BICR 评价 ORR 水平，结果显示，患者 ORR 为 17%（95%CI：11%~26%）。1% 患者达到完全缓解，16% 患者达到部分缓解[15]。

15. 用于成人和儿童复发性局部晚期或转移性 Merkel 细胞癌的一线治疗　美国 FDA 已批准帕博利珠单抗用于成人和儿童复发性局部晚期或转移性 Merkel 细胞癌的一线治疗[1]。

Micromedex 有效性、推荐等级和证据强度：

有效性等级：治疗有效。

推荐等级：Class Ⅱa。

证据强度：Category B。

摘要：KEYNOTE-017 研究纳入了 50 例复发性局部晚期或转移性 Merkel 细胞癌患者，这些患者之前没有接受过晚期疾病的系统治疗。接受帕博利珠单抗 2mg/kg 每 3 周 1 次治疗。结果显示，患者 ORR 达 56%（95%CI：41%~70%）。24% 患者达到完全缓解，32% 患者达到部分缓解[16]。

16. 联合阿昔替尼用于肾细胞癌的一线治疗　美国 FDA 已批准帕博利珠单抗联合阿昔替尼用于肾细胞癌的一线治疗[1]。

Micromedex 有效性、推荐等级和证据强度：

有效性等级：治疗有效（成人）。

推荐等级：Class Ⅰ（成人）。

证据强度：Category A（成人）。

摘要：KEYNOTE-426 研究纳入 861 例未接受晚期肾细胞癌系统治疗的患者，按 1：1 随机分配，试验组接受帕博利珠单抗 200mg 每 3 周 1 次联合阿昔替尼 5mg 每日 2 次治疗。连续 2 个周期耐受 5mg 阿昔替尼的患者可以增加到 7mg 每日 2 次，然后再增加到 10mg 每日 2 次。阿昔替尼可以中断或减少到 3mg 每日 2 次，随后到 2mg 每日 2 次，以控制毒性。对照组口服舒尼替尼 50mg 每日 1 次持续 4 周，暂停 2 周。帕博利珠单抗组 mOS（P<0.000 1）、mPFS（15.1 个月 vs 11.0 个月，P<0.000 1）及 ORR（59% vs 36%，P<0.000 1）相比对照组显著改善[17]。

17. 联合仑伐替尼用于非 MSI-H 或 dMMR 的二线子宫内膜癌患者（不适合根治性手术或放疗）　美国 FDA 已批准帕博利珠单抗联合仑伐替尼用于非 MSI-H 或 dMMR 的二线子宫内膜癌患者（不适合根治性手

术或放疗)[1]。

Micromedex 有效性、推荐等级和证据强度：

有效性等级：治疗有效(成人)。

推荐等级：Class Ⅰ(成人)。

证据强度：Category A(成人)。

摘要：KEYNOTE-775 研究纳入 827 例既往接受过含铂辅助或新辅助化疗的晚期子宫内膜癌患者，按 1∶1 随机分配。试验组接受帕博利珠单抗 200mg 每 3 周 1 次联合仑伐替尼 20mg 每日 1 次治疗。对照组为多柔比星 60mg/m² 每 3 周 1 次或紫杉醇 80mg/m² 每周 1 次，紫杉醇用 3 周后需停 1 周。帕博利珠单抗组 mOS(17.4 个月 vs 12.0 个月，$P=0.000\ 1$)、mPFS(6.6 个月 vs 3.8 个月，$P<0.000\ 1$)及 ORR(30% vs 15%，$P<0.000\ 1$)相比对照组显著改善[18]。

18. 用于肿瘤突变负荷高(TMB-H)且既往治疗后疾病进展的无法切除或转移性实体瘤患者，无须考虑癌症类型 美国 FDA 已批准帕博利珠单抗单药治疗肿瘤突变负荷高(TMB-H)且既往治疗后疾病进展的无法切除或转移性实体瘤患者，无须考虑癌症类型[1]。

Micromedex 有效性、推荐等级和证据强度：

有效性等级：治疗有效(成人)。

推荐等级：Class Ⅱa(成人)。

证据强度：Category B(成人)。

摘要：KEYNOTE-158 研究纳入 1 050 例不限瘤种患者，接受帕博利珠单抗 200mg 每 3 周 1 次治疗。共计 102 例(13%)患有 TMB-H 肿瘤，定义为 TMB≥10mut/Mb；其中有 75 例患者 TMB≥13mut/Mb。结果显示，TMB≥10mut/Mb 的患者 ORR 为 29%(95%CI: 21%~39%)；4% 患者达到完全缓解，25% 患者达到部分缓解。TMB≥13mut/Mb 的患者 ORR 达 37%(95%CI: 26%~50%)；3% 患者达到完全缓解，34% 患者达到部分缓解[11]。

19. 单药治疗复发或转移性、局部晚期的鳞状细胞皮肤癌(无法通过手术或者放疗根治) 美国 FDA 已批准帕博利珠单抗单药治疗复发或转移性、局部晚期的鳞状细胞皮肤癌(无法通过手术或者放疗根治)[1]。

Micromedex 有效性、推荐等级和证据强度:

有效性等级:治疗有效(成人)。

推荐等级: Class Ⅱa(成人)。

证据强度: Category B(成人)。

摘要:KEYNOTE-629 研究纳入 105 例复发或转移性及局部晚期的鳞状细胞皮肤癌(cSCC)患者,接受帕博利珠单抗 200mg 每 3 周 1 次治疗。结果显示,复发或转移性患者 ORR 为 35%(95%*CI*: 26%~45%);11% 患者达到完全缓解,25% 患者达到部分缓解。局部晚期的 cSCC 患者 ORR 达 50%(95%*CI*: 36%~64%);17% 患者达到完全缓解,33% 患者达到部分缓解[19]。

20. **联合化疗用于局部复发或转移性三阴性乳腺癌,PD-L1 表达(CPS≥10)**　美国 FDA 已批准帕博利珠单抗联合化疗用于局部复发或转移性三阴性乳腺癌,PD-L1 表达(CPS≥10)[1]。

Micromedex 有效性、推荐等级和证据强度:

有效性等级:治疗有效(成人)。

推荐等级: Class Ⅰ(成人)。

证据强度: Category A(成人)。

摘要:KEYNOTE-355 研究纳入 847 例局部复发、不可切除或转移性三阴性乳腺癌患者,按 2∶1 随机分配。试验组接受帕博利珠单抗 200mg 每 3 周 1 次联合白蛋白紫杉醇 100mg/m^2(d1、d5、d8,每 28 天一周期)或紫杉醇 90mg/m^2(d1、d5、d8,每 28 天一周期)或吉西他滨 1 000mg/m^2(每 21 天 1 个周期),及卡铂 AUC=2(d1、d8,每 21 天 1 个周期)治疗。对照组用安慰剂替换帕博利珠单抗。帕博利珠单抗组 mPFS(9.7 个月 vs 5.6 个月,*P*=0.001 2)相比对照组显著改善[20]。

21. **联合化疗用于高风险三阴性乳腺癌的新辅助治疗,并单药用于辅助治疗**　美国 FDA 已批准帕博利珠单抗联合化疗用于高风险三阴性乳腺癌的新辅助治疗,并单药用于辅助治疗[1]。

Micromedex 有效性、推荐等级和证据强度：

有效性等级：治疗有效（成人）。

推荐等级：Class Ⅰ（成人）。

证据强度：Category A（成人）。

摘要：KEYNOTE-522 研究纳入 1 174 例新诊断的既往未经治疗的高危早期三阴性乳腺癌（TNBC）患者（肿瘤大小>1cm，直径≤2cm，淋巴结受累；或肿瘤大小>2cm，无论是否受累），按 2：1 随机分配接受帕博利珠单抗 200mg 每 3 周 1 次联合卡铂、紫杉醇、环磷酰胺及多柔比星化疗或安慰剂联合卡铂、紫杉醇、环磷酰胺及多柔比星化疗。试验组完全缓解率为 63.0%（95%CI：59.5%~66.4%），对照组完全缓解率为 55.6%（95%CI：50.6%~60.6%）。试验组 EFS（16% vs 24%，P=0.000 31）相比对照组显著减少[21]。

22. **用于化疗后进展的转移性肛门癌的后线治疗，及腹会阴联合切除术（APR）前的转移性肛门癌的治疗**

　　Micromedex 有效性、推荐等级和证据强度：

　　有效性等级：治疗有效（成人）。

　　推荐等级：Class Ⅱa（成人）。

　　证据强度：Category B（成人）。

　　摘要：一项多队列Ⅰb 期试验 KEYNOTE-028 中对于肛门复发癌患者中的安全性和抗肿瘤活性进行了评价，PD-L1 阳性（≥1%）晚期肛门癌患者每 2 周接受 10mg/kg 的帕博利珠单抗静脉给药，持续 2 年或直到确诊进展或毒性不可接受。在可评估 PD-L1 表达的 43 例晚期肛门癌患者中，32 例（74%）评估 PD-L1 阳性肿瘤。在 24 例鳞状细胞癌（SCC）组织学中，4 例确诊为部分应答，ORR 为 17%（95%CI：5%~37%），10 例（42%）确诊为病情稳定，疾病控制率为 58%[22]。

23. **用于化疗耐药妊娠滋养细胞肿瘤的治疗**

　　Micromedex 有效性、推荐等级和证据强度：

　　有效性等级：治疗有效（成人）。

　　推荐等级：Class Ⅱa（成人）。

证据强度：Category C（成人）。

摘要：4 例接受帕博利珠单抗治疗的化疗耐药妊娠滋养细胞肿瘤患者的预后，包括 2 例转移性绒毛膜癌和 2 例转移性滋养细胞肿瘤或滋养细胞肿瘤/上皮样滋养细胞肿瘤，所有患者肿瘤均有高水平的 PD-L1 表达。4 例患者中有 3 例观察到对帕博利珠单抗的持久应答[23]。

24. 用于化疗耐药恶性胸膜间皮瘤的治疗

Micromedex 有效性、推荐等级和证据强度：

有效性等级：治疗有效（成人）。

推荐等级：Class Ⅱa（成人）。

证据强度：Category B（成人）。

摘要：一项来自非随机、开放标签、Ⅰb 期研究的 KEYNOTE-028 试验在恶性胸膜间皮瘤患者中的临床安全性和活性研究结果提示，25 例既往 PD-L1 阳性恶性胸膜间皮瘤患者接受帕博利珠单抗治疗（每 2 周 10mg/kg）至 2 年或直到证实进展或不可耐受的毒性出现，有 5 例（20%）患者部分缓解，客观缓解率为 20%（95%*CI*：6.8%~40.7%），13 例（52%）患者病情稳定。中位缓解持续时间为 12.0 个月（95%*CI*：3.7 个月~NR），2 例患者在数据截止时仍在接受治疗[24]。

25. 用于一线治疗后复发的小细胞肺癌的治疗

Micromedex 有效性、推荐等级和证据强度：

有效性等级：治疗有效（成人）。

推荐等级：Class Ⅱa（成人）。

证据强度：Category B（成人）。

摘要：一项来自Ⅰb 期 KEYNOTE-028 研究的结果显示，24 例 PD-L1 表达的小细胞肺癌患者被纳入研究，每 2 周接受 10mg/kg 帕博利珠单抗治疗，中位随访时间为 9.8 个月（范围为 0.5~24.0 个月），ORR 为 33%（95%*CI*：16%~55%）。所有 24 例患者均发生不良反应事件，最常见的是虚弱、疲劳和咳嗽。2 例患者经历了 3~5 级治疗相关的不良反应事件。另一项在 KEYNOTE-158 研究中，对晚期小细胞肺癌患者给予帕博利珠单抗 200mg 每 3 周 1 次，给药 2 年或直至疾病进展或无法耐受的毒性出现。主要终点 ORR 为 18.7%（20/107；95%CI：11.8%~27.4%），中位 OS 为 9.1 个月（95%CI：5.7~14.6 个月），PD-L1 阳性肿瘤患者为 14.6 个月（5.6 个月 ~NR），PD-L1 阴性肿瘤患者为 7.7 个月（95%CI：3.9~10.4 个月）[25]。

26. 用于黏液纤维肉瘤、未分化囊状体及血管皮肤肉瘤的治疗

Micromedex 有效性、推荐等级和证据强度：

有效性等级：治疗有效（成人）。

推荐等级：Class Ⅱa（成人）。

证据强度：Category B（成人）。

摘要：一项多中心 Ⅱ 期研究结果评估了帕博利珠单抗在晚期软组织（STS）和骨肉瘤（BS）中的抗肿瘤活性。其中 STS 组包括未分化多形性肉瘤（UPS）、去分化脂肪肉瘤（DDLPS）、滑膜肉瘤（SS）和平滑肌肉瘤（LMS）患者；BS 组包括骨肉瘤（OS）、尤文肉瘤（ES）或去分化软骨肉瘤（CS）患者。共 86 例患者入组，80 例患者可评估反应。对于 STS 队列，中位随访时间为 14.5 个月，ORR 为 18%，12 周 PFS 为 55%（95%CI：42%~71%）。BS 队列的中位随访时间为 12.3 个月，ORR 为 5%，12 周 PFS 为 28%（95%CI：14%~41%）[26]。

27. 用于胸腺癌的二线治疗

Micromedex 有效性、推荐等级和证据强度：

有效性等级：治疗有效（成人）。

推荐等级：Class Ⅱa（成人）。

证据强度：Category B（成人）。

摘要：一项在至少一种化疗后进展的复发胸腺癌患者中的单臂 Ⅱ 期研究中，患者每 3 周接受 200mg 帕博利珠单抗治疗，持续 2 年。纳入 40 例患者，中位随访时间为 20 个月，获得缓解的患者比例为 22.5%（95%CI：10.8%~38.5%）；1 例（3%）患者完全缓解，8 例（20%）患者部分缓解，21 例（53%）患者病情稳定。值得注意的是，使用帕博利珠单抗治疗胸腺癌过程中出现免疫相关不良反应的可能性较其他肿瘤高,如3~4级心肌炎的发生率在5%~9%[27]。

参 考 文 献

［1］FDA.Pembrolizumab label.2021.

［2］ROBERT C，SCHACHTER J，LONG G V，et al.Pembrolizumab versus ipilimumab in advanced melanoma.The New England Journal of Medicine，2015，372（26）：2521-2532.

［3］INDINI A，GROSSI F.Adjuvant pembrolizumab for melanoma：update from the EORTC 1325-MG/KEYNOTE-054 trial.The Lancet.Oncology，2021，22（5）：573-575.

［4］Herbst RS，Baas P，Kim DW，et al.Pembrolizumab versus docetaxel for previously treated，PD-L1-positive，advanced non-small-cell lung cancer（KEYNOTE-010）：a randomised controlled trial.Lancet，2016，387（10027）：1540-1550.

［5］SEIWERT T Y，BURTNESS B，MEHRA R，et al.Safety and clinical activity of pembrolizumab for treatment of recurrent or metastatic squamous cell carcinoma of the head and neck（KEYNOTE-012）：an open-label，multicentre，phase 1b trial.Lancet Oncol，2016，17（7）：956-965.

［6］BURTNESS B，HARRINGTON K J，GREIL R，et al.Pembrolizumab alone or with chemotherapy versus cetuximab with chemotherapy for recurrent or metastatic squamous cell carcinoma of the head and neck（KEYNOTE-048）：a randomised，open-label，phase 3 study.Lancet，2019，394（10212）：1915-1928.

［7］ARMAND P，RODIG S，MELNICHENKO V，et al.Pembrolizumab in relapsed or refractory primary mediastinal large B-Cell lymphoma.J Clin Oncol，2019，37（34）：3291-3299.

［8］BALAR A V，KAMAT A M，KULKARNI G S，et al.Pembrolizumab

monotherapy for the treatment of high-risk non-muscle-invasive bladder cancer unresponsive to BCG (KEYNOTE-057): an open-label, single-arm, multicentre, phase 2 study.Lancet Oncol, 2021, 22(7): 919-930.

[9] LE D T, KIM T W, VAN CUTSEM E, et al.Phase II open-label study of pembrolizumab in treatment-refractory, microsatellite instability-high/mismatch repair-deficient metastatic colorectal cancer: KEYNOTE-164.J Clin Oncol, 2020, 38(1): 11-19.

[10] OTT P A, BANG Y J, BERTON-RIGAUD D, et al.Safety and antitumor activity of pembrolizumab in advanced programmed death ligand 1-positive endometrial cancer: results from the KEYNOTE-028 study.J Clin Oncol, 2017, 35(22): 2535-2541.

[11] MARABELLE A, FAKIH M, LOPEZ J, et al.Association of tumour mutational burden with outcomes in patients with advanced solid tumours treated with pembrolizumab: prospective biomarker analysis of the multicohort, open-label, phase 2 KEYNOTE-158 study.Lancet Oncol, 2020, 21(10): 1353-1365.

[12] FUCHS C S, DOI T, JANG R W, et al.Safety and efficacy of pembrolizumab monotherapy in patients with previously treated advanced gastric and gastroesophageal junction cancer: phase 2 clinical KEYNOTE-059 trial.JAMA Oncol, 2018, 4(5): e180013.

[13] JANJIGIAN Y Y, KAWAZOE A, YAÑEZ P, et al.The KEYNOTE-811 trial of dual PD-1 and HER2 blockade in HER2-positive gastric cancer.Nature, 2021, 600(7890): 727-730.

[14] SUN J M, SHEN L, SHAH M A, et al.Pembrolizumab plus chemotherapy versus chemotherapy alone for first-line treatment of advanced oesophageal cancer (KEYNOTE-590): a randomised, placebo-controlled, phase 3 study.Lancet, 2021, 398(10302): 759-771.

[15] ZHU A X, FINN R S, EDELINE J, et al.Pembrolizumab in patients

with advanced hepatocellular carcinoma previously treated with sorafenib (KEYNOTE-224): a non-randomised, open-label phase 2 trial.Lancet Oncol, 2018, 19(7): 940-952.

[16] BRADFORD D, DEMKO S, JIN S, et al.FDA accelerated approval of pembrolizumab for recurrent locally advanced or metastatic merkel cell carcinoma.Oncologist, 2020, 25(7): e1077-e1082.

[17] POWLES T, PLIMACK E R, SOULIÈRES D, et al.Pembrolizumab plus axitinib versus sunitinib monotherapy as first-line treatment of advanced renal cell carcinoma (KEYNOTE-426): extended follow-up from a randomised, open-label, phase 3 trial.Lancet Oncol, 2020, 21(12): 1563-1573.

[18] MAKKER V, COLOMBO N, HERRÁEZ A C, et al.Lenvatinib plus pembrolizumab in previously treated advanced endometrial cancer: updated efficacy and safety from the randomized phase Ⅲ study 309/ KEYNOTE-775.J Clin Oncol, 2023, JCO2202152.

[19] HUGHES B G M, MUNOZ-COUSELO E, MORTIER L, et al.Pembrolizumab for locally advanced and recurrent/metastatic cutaneous squamous cell carcinoma (KEYNOTE-629 study): an open-label, nonrandomized, multicenter, phase Ⅱ trial.Ann Oncol, 2021, 32(10): 1276-1285.

[20] CASTAN J C, GUO Z, KARANTZA V, et al.234TiP-KEYNOTE-355: Randomized, double-blind, phase Ⅲ study of pembrolizumab (pembro) + chemotherapy (chemo) vsplacebo (PBO) + chemo for previously untreated, locally recurrent, inoperable or metastatic triple-negative breast cancer (mTNBC).Annals of Oncology, 2017, 28(Suppl 5): 72.

[21] SCHMID P, CORTES J, DENT R, et al.VP7-2021: KEYNOTE-522: Phase Ⅲ study of neoadjuvant pembrolizumab+chemotherapy vs. placebo+chemotherapy, followed by adjuvant pembrolizumab vs.placebo for early-stage TNBC.Annals of Oncology, 2021, 32(9): 1198-1200.

[22] OTT P A, PIHA-PAUL S A, MUNSTER P, et al.Safety and antitumor activity of the anti-PD-1 antibody pembrolizumab in patients with recurrent carcinoma of the anal canal.Annals of Oncology, 2017, 28 (5): 1036-1041.

[23] GHORANI E, KAUR B, FISHER R A, et al.Pembrolizumab is effective fordrug-resistant gestational trophoblastic neoplasia.Lancet, 2017, 390(10110): 2343-2345.

[24] ALLEY E W, LOPEZ J, SANTORO A, et al.Clinical safety and activity of pembrolizumab inpatients with malignant pleural mesothelioma (KEYNOTE-028): preliminary results from anon-randomised, open-label, phase 1b trial.The Lancet Oncology, 2017, 18(5): 623-630.

[25] CHUNG H C, PIHA-PAUL S A, LOPEZ-MARTIN J, et al.Pembrolizumab after two or more lines of previous therapy in patients with recurrent or metastatic SCLC: results from the KEYNOTE-028 and KEYNOTE-158 studies.Journal of Thoracic Oncology, 2020, 15(4): 618-627.

[26] BURGESS M A, BOLEJACK V, TINE B A V, et al.Multicenter phase Ⅱ study of pembrolizumab (P) in advanced soft tissue sarcoma (STS) and bone sarcomas(BS): Final results of SARC028 and biomarker analyses.Journal of Clinical Oncology, 2017, 35 (Supplement; Abstract 11008).

[27] GIACCONE G, KIM C, THOMPSON J, et al.Pembrolizumab in patients with thymic carcinoma: a single-arm, single-centre, phase 2 study.The Lancet Oncology, 2018, 19(3): 347-355.

第十二章　内分泌系统药物

戈舍瑞林 Goserelin

【已批准的适应证】

1. 用于治疗乳腺癌　用于可用激素治疗的绝经前期及围绝经期妇女的乳腺癌。

2. 用于治疗前列腺癌　用于可用激素治疗的前列腺癌。

3. 用于治疗子宫内膜异位症　缓解症状包括减轻疼痛并减少子宫内膜损伤的大小和数目。

【说明书之外的适应证及依据等级】

1. 用于卵巢保护　戈舍瑞林等促性腺激素释放激素激动剂（gonadotrophin releasing hormone agonist，GnRHa）可用于绝经前乳腺癌患者卵巢功能的保护。在腹前壁皮下注射本品 3.6mg 一支，每 28 天一次，对肾或肝功能不全者及老年患者不需调整剂量。化疗前 1~2 周开始，一直使用到最后一次化疗结束前后 2 周。

Micromedex 有效性、推荐等级和证据强度：

有效性等级：证据不确定（成人）。

推荐等级：Class I（成人）。

证据强度：Category B（成人）。

摘要：多项临床试验（POEMS、PROMISE-GIM6 等）发现，绝经前乳腺癌患者（无论 HR 状态如何）辅助化疗期间应用 GnRHa 可能保护卵巢功能，从而减少化疗导致的闭经。（新）辅助化疗期间同时使用 GnRHa 可以降低卵巢功能早衰的发生风险，保护卵巢功能，减少对生育能力的损害[1-2]。

2.用于子宫肌瘤术前缩小瘤体　在腹前壁皮下注射本品3.6mg一支。2015年加拿大妇产科医生协会(Society of Obstetricians and Gynaecologists of Canada,SOGC)临床实践指南:子宫肌瘤管理(No.318)推荐:戈舍瑞林等GnRHa可用于手术前,以缩小肌瘤和减轻月经过多性贫血。

Micromedex有效性、推荐等级和证据强度:

该数据库暂未收录该超说明书用药适应证。

摘要:1983年Filicon首次报道了应用GnRHa治疗子宫肌瘤。2015年SOGC发布的子宫肌瘤管理指南(No.318)中认为GnRHa可用于手术前,以缩小肌瘤和减轻月经过多性贫血。该指南推荐术前应用GnRHa可以减少术中失血量、降低手术难度和增大选择创伤较小的手术方式(如腹腔镜、经阴道或横切)的机会,但尚缺乏数据以了解这些作用的长期临床意义[3]。

参 考 文 献

[1]MOORE H C,UNGER J M,PHILLIPS K A,et al.Goserelin for ovarian protection during breast-cancer adjuvant chemotherapy.N Engl J Med,2015,372(10):923-932.

[2]DEL MASTRO L,BONI L,MICHELOTTI A,et al.Effect of the gonadotropin-releasing hormone analogue triptorelin on the occurrence of chemotherapy-induced early menopause in premenopausal women with breast cancer:a randomized trial.JAMA,2011,306(3):269-276.

[3]2015 SOGC临床实践指南:子宫肌瘤的管理(No.318).[2023-02-11].http://guide.medlive.cn/guideline/7924.

他莫昔芬　Tamoxifen

【已批准的适应证】

1.用于治疗复发或转移性乳腺癌。

2. 用于早期乳腺癌术后的辅助治疗。

3. 用于治疗不排卵性不育症。

【说明书之外的用法及依据等级】

1. 降低导管原位癌(DCIS)女性患者乳腺手术和放疗后发生浸润性乳腺癌的风险 FDA 药品说明书中明确适应证,他莫昔芬可降低导管原位癌(DCIS)女性患者乳腺手术和放疗后发生浸润性乳腺癌的风险[1]。

Micromedex 有效性、推荐等级和证据强度:

有效性等级: 治疗有效(成人)。

推荐等级: Class Ⅱa(成人)。

证据强度: Category A(成人)。

摘要: 一项双盲、随机试验(NSABP B-24),对患有 DCIS 的妇女进行研究,其主要目的是确定 5 年的他莫昔芬治疗(每天 20mg)是否能降低同侧或对侧乳腺浸润性乳腺癌的发病率。在接受他莫昔芬治疗的妇女中,浸润性乳腺癌的发病率降低了 43%(44 例服用他莫昔芬,74 例服用安慰剂;P=0.004;RR=0.57,95%CI: 0.39~0.84)[2]。

2. 用于治疗子宫内膜癌

Micromedex 有效性、推荐等级和证据强度:

有效性等级: 治疗有效(成人)。

推荐等级: Class Ⅱb,大多数情况下推荐使用(成人)。

证据强度: Category B(成人)。

摘要: 在 68 名患有晚期或复发性子宫内膜癌的妇女中,单药他莫昔芬(20mg,每日两次)给药的中位持续时间为 58 天,表现出适度的活性。总体而言,10% 的患者有反应,4% 的患者有完全反应,6% 的患者有部分反应。无进展生存期和总生存期的中值分别为 1.9 个月和 8.8 个月。基线时较好的表现状态与显著较好的总生存期相关(P<0.001)[3-4]。

3. 用于治疗晚期和 / 或复发性卵巢癌

Micromedex 有效性、推荐等级和证据强度:

有效性等级: 治疗有效(成人)。

推荐等级：Class Ⅱa，大多数情况下推荐使用。

证据强度：Category C。

摘要：《卵巢恶性肿瘤诊断与治疗指南》（第四版）指出，复发上皮性卵巢癌的二线治疗方案中可选他莫昔芬；复发卵巢恶性索间质肿瘤的二线治疗方案中可选他莫昔芬。《卵巢癌诊疗规范》（2018 年版）指出，对于无法耐受化疗或化疗无效的复发患者，可考虑激素治疗，药物包括他莫昔芬，总体有效率大约 10%[5-6]。

参 考 文 献

[1] FDA.Tamoxifen citrate oral solution.2019.

[2] ALLRED D C，ANDERSON S J，PAIK S，et al.Adjuvant tamoxifen reduces subsequent breast cancer in women with estrogen receptor-positive ductal carcinoma in situ：a study based on NSABP protocol B-24.J Clin Oncol，2012，30（12）：1268-1273.

[3] 中国抗癌协会妇科肿瘤专业委员会 . 子宫内膜癌诊断与治疗指南（第四版）. 中国实用妇科与产科杂志，2018，34（8）：880-886.

[4] THIGPEN T，BRADY M F，HOMESLEY H D，et al.Tamoxifen in the treatment of advanced or recurrent endometrial carcinoma：a Gynecologic Oncology Group study.J Clin Oncol，2001，19：364-367.

[5] 中华人民共和国国家卫生健康委员会 . 子宫内膜癌诊治规范（2018年版）. 肿瘤综合治疗电子杂志，2020，6（4）：25-35.

[6] 中国抗癌协会妇科肿瘤专业委员会 . 卵巢恶性肿瘤诊断与治疗指南（第四版）. 中国实用妇科与产科杂志，2018，34（7）：739-749.

托瑞米芬 Toremifene

【已批准的适应证】

用于治疗绝经后妇女雌激素受体阳性 / 或不详的转移性乳腺癌。

【说明书之外的适应证及依据等级】

1. 用于治疗绝经前雌激素受体阳性乳腺癌

Micromedex 有效性、推荐等级和证据强度：

有效性等级：证据支持有效（成人）。

推荐等级：Class Ⅱa（成人）。

证据强度：Category C（成人）。

摘要：《中国抗癌协会乳腺癌诊治指南与规范》（2021 版）指出，托瑞米芬在绝经前乳腺癌治疗中的价值尚待大型临床研究的确认，在我国日常临床实践中，常见托瑞米芬代替他莫昔芬。绝经前激素受体阳性晚期乳腺癌患者内分泌治疗策略可选枸橼酸托瑞米芬：60mg，每日 1 次，口服[1]。

2. 用于治疗 G_1、G_2 子宫内膜样癌

Micromedex 有效性、推荐等级和证据强度：

有效性等级：证据支持有效（成人）。

推荐等级：Class Ⅱa，大多数情况下推荐使用（成人）。

证据强度：Category C（成人）。

摘要：《子宫内膜癌诊断与治疗指南》（第四版）指出，激素治疗一般用于 G_1、G_2 内膜样癌，不推荐用于 G_3 内膜样癌和浆乳癌、透明细胞癌等特殊类型。①孕激素类：甲地孕酮 160~320mg/d，醋酸甲羟孕酮 250~500mg/d；②抗雌激素类：他莫昔芬 20~40mg/d，托瑞米芬 60mg/d；③芳香化酶抑制剂：来曲唑 2.5mg/d，阿那曲唑 1.0mg/d。连续服用至少 6 个月[2]。

3. 用于接受雄性激素剥夺治疗的前列腺癌患者，已降低发生骨折的风险

Micromedex 有效性、推荐等级和证据强度：

有效性等级：证据支持有效（成人）。

推荐等级：Class Ⅱb（成人）。

证据强度：Category（成人）。

摘要： 在一项为期2年、Ⅲ期、随机、双盲、安慰剂对照、多中心试验（n=1 284）中，与安慰剂相比，托瑞米芬可降低接受雄激素剥夺治疗的前列腺癌患者新发椎体骨折的发生率。与安慰剂相比，托瑞米芬增加了腰椎、髋部和股骨颈的骨密度（$P<0.001$）。然而，排除约400名受试者（每组约200名）可能会导致两组之间患者特征的不平衡。与安慰剂组相比，托瑞米芬组报告的头晕、关节痛和静脉血栓栓塞事件更频繁[3]。

参 考 文 献

[1] 中国抗癌协会乳腺癌专业委员会. 中国抗癌协会乳腺癌诊治指南与规范（2021年版）. 中国癌症杂志，2021，31（10）：954-1040.

[2] 中国抗癌协会妇科肿瘤专业委员会. 子宫内膜癌诊断与治疗指南（第四版）. 中国实用妇科与产科杂志，2018，34（8）：880-886.

[3] SMITH M R，MORTON R A，BARNETTE K G，et al.Toremifene to reduce fracture risk in men receiving androgen deprivation therapy for prostate cancer.J Urol，2010，184（4）：1316-1321.

第十三章　其他抗肿瘤药物

重组人血管内皮抑制素 Recombinant human endostatin

【已批准的适应证】

用于治疗非小细胞肺癌　联合长春瑞滨和顺铂化疗（NP 方案）用于治疗初治或复治的Ⅲ/Ⅳ期非小细胞肺癌患者。

【说明书之外的适应证及依据等级】

1. **用于治疗黑色素瘤**　①达卡巴嗪+重组人血管内皮抑制素方案（达卡巴嗪 $250mg/m^2$ d1~d5，重组人血管内皮抑制素 $7.5mg/m^2$ d1~d14 每 4 周 1 次）；②替莫唑胺+重组人血管内皮抑制素方案（替莫唑胺 $200mg/m^2$ d1~d5，重组人血管内皮抑制素 $7.5mg/m^2$ d1~d14 每 4 周 1 次）。

Micromedex 有效性、推荐等级和证据强度：

该数据库暂未收录该超说明书用药适应证。

摘要：《中国临床肿瘤学会（CSCO）黑色素瘤诊疗指南 2020》中对于皮肤黑色素瘤无脑转移患者的治疗，将达卡巴嗪/替莫唑胺±铂类±重组人血管内皮抑制素作为Ⅰ级专家推荐；存在脑转移患者的治疗，达卡巴嗪±铂类±重组人血管内皮抑制素作为Ⅱ级专家推荐。对于眼部葡萄膜黑色素瘤中Ⅳ期患者，研究报道化疗+抗血管生成药物可改善晚期眼部黑色素瘤生存时间，因此本指南中将替莫唑胺/达卡巴嗪+重组人血管内皮抑制素方案列为Ⅱ级专家推荐[1]。

2. **用于治疗鼻咽癌**　治疗方案为吉西他滨 1 000mg/m² d1、d8，顺铂 80mg/m² d1，重组人血管内皮抑制素 15mg/d d1~d14，每 3 周 1 次，最多 4 个疗程。

Micromedex 有效性、推荐等级和证据强度：

该数据库暂未收录该超说明书用药适应证。

摘要：根据《中国临床肿瘤学会（CSCO）鼻咽癌诊疗指南 2021》，复发转移型鼻咽癌治疗方案新增"吉西他滨+顺铂（GP）＋重组人血管内皮抑制素"为一线治疗Ⅲ级推荐（2B 类证据）。2018 年《复发鼻咽癌治疗专家共识》中提及：鼻咽癌组织高表达 EGFR 和 VEGFR，针对 EGFR 或 VEGFR 的靶向治疗成为鼻咽癌的治疗选择。常用 EGFR 单克隆抗体（西妥昔单抗、尼妥珠单抗）、VEGFR 单克隆抗体（贝伐珠单抗）、酪氨酸激酶抑制剂（吉非替尼、索拉非尼等）以及重组人血管内皮抑制素等[2-3]。

3. 用于治疗恶性浆膜腔积液

Micromedex 有效性、推荐等级和证据强度：

该数据库暂未收录该超说明书用药适应证。

摘要：《中国临床肿瘤学会（CSCO）胰腺癌诊疗指南 2020》中提及，胰腺癌常累及胸腔和腹腔，引发胸腔积液、腹腔积液。目前，限钠、利尿、局部穿刺抽液或引流以及腔内给药是治疗恶性胸腔积液、腹水的主要手段。根据《2020 重组人血管内皮抑制素治疗恶性浆膜腔积液临床应用专家共识》，2011 年 1 月—2014 年 1 月，在全国 14 家大型医院肿瘤中心开展前瞻性、随机、平行对照、多中心的Ⅲ期临床研究（NCT01327235）结果显示，腔内注射重组人血管内皮抑制素和／或顺铂对于控制恶性胸腹腔积液具有良好的疗效，尤其是血性胸腹腔积液。

用法用量：

（1）恶性胸腔积液、恶性腹腔积液的治疗方案

1）重组人血管内皮抑制素单药治疗：对于不能耐受化疗的患者，推荐使用重组人血管内皮抑制素单药治疗，常规剂量为 45mg/ 次（恶性胸腔积液）或 60mg/ 次（恶性腹腔积液）。

2）重组人血管内皮抑制素联合化疗：对于不能耐受化疗的患者，常规推荐重组人血管内皮抑制素联合顺铂治疗。重组人血管内皮抑制素常规剂量为 45mg/ 次（恶性胸腔积液）或 60mg/ 次（恶性腹腔积液），顺

铂推荐剂量为 40mg/次。

（2）恶性心包积液的治疗方案

1）重组人血管内皮抑制素单药治疗：对于血性的心包积液和不能耐受化疗药物的患者，推荐重组人血管内皮抑制素单药治疗（常规推荐剂量为 30mg/次）。

2）重组人血管内皮抑制素联合顺铂化疗：对于非血性的心包积液和可以耐受化疗的患者，常规推荐重组人血管内皮抑制素联合顺铂化疗。重组人血管内皮抑制素常规推荐剂量为 30mg/次，顺铂推荐剂量为 20~40mg/次[4-6]。

4. 用于治疗骨肉瘤　化疗联合重组人血管内皮抑制素，15mg/（m²·d）。

摘要：根据《中国临床肿瘤学会（CSCO）经典型骨肉瘤诊疗指南2020》，在临床ⅡB 期和Ⅲ期骨肉瘤患者的术前化疗策略中，化疗联合重组人血管内皮抑制素作为Ⅱ级推荐。重组人血管内皮抑制素在体外能够显著抑制内皮细胞增殖、迁移和管状结构形成，在体内能够抑制肿瘤的生长。动物实验的体内和体外的实验结果，重组人血管内皮抑制素单药对骨肉瘤具有抑瘤作用，与多柔比星联合用药具有协同作用，联合治疗的协同作用支持重组人血管内皮抑制素促使"肿瘤血管正常化"理论。有研究结果显示，围手术期给予重组人血管内皮抑制素治疗骨肉能够增加 5 年总生存率，安全性好，有一定参考价值[7-8]。

参 考 文 献

[1]中国临床肿瘤学会指南工作委员会.中国临床肿瘤学会（CSCO）黑色素瘤诊疗指南 2020.北京：人民卫生出版社，2020.

[2]中国临床肿瘤学会指南工作委员会.中国临床肿瘤学会（CSCO）鼻咽癌诊疗指南 2021.北京：人民卫生出版社，2021.

[3]中国抗癌协会鼻咽癌专业委员会，林少俊，陈晓钟，等.复发鼻咽癌治疗专家共识.中华放射肿瘤学杂志，2018，27（1）：16-22.

［4］中国临床肿瘤学会指南工作委员会.中国临床肿瘤学会（CSCO）胰腺癌诊疗指南 2020.北京：人民卫生出版社，2020.

［5］中国临床肿瘤学会抗肿瘤药物安全管理专家委员会，中国临床肿瘤学会血管靶向治疗专家委员会.重组人血管内皮抑制素治疗恶性浆膜腔积液临床应用专家共识.临床肿瘤学杂志，2020，25（9）：849-856.

［6］秦叔逵，杨柳青，梁军，等.腔内应用重组人血管内皮抑制素和／或顺铂治疗恶性胸腹腔积液的前瞻性、随机对照、全国多中心Ⅲ期临床研究.临床肿瘤学杂志，2017，22（3）：193-202.

［7］中国临床肿瘤学会指南工作委员会.中国临床肿瘤学会（CSCO）经典型骨肉瘤诊疗指南 2020.北京：人民卫生出版社，2020.

［8］XU M，XU C X，BI W Z，et al.Effects of endostar combined multidrug chemotherapy in osteosarcoma.Bone，2013，57（1）：111-115.

沙利度胺 Thalidomide

【已批准的适应证】

1. 用于中到重度麻风结节性红斑（ENL）皮肤症状的急性期治疗。合并中到重度神经炎的患者不建议单独应用沙利度胺治疗麻风结节性红斑。

2. 维持治疗以预防和控制麻风结节性红斑皮肤症状的复发。

3. 控制瘤型麻风反应症。

【说明书之外的适应证及依据等级】

与地塞米松联合治疗新诊断的成人多发性骨髓瘤 美国 FDA 批准沙利度胺与地塞米松联合治疗新诊断的成人多发性骨髓瘤。每 28 天 1 个周期，每日口服 200mg 沙利度胺，并在第 1~4 天、第 9~12 天和第 17~20 天，每天口服 40mg 地塞米松[1]。

Micromedex 有效性、推荐等级和证据强度：

有效性等级：治疗有效（成人）。

推荐等级：Class Ⅱa（成人）。

证据强度：Category B（成人）。

摘要：在一项临床试验中，沙利度胺用药剂量最高可达每日400mg；联用左旋苯丙氨酸氮芥（美法仑）每日 0.25mg/kg，在每个治疗周期的第 1~4 天用药；同时联用泼尼松每日 2mg/kg，在每个治疗周期的第 1~4 天用药，每 6 周为一疗程，重复 12 次；大多数患者以沙利度胺200mg/d 开始用药，如果没有发生严重的副作用，则在 2~4 周内增加至400mg/d[2]。

参 考 文 献

[1] FDA.Label-THALOMID® (thalidomide) capsules.2014.

[2] FACON T, MARY J Y, HULIN C, et al.Melphalan and prednisone plus thalidomide versus melphalan and prednisone alone or reduced-intensity autologous stem cell transplantation in elderly patients with multiple myeloma（IFM 99-06）: a randomised trial.Lancet, 2007, 370（9594）: 1209-1218.

依维莫司 Everolimus

【已批准的适应证】

1. 用于治疗肾细胞癌　用于既往接受舒尼替尼或索拉非尼治疗失败的晚期肾细胞癌成人患者。

2. 用于治疗胰腺神经内分泌瘤　用于不可切除的、局部晚期或转移性的、分化良好的（中度分化或高度分化）进展期胰腺神经内分泌瘤成人患者。

3. 用于治疗室管膜下巨细胞星形细胞瘤　用于需要治疗干预但不适于手术切除的结节性硬化症（TSC）相关的室管膜下巨细胞星形细胞瘤（SEGA）成人和儿童患者。

4. 用于治疗肾血管平滑肌脂肪瘤　用于治疗不需要立即手术治疗的

结节性硬化症相关的肾血管平滑肌脂肪瘤（TSC-AML）成人患者。

【说明书之外的适应证及依据等级】

1. **用于治疗胃肠道（GI）或肺部神经内分泌肿瘤（NET）** FDA 批准依维莫司用于治疗不可切除的、局部晚期或转移性、进行性分化良好的非功能性的胃肠道（GI）或肺部神经内分泌肿瘤（NET）[1]。

Micromedex 推荐等级：Class Ⅰ，推荐使用。

摘要：口服给药，一次 10mg，每日 1 次，每日同一时间给药。持续用药直至疾病进展或出现不能耐受的毒性。

2. **用于治疗激素受体阳性及 HER-2 阴性的晚期乳腺癌** FDA 批准依维莫司与依西美坦联用于治疗经来曲唑或阿那曲唑治疗失败的绝经后女性激素受体阳性及 HER-2 阴性的晚期乳腺癌[1]。

Micromedex 推荐等级：Class Ⅰ，推荐使用。

摘要：BOLERO-2 研究证实，在非甾体类芳香化酶抑制剂治疗失败后，依西美坦联合依维莫司较单用依西美坦显著提高 PFS（7.8 个月 vs 3.2 个月）。因而联合方案可作为非甾体类芳香化酶抑制剂失败后的选择，但临床应用中应注意可能出现的不良反应，包括最常见的口腔炎以及少见但严重的间质性肺炎，应酌情进行剂量调整。口服给药，一次 10mg，每日 1 次，每日同一时间给药。持续用药直至疾病进展或出现不能耐受的毒性[2-3]。

3. **用于治疗脑干低级别胶质瘤**

Micromedex 推荐等级：Class Ⅲ，一些情况下推荐使用。

摘要：《脑干胶质瘤综合诊疗中国专家共识》中对有 BRAF-MEK-ERK 通路及 PI3K-AKT-mTOR 通路相关分子改变的脑干低级别胶质瘤，可行相应分子靶向药物治疗，如索拉非尼、威罗菲尼、依维莫司等[4]。

参 考 文 献

[1] FDA.Everolimus Label.2021.

[2] YARDLEY D A, NOGUCHI S, PRITCHARD K I, et al.Everolimus plus exemestane in postmenopausal patients with HR+ breast cancer: BOLERO-2 final progression-free survival analysis.Advances in Therapy, 2013, 30(10): 870-884.

[3] 中国临床肿瘤学会指南工作委员会 . 中国临床肿瘤学会(CSCO)乳腺癌诊疗指南 2020. 北京：人民卫生出版社, 2020.

[4] 中华医学会神经外科学分会肿瘤学组,《脑干胶质瘤综合诊疗中国专家共识》编写委员会 . 脑干胶质瘤综合诊疗中国专家共识 . 中华医学杂志, 2017, 97(13): 964-975.